药师处方审核案例版培训教材

妊娠哺乳期用药

总 主 编　吴新荣
副总主编　王景浩
主 　 编　陈 杰　司徒冰
副 主 编　闫佳佳　许 静

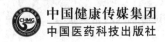
中国健康传媒集团
中国医药科技出版社

内 容 提 要

本书是药师提升妊娠哺乳期用药处方审核能力的培训教材。本书从处方审核要点、常见病知识、妊娠期用药特点及哺乳期用药特点四个方面，对妊娠哺乳期常见疾病的处方审核重点进行了简明扼要的说明。书中设置大量处方实例，将理论与实践相结合，对药师日常处方审核工作具有重要的参考价值，可快速提升药师的审方能力和技巧。本书可供医疗机构、药店药师使用。

图书在版编目（CIP）数据

妊娠哺乳期用药/陈杰，司徒冰主编. —北京：中国医药科技出版社，2022.3
药师处方审核案例版培训教材
ISBN 978 – 7 – 5214 – 2508 – 6

Ⅰ.①妊… Ⅱ.①陈…②司徒… Ⅲ.①妊娠期—用药法—职业训练—教材②产褥期—用药法—职业培训—教材 Ⅳ.①R984

中国版本图书馆 CIP 数据核字（2021）第 100363 号

美术编辑 陈君杞

版式设计 诚达誉高

出版 **中国健康传媒集团** | 中国医药科技出版社
地址 北京市海淀区文慧园北路甲 22 号
邮编 100082
电话 发行：010 – 62227427　邮购：010 – 62236938
网址 www.cmstp.com
规格 710 × 1000mm ¹⁄₁₆
印张 14 ¾
字数 275 千字
版次 2022 年 3 月第 1 版
印次 2022 年 3 月第 1 次印刷
印刷 三河市万龙印装有限公司
经销 全国各地新华书店
书号 ISBN 978 – 7 – 5214 – 2508 – 6
定价 **58.00 元**

获取新书信息、投稿、为图书纠错，请扫码联系我们。

编委会

自　序

  又要写序了，这次是一套全新的以审方案例为重点的书。每当此时内心总是既充满期盼又有些许惶恐，期盼的是这套书满带着墨香来到我们面前，惶恐则是这必须却很难写的序无人过目。直到最近看一本书，其娓娓道来的序让我意识到，序应该是有故事、有灵魂的，这样的序会有人想读完！

  2018 年 6 月底，国家卫生健康委员会、国家中医药管理局、中央军委后勤保障部联合印发《医疗机构处方审核规范》，首次明确了"药师是处方审核工作的第一责任人"，并对处方审核的管理和流程作了具体规范。这为药师更深入地融入临床、开展药学服务工作，提供了坚实的政策基础。凭借着在职业生涯中积累的专业敏感，我们项目组义务反顾地踏上了这条充满酸甜苦辣的审方培训路，并在全国得到共鸣，审方路踏过祖国的各个省区，获得大家一致好评。审方培训的顺利开展离不开国家政策的支持。2018 年 11 月，国家卫生健康委员会等又发布了《关于加快药学服务高质量发展的意见》，再次强调了处方审核的重要性。2019 年 8 月，新版《药品管理法》第六章规定"医疗机构应当配备依法经过资格认定的药师或者其他药学技术人员，负责本单位的药品管理、处方审核和调配、合理用药指导等工作"，首次将处方审核这样一技能性的工作以法律的形式呈现。2020 年 2 月，国家卫生健康委员会、财政部、国家医疗保障局、教育部、人力资源社会保障部、国家药品监督管理局六部委联合发布《关于加强医疗机构药事管理促进合理用药的意见》，要求"强化药师或其他药学技术人员对处方的审核""加强药学人才队伍建设"，并首次对处方审核药师的绩效提出了建议。在国家不断出台的政策牵引下，处方审核能力已成为行业刚需。各种医疗质量检查也把处方审核列为重要的内容。为了顺应这个需求，各省都在积极开办处方审核培训班。

  在药学专业的学历教育阶段，我国多数药师以化学学科、药学基础理论和实验的知识结构为主体，临床基础知识、临床实践经验相对缺乏，因而业务能力和专业素质普遍无法满足处方审核对专业技能的需求。为突破医院药师审方知识和技能欠缺的瓶颈、建立审方思维、胜任处方审核工作，我们必须在处方审核的继续教育培训上下功夫。但是长期以来处方审核培训受重视程度不够，原因有几个方面：①培训内容不够系统，不能覆盖药师处方审核中系统知识点；②培训方式枯燥，药师学习主动性差，培训效果不明显；③培训结束后，缺少与培训相关的配套案例练习，学员不能学以致用，知识遗忘率高。

为提高医院药师处方审核能力和合理用药、安全用药的服务水平，满足当前综合医改对药师服务转型的要求，尽快让广大药师具备审方的基本技能，我们把培训重点放在理论与实践的有机结合上：让药师不仅懂药，还要了解疾病的发生发展与药物治疗之间的关系；掌握学习的窍门，懂得运用现代手段和工具解决工作中的实际问题；提高学习能力，动态追踪药学发展前沿。处方审核是一个药师的基础工作技能，如果仅仅在理论上学习审方的方法，而不从根本上理解审方中的道理，无法去直面医生的质疑。因此我们需要药师在审方中做到知其然知其所以然，在审方的过程中会灵活运用循证这个工具。如此，才能够使药师从以前只会机械地发对药，向智慧地用好药华丽转身，在医疗团队中找到自身的价值，产生强烈的职业荣誉感。

广东省药学会自 2018 年 8 月起开展处方审核培训，已举办 40 余期，共培养学员近 3 万名，并已将其打造成行业内具有重要影响力的药学继教培训品牌，为系统化审方项目的开展打下坚实的理论及实践基础。随着科学技术的发展，新药层出不穷，新药的不良反应、药物的相互作用、审方规则也在不停地更新，所以进行基本的短期审方培训之后，有一本好的专业参考书变得尤为重要。伴随培训出版的《药师处方审核培训教材》深受广大药师追捧，填补了我国审方培训教材的空白。现在推出的这套书，是关于特殊人群用药的处方审核案例丛书。全书共分五册，主要是针对儿童、老年、妊娠哺乳期、疼痛、肾病患者等特殊人群治疗过程中的用药审核。这类人群的特殊性，使得他们的用药更加复杂，因而对他们所用药物的审核也显得越必要。各分册编写时，遵照《医疗机构处方审核规范》标准，以近年来公布的相关诊疗指南为依据，以大量真实的处方案例为基础，将特殊人群常见疾病治疗的知识点与临床处方案例相结合，提出处方问题、进行机制分析、实施干预建议。本套书主要以案例为切入点，讲述在临床实践过程中如何进行规范合理的处方审核，其中穿插医学、药学理论知识点，真正地将理论知识与临床实践运用相结合。整套书内容可读性强、知识点突出、格式层次清晰，因而可以成为医院药师甚至临床医生日常工作的得力助手。这套书主要供医疗机构从事审方药师工作的专业技术人员使用，也可作为临床医生的参考用书。

希望这套书能够做一盏灯，照亮致力于特殊人群处方审核的药师前行的路。

吴新荣　王景浩
2021 年 9 月

前　　言

　　2018 年国家卫生健康委员会、国家中医药管理局、中央军委后勤保障部三部门联合发布的《医疗机构处方审核规范》指出，药师是处方审核工作的第一责任人，处方审核的目的是保障患者用药安全、促进临床合理用药，对于特殊人群妊娠哺乳期妇女用药的处方审核尤为重要。在临床实践中，妊娠期特殊人群超说明书用药往往难以避免，某些时候超说明书用药甚至是患者获得救治的唯一选择，妊娠期超说明书用药会带来用药风险、伦理和法律方面的问题，需要在处方审核中进一步规范管理。母乳喂养对于婴幼儿的益处已经是众人皆知的共识，但母乳喂养常常因母亲药物的使用问题受到影响，甚至停止哺乳，这与大多数药物在哺乳期缺乏研究数据，医生、药师对泌乳药理学了解少密切相关。所有药物都会不同程度地转运到乳汁中，但是大多数药物的转运量相当低，仅有少量药物转运到乳汁后可达到对婴幼儿有临床意义的剂量。因此，在妊娠哺乳期妇女用药的处方审核过程中，掌握和熟悉药物的血浆浓度水平、药物分子量、蛋白结合率、是否容易进入胎盘组织或乳汁等药动学特点、适应证与用法用量、配伍禁忌与相互作用、注意事项等具有重要的意义。

　　鉴于以上原因，广东省药学会组织了一线的骨干临床药师编写了《妊娠哺乳期用药》（药师处方审核案例版培训教材）。全书共十三章，简要论述了每种疾病的概述、主要的治疗方案，并归纳整理出常见的不合理用药处方。每个处方案例包括【处方描述】【处方问题】【处方分析】和【干预建议】四个部分。作者结合处方和患者的基本信息，力求从理论和临床实践经验两方面分析处方存在的问题，并对不适宜处方提出调整的建议。本书可供医疗机构、药店药师使用，亦可作为临床医师、护士、临床药学专业学生的参考用书。

　　本书的编写目的是为妊娠哺乳期用药处方提供参考。通过处方分析，使审方药师对所列疾病的药物相关知识有全面的了解，培养其独立学习、分析问题以及解决问题的能力，提高临床诊疗及药学服务水平，从而提升医疗机构药物治疗水平和医疗质量，促进临床安全、有效、经济用药和保证患者的用药安全。

　　本书凝聚了临床药师大量的工作经验和日常积累，在此一并表示诚挚的敬意和衷心的感谢！限于作者知识水平与实践经验，特别有些案例的建议有可能存在一定程度的主观性和局限性，不足之处在所难免，祈盼社会各界同仁不吝指正，使我们的工作得到不断改进。

编　者
2021 年 2 月

目　　录

第一章　总论 ……………………………………………………… 1
　　一、妊娠期用药处方审核 ……………………………………… 1
　　二、哺乳期用药处方审核 ……………………………………… 8
　　三、结论 ………………………………………………………… 13
第二章　循环系统疾病 …………………………………………… 15
　第一节　高血压疾病 …………………………………………… 15
　　一、概述 ………………………………………………………… 15
　　二、妊娠期治疗药物管理 ……………………………………… 16
　　三、哺乳期治疗药物管理 ……………………………………… 18
　第二节　高脂血症 ……………………………………………… 18
　　一、概述 ………………………………………………………… 18
　　二、妊娠期治疗药物管理 ……………………………………… 19
　　三、哺乳期治疗药物管理 ……………………………………… 20
　第三节　快速型心律失常 ……………………………………… 20
　　一、概述 ………………………………………………………… 20
　　二、妊娠期治疗药物管理 ……………………………………… 21
　　三、哺乳期治疗药物管理 ……………………………………… 22
　第四节　瓣膜性心脏病 ………………………………………… 23
　　一、概述 ………………………………………………………… 23
　　二、妊娠期治疗药物管理 ……………………………………… 24
　　三、哺乳期治疗药物管理 ……………………………………… 24
　第五节　静脉血栓栓塞症 ……………………………………… 25
　　一、概述 ………………………………………………………… 25
　　二、妊娠期与哺乳期治疗药物管理 …………………………… 25
　第六节　审方案例 ……………………………………………… 26
第三章　内分泌与代谢性疾病 …………………………………… 38
　第一节　妊娠合并糖尿病 ……………………………………… 38
　　一、概述 ………………………………………………………… 38

二、妊娠期治疗药物管理 ································· 39

三、哺乳期治疗药物管理 ································· 40

第二节　妊娠合并甲状腺功能亢进 ················· 40

一、概述 ······································· 40

二、妊娠期治疗药物管理 ································· 41

三、哺乳期治疗药物管理 ································· 42

第三节　妊娠合并甲状腺功能减退 ················· 43

一、概述 ······································· 43

二、妊娠期治疗药物管理 ································· 44

三、哺乳期治疗药物管理 ································· 44

第四节　审方案例 ······························· 45

第四章　风湿性疾病 ································· 52

第一节　类风湿关节炎 ····························· 52

一、概述 ······································· 52

二、妊娠期治疗药物管理 ································· 52

三、哺乳期治疗药物管理 ································· 54

第二节　强直性脊柱炎 ····························· 55

一、概述 ······································· 55

二、妊娠期治疗药物管理 ································· 55

三、哺乳期治疗药物管理 ································· 56

第三节　系统性红斑狼疮 ··························· 56

一、概述 ······································· 56

二、妊娠期治疗药物管理 ································· 57

三、哺乳期治疗药物管理 ································· 59

第四节　抗磷脂综合征 ····························· 60

一、概述 ······································· 60

二、妊娠期治疗药物管理 ································· 60

三、哺乳期治疗药物管理 ································· 60

第五节　审方案例 ······························· 61

第五章　呼吸系统疾病 ····························· 70

第一节　急性上呼吸道感染 ························· 70

一、概述 ······································· 70

二、妊娠期治疗药物管理 ································· 70

三、哺乳期治疗药物管理 ································· 71

第二节　急性化脓性扁桃体炎 ·· 71
　　一、概述 ·· 71
　　二、妊娠期治疗药物管理 ·· 71
　　三、哺乳期治疗药物管理 ·· 72

第三节　肺炎 ··· 72
　　一、概述 ·· 72
　　二、妊娠期治疗药物管理 ·· 72
　　三、哺乳期治疗药物管理 ·· 73

第四节　哮喘 ··· 73
　　一、概述 ·· 73
　　二、妊娠期治疗药物管理 ·· 74
　　三、哺乳期治疗药物管理 ·· 75

第五节　过敏性鼻炎 ·· 75
　　一、概述 ·· 75
　　二、妊娠期治疗药物管理 ·· 75
　　三、哺乳期治疗药物管理 ·· 76

第六节　审方案例 ·· 76

第六章　消化系统疾病 ·· 86

第一节　乙型肝炎 ·· 86
　　一、概述 ·· 86
　　二、妊娠期治疗药物管理 ·· 86
　　三、哺乳期治疗药物管理 ·· 87

第二节　妊娠期肝内胆汁淤积症 ·· 87
　　一、概述 ·· 87
　　二、妊娠期治疗药物管理 ·· 88

第三节　幽门螺杆菌感染 ·· 88
　　一、概述 ·· 88
　　二、妊娠期治疗药物管理 ·· 89

第四节　妊娠期恶心呕吐 ·· 90
　　一、概述 ·· 90
　　二、妊娠期治疗药物管理 ·· 90

第五节　便秘、痔疮 ·· 91
　　一、概述 ·· 91
　　二、妊娠期与哺乳期治疗药物管理 ·· 92

第六节　胃食管反流病 ……………………………………………… 93

　　一、概述 …………………………………………………………… 93

　　二、妊娠期与哺乳期治疗药物管理 ……………………………… 93

第七节　消化性溃疡 ………………………………………………… 95

　　一、概述 …………………………………………………………… 95

　　二、妊娠期与哺乳期治疗药物管理 ……………………………… 96

第八节　肠易激综合征 ……………………………………………… 97

　　一、概述 …………………………………………………………… 97

　　二、妊娠期与哺乳期治疗药物管理 ……………………………… 97

第九节　审方案例 …………………………………………………… 99

第七章　泌尿生殖系统疾病 …………………………………… 110

第一节　尿路感染 …………………………………………………… 110

　　一、概述 ………………………………………………………… 110

　　二、妊娠期治疗药物管理 ……………………………………… 110

　　三、哺乳期治疗药物管理 ……………………………………… 112

第二节　泌尿系结石 ……………………………………………… 112

　　一、概述 ………………………………………………………… 112

　　二、妊娠期治疗药物管理 ……………………………………… 112

　　三、哺乳期治疗药物管理 ……………………………………… 113

第三节　阴道炎 …………………………………………………… 113

　　一、概述 ………………………………………………………… 113

　　二、妊娠期治疗药物管理 ……………………………………… 113

　　三、哺乳期治疗药物管理 ……………………………………… 115

第四节　审方案例 ………………………………………………… 115

第八章　常见皮肤病 ……………………………………………… 126

第一节　荨麻疹 …………………………………………………… 126

　　一、概述 ………………………………………………………… 126

　　二、妊娠期与哺乳期治疗药物管理 …………………………… 126

第二节　痤疮 ……………………………………………………… 127

　　一、概述 ………………………………………………………… 127

　　二、妊娠期治疗药物管理 ……………………………………… 127

第三节　感染性皮肤病 …………………………………………… 127

　　一、概述 ………………………………………………………… 127

　　二、妊娠期治疗药物管理 ……………………………………… 128

第四节 银屑病 ·· 128

  一、概述 ·· 128

  二、妊娠期与哺乳期治疗药物管理 ············· 128

第五节 审方案例 ······································ 129

第九章 妇产科疾病 ······························· 135

第一节 早产 ·· 135

  一、概述 ·· 135

  二、治疗药物管理 ·································· 135

第二节 胎儿生长受限 ······························· 136

  一、概述 ·· 136

  二、治疗药物管理 ·································· 136

第三节 黄体功能不全 ······························· 137

  一、概述 ·· 137

  二、黄体支持的方案 ······························· 137

第四节 激素避孕 ····································· 137

  一、概述 ·· 137

  二、口服避孕药对胎儿的影响 ···················· 138

  三、哺乳期治疗药物管理 ·························· 139

第五节 审方案例 ······································ 140

第十章 神经精神系统疾病 ······················· 145

第一节 癫痫 ·· 145

  一、概述 ·· 145

  二、妊娠期治疗药物管理 ·························· 145

  三、哺乳期治疗药物管理 ·························· 146

第二节 围产期抑郁症 ······························· 146

  一、概述 ·· 146

  二、妊娠期治疗药物管理 ·························· 147

  三、哺乳期治疗药物管理 ·························· 147

第三节 审方案例 ······································ 148

第十一章 微量营养素缺乏与补充 ················· 153

第一节 概述 ·· 153

  一、妊娠期微量营养素补充与缺乏 ··············· 153

  二、哺乳期微量营养素补充与缺乏 ··············· 154

第二节　维生素缺乏与补充 ································ 155

　　一、维生素 D 的缺乏与补充 ······················· 155

　　二、维生素 E 的缺乏与补充 ······················· 156

　　三、维生素 C 的缺乏与补充 ······················· 156

　　四、叶酸的缺乏与补充 ···························· 156

　　五、维生素 B_{12} 的缺乏与补充 ······················ 158

　　六、维生素 B_6 的缺乏与补充 ······················ 158

　　七、维生素 B_1 的缺乏与补充 ······················ 159

　　八、维生素 K 的缺乏与补充 ······················· 160

　　九、维生素 A 的缺乏与补充 ······················· 161

第三节　微量元素缺乏与补充 ······················· 162

　　一、铁的缺乏与补充 ····························· 162

　　二、钙的缺乏与补充 ····························· 164

　　三、锌的缺乏与补充 ····························· 165

　　四、碘的缺乏与补充 ····························· 165

第四节　审方案例 ······························· 166

第十二章　感染性疾病 ····························· 174

第一节　哺乳期乳腺炎 ···························· 174

　　一、概述 ·································· 174

　　二、治疗药物管理 ····························· 174

　　三、哺乳管理 ······························· 175

第二节　产褥感染 ······························· 175

　　一、概述 ·································· 175

　　二、治疗药物管理 ····························· 176

第三节　带状疱疹 ······························· 177

　　一、概述 ·································· 177

　　二、妊娠期治疗药物管理 ························· 177

　　三、带状疱疹管理 ····························· 178

第四节　审方案例 ······························· 179

第十三章　其他 ······························· 189

第一节　局部、全身麻醉药 ·························· 189

　　一、概述 ·································· 189

　　二、妊娠期与哺乳期治疗药物管理 ··················· 190

第二节 糖皮质激素 ·· 192

一、概述 ·· 192

二、妊娠期与哺乳期治疗药物管理 ···················· 192

第三节 口腔疾病 ·· 194

一、概述 ·· 194

二、妊娠期与哺乳期治疗药物管理 ···················· 195

第四节 偏头痛 ·· 197

一、概述 ·· 197

二、妊娠期与哺乳期治疗药物管理 ···················· 198

第五节 造影剂、影像学检查 ·································· 200

第六节 审方案例 ·· 202

参考文献 ·· 216

第一章 | 总论

　　《医疗机构处方审核规范》指出药师为处方审核工作的第一责任人，应当对处方各项内容进行逐一审核，而对于特殊人群妊娠期、哺乳期用药的处方审核尤为重要，妊娠哺乳期妇女在接受药物治疗时，不仅要考虑特定时期的生理变化对药物代谢的影响，且更需要重视药物对胎儿及婴幼儿的致畸性和毒副反应。针对妊娠哺乳期患者的处方审核，应重点关注：选用药品的安全性，是否符合妊娠哺乳期妇女用药原则；严格把握药物的禁忌证；指南推荐用药的合理性及超说明书用药的管理等。本章节通过妊娠哺乳期用药处方审核流程及要点进行阐述，以期为妊娠哺乳期患者的处方审核提供思路和方法，进一步提高药师处方审核能力。

一、妊娠期用药处方审核

（一）妊娠期用药处方审核依据

　　1. 法律法规及文献依据　妊娠期用药处方审核依据法律法规文件包括：《处方管理办法》（卫生部令第 53 号）、《医院处方点评管理规范（试行）》（卫医管发〔2010〕28 号）、《卫生部办公厅关于加强孕产妇及儿童临床用药管理的通知》（卫办医政发〔2011〕112 号）、《医疗机构处方审核规范》（国卫办医发〔2018〕14 号）等。除此之外，妊娠期用药处方审核依据还包括专科循证指南、FDA 妊娠药物分级、国内外药品说明书，《医疗机构超药品说明书用药管理专家共识》（粤药会〔2014〕72 号）等。

　　2. 妊娠患者用药原则　应根据妊娠患者病情需要，权衡利益与风险。审核处方时应注意妊娠患者用药原则：①宜选用多年临床验证无致畸作用且对孕妇所患疾病最有效的药物；②妊娠早期用药时应非常慎重，尤其避免"高敏感期"用药，非急性疾病，可暂缓用药；③用药时需明确孕周，严格掌握剂量，及时停药；④能用小剂量药物就避免用大剂量药物；⑤能局部用药时不采用全身用药方式；⑥能用一种药物则避免多药联合用药，尽量避免使用尚未确定对胎儿有无不良影响的新药；⑦尽可能选用单方制剂，不用复合制剂，以免增加致畸风险。

（二）妊娠期用药处方审核的关注点

1. 确定孕周评估妊娠情况 在妊娠的不同时期用药，对胎儿的影响不一样。按药物对人类孕体发育的影响，可分为不敏感期（胚胎早期或着床前期）、敏感期（胚胎期或胚胎器官形成期）和低敏感期（胎儿期）三个阶段。

（1）不敏感期阶段 指受精后2周内（末次月经的第14～28天），卵子受精至受精卵着床于子宫内膜前的一段时期，这个时期药物对胚胎的影响是"全或无"，即药物对胚胎要么有影响，引起孕体死亡导致流产；要么没有影响可继续怀孕，一般不会导致胎儿器官畸形。在此期间，绝大多数药物都适用于"全或无"的理论，仅少数不适用于这个理论的特例药物，门诊常用药物有利巴韦林、异维A酸等，以及预防麻疹、风疹、腮腺炎的减毒活疫苗，这些药物在审核处方时应禁用。另外，发药交代患者时，要告知患者利巴韦林要停药6个月备孕，口服异维A酸需停药3个月备孕，外用异维A酸停药1个月备孕。

（2）敏感期 指受精后14～56天，即停经后28～70天，胚胎各组织器官处于高度分化、迅速发育阶段，易受到有害物质影响，是致畸高敏感期。另外许多器官形成和发育不完全同步，器官对药物致畸作用的敏感期亦有所差异，如脑在受精后的15～27天易受到药物影响，而眼在24～29天、心脏在20～29天、四肢在24～36天易受到药物影响。此期若受到某些药物如锂、苯妥英、异维A酸、沙利度胺及大量摄入乙醇等的作用，出现胎儿严重的结构畸形风险大大增加。

（3）低敏感期 指从受精后56～58天开始（以硬腭闭合为标志），直至分娩，此阶段绝大多数器官已分化完成，药物或致畸物对多数器官影响较弱。但对于某些需经较长时间分化、发育的器官如生殖器官、中枢神经系统等可能产生影响。近年来，关于药物对胎儿中枢神经系统的损害有所重视，有些学者将神经行为发育障碍称为行为致畸。产前用药，若分娩时胎儿体内药物未完全清除，胎儿娩出后可继续受到药物作用，引起危险，如女性胎儿受己烯雌酚的影响到青春期后可能发生阴道腺病及阴道透明细胞癌。

因此，在审核处方时，需根据处方上的妊娠诊断，通过孕周确定患者用药处于人胚胎发育中相应的发育阶段，如果是敏感期的用药，审核处方时要特别慎重，把握好妊娠患者用药原则。

2. 疾病诊断与用药 药师应了解孕妇所患疾病的诊断，病情不同进展，疾病的分级分期，因为所处的疾病不同阶段所采用的治疗方案及选择的药物不同。如妊娠期高血压疾病分为妊娠期高血压、子痫前期、子痫、妊娠合并慢性高血压及慢性高血压并发子痫前期等5类，不同的疾病类别服用药物有差异，口服用药包括拉贝洛尔、硝苯地平等常用于妊娠期高血压或妊娠合并慢性高血压等；而硫酸镁主要用于重度子痫前期孕妇惊厥的预防和子痫惊厥及复发的控制。甲状腺功能亢进症常用药物有甲巯咪唑和丙基硫氧嘧啶，甲巯咪唑在妊娠早期可能会导致胎儿皮肤发育不全及"甲巯咪唑致胚胎病"（包括鼻后孔和食管的闭锁，颜面畸形）等先天性畸形，丙基硫氧嘧啶在妊娠中晚期存在严重肝损伤的风险，包括肝衰竭和死亡，若必须用药时，妊娠早期宜选择丙基硫氧嘧啶，妊娠中晚期选择甲巯咪唑，可减少畸形风险。

3. 妊娠期用药应注意的影响因素

（1）注意妊娠期用药分级　依据药物对胎儿危害的大小进行用药分级，如美国食品药品监督局（FDA）A、B、C、D 和 X 五级分类、澳大利亚药品评估委员会 ADEC 分级和瑞典 FASS 分级等妊娠期用药危险性分级，最常用的是 FDA 五级分类，将药物分为 A、B、C、D 和 X 五级。近年来 FDA 逐步弃用上述五级分类，发布新的妊娠与哺乳期标示规则（pregnancy and lactation labeling rule），于 2015 年正式生效，妊娠与哺乳期标示规则以文字资料取代简化的字母分级，能提供详细的资料给医护人员，让整个妊娠过程与哺乳期的用药更为安全，但在国内仍延用 FDA 五级分类方法。

A 级的药物对孕妇安全，对胚胎、胎儿无危害。但 A 级的药物较少，如左甲状腺素、少数维生素等，对于维生素类需注意给药剂量，如：在正常范围剂量的维生素 B_6 是 A 级药物，而大剂量的维生素 B_6，每日剂量 200mg，连用数周，可致新生儿出现维生素 B_6 依赖综合征。

B 级药物指未见对孕妇和胎儿的损害，妊娠患者可以使用。所有的青霉素类及绝大多数的头孢菌素类药物都是 B 级药物。甲硝唑是治疗厌氧菌感染疾病效果较好的药物，虽然在动物实验中它对啮齿类动物可以致畸，而对于人类，长时间积累的大量临床资料中显示尽管在早期妊娠时应用也并未增加胎儿的致畸率，所以在 FDA 妊娠期药物分类甲硝唑归属于 B 类，我国《抗菌药物临床应用指导原则（2015 年版）》也将其归为 B 级。

分级为 C 级的药物，孕妇用药时需权衡利弊，确认利大于弊时方能应用。动物研究证明药物对胎儿有危害性（致畸或胚胎死亡等），或尚无设对照的妊娠妇女研究，或尚未对妊娠妇女及动物进行研究。本类药物只有在权衡对孕妇的益处大于对胎儿的危害之后方可使用。分类 C 级的药物较多，这一类药物或者上市时间短或者孕妇应用较少，在早期妊娠对胎儿是否会造成损害尚无报道，故难以有比较确切的结论。对 C 级药物的使用要谨慎，如果有可以替代的药物则选用替代的药物，否则在权衡利弊后，向患者或患者家属说明选用该药的理由。

鉴于已有实验和临床上的证据，对分类属于 D 级的药物在妊娠期特别是在早期妊娠阶段尽可能不用。妊娠期使用四环素或土霉素，破坏胎儿齿釉质，至成人时牙齿发黄。氨基糖苷类药物，例如链霉素等，可能损伤第Ⅷ对脑神经而发生听力丧失。大部分抗肿瘤药如巯嘌呤、吉西他滨、羟基脲等都是 D 级药，抗癫痫药中不少属于 D 级药，例如扑痫酮、三甲双酮、丙戊酸等都有致畸作用，要注意的是癫痫病患者妊娠后本身的胎儿畸形率就比一般人群高，用抗癫痫药可以增加畸变率，特别是当几种抗癫痫药物同时应用于难以控制的癫痫发作则更增加胎儿的畸变率。

而分级为 X 级的药物已有证据表明可使胎儿受到危害，对孕妇无益，禁用于妊娠或即将妊娠的妇女。在常用药物中此类药物并不多，但因致畸率高，或对胎儿危害很大，孕前期及孕期禁用。过去常用的性激素己烯雌酚，20 世纪 50 年代初曾被用以治疗先兆流产，结果发现子代的女性在 6～26 岁，发生阴道腺病或阴道透明细胞癌比例较高，后果严重，故属 X 级药。维生素 A 大剂量口服也可致畸如泌尿道畸形及生长迟缓等，也属于 X 级药物，维生素 A 的衍化物维甲酸是一种治疗皮肤疾病的药物，也是 X 级药物。乙醇在 FDA 分类中饮酒量少属 D 类，酗酒即归入 X 级。此外，镇静药中艾司唑仑、氟西泮、氟硝西泮均属 X 类药物，部分抗肿瘤药甲氨蝶呤等也属 X 级药物，以甲氨蝶呤（MTX）为例，在白血病合并妊娠应用 MTX 可以发生绒毛坏死而导致流产，因此抗肿瘤药在妊娠期禁用。

在妊娠前 3 个月，以不用 C、D 和 X 级药物为宜，出现紧急情况必须用药时，也应尽量选用确经临床多年验证无致畸作用的 A 和 B 级药物，已知对胎儿危害等级为 X 级的常见药物见表1。

表1　胎儿危害分级为 X 级的常用药物

药品类别	药品名称
雄激素及同化激素类	达那唑、羟甲烯龙、司坦唑醇、氟甲睾酮、睾酮、比卡鲁胺等
雌激素类	雌二醇、琥珀雌三醇、己二烯雌酚、己烯雌酚、炔雌醇、氯烯雌醚、美雌醇、硫酸哌嗪雌酮、氯米芬等
孕激素类	异炔诺酮、甲地孕酮、甲羟孕酮、甲炔诺酮、雷洛昔芬、炔诺酮、左炔诺孕酮等
促性腺激素类	促卵泡素 α、促卵泡素 β、尿促卵泡素、尿促性素、曲普瑞林、绒促性素、那法瑞林、戈舍瑞林、亮丙瑞林、加尼瑞克、西曲瑞克等
他汀类降脂药	阿托伐他汀、氟伐他汀、洛伐他汀、普伐他汀、瑞舒伐他汀、西立伐他汀钠、辛伐他汀等

续表

药品类别	药品名称
镇静催眠药	三唑仑、艾司唑仑、替马西泮、氟西泮等
抗肿瘤药	氟尿嘧啶、甲氨蝶呤、雌莫司汀等
皮肤科用药	异维A酸、阿维A、阿维A酯、他扎罗汀等
妇科用药	缩宫素、麦角新碱、米索前列醇、米非司酮等
其他	碘甘油、波生坦、利巴韦林、香豆素、华法林、鹅脱氧胆酸、美格司他、沙利度胺、来氟米特、度他雄胺、非那雄胺、麦角胺、双氢麦角胺等

（2）注意药物理化特性和药动学特点　在审核妊娠用药时，需考虑药物特性和药动学特点、胎盘对药物代谢作用，以及能否通过胎盘屏障等因素。例如氢化可的松和泼尼松能被胎盘中的 11β - 羟基类固醇脱氢酶灭活，而地塞米松、倍他米松能够通过胎盘而不被灭活，母亲和胎儿的浓度几乎相等。在母体因系统性红斑狼疮等疾病必须接受激素治疗时，宜选择泼尼松，可降低激素导致胎儿腭裂的风险。

另一方面，应注意药物药理作用或毒理学特点对胎儿产生的不同影响：有些药物则无明显影响，有些药物则可能造成胎儿宫内生长发育迟缓、新生儿低血糖、低血钙等，有些药物可直接导致胎儿致畸或死亡。

（3）药物对器官的影响　在审核药物对器官的影响时，应结合药动学特点评估药物在各组织器官的分布情况，以及胚胎发育不同阶段对应的器官发育程度，判断药物对相应组织器官的影响。如药物具有靶向作用，则只会对该靶向器官发挥作用而不会影响其他器官，另外胚胎所处特定阶段某器官尚未发育完全，药物也不会对其产生影响。

（4）药物用法用量　在审核妊娠用药时，必须考虑药物剂量。致畸药物必须以足够的剂量，在关键时间窗内方可对胎儿造成不良影响，药物剂量越大，用药时间越长，到达胎儿体内的药物越多，对胎儿的影响也越大。如维生素A属于B类药物，而大剂量使用可致胎儿泌尿道畸形、生长迟缓、骨骺愈合过早等。能用小剂量药物，就避免用大剂量药物；另外，严格掌握适应证、药物剂量和用药持续时间，注意及时停药。

（5）药物给药途径　能局部用药时不采用全身用药方式。妊娠期患者的胃酸和胃蛋白酶因受大量雌、孕激素的影响而分泌减少，使弱酸类药物水杨酸钠等吸收减少，而镇痛、安眠药等弱碱类药物的吸收较非妊娠期增多；胃肠蠕动减慢，胃排空时间延长，药物吸收延缓，峰值降低，药物吸收总量增加；此外，胃肠道平滑肌张力减弱，易恶心、呕吐，使药物吸收量减少，临产的孕妇胃排空时间更为延长，故临产的妊娠期妇女不宜口服给药。孕期患者的皮肤血流量及细胞外液量显著增加，尤其是手、足处，因此经皮给药与非妊娠期妇女相比吸收较快且多，如缓控释贴剂、油膏、滴鼻剂及洗液等。

（6）超说明书用药　药品说明书对妊娠用药方面常标注为禁用、不推荐/避免/不宜使用、慎用/权衡利弊、在医生指导下使用、尚不明确或无明确表述等，给临床用药带来困扰，而临床实践中，由于药品说明书内容的局限性及修订的滞后性，临床超说明书用药往往难以避免，某些时候超说明书用药甚至是患者获得救治的唯一选择。妊娠用药超说明书用药会带来用药风险、伦理和法律方面的问题，给临床用药和处方审核带来困扰。

从处方审核角度，需加强对超说明书用药管理。一方面超说明书用药必须有充分的高等级医学研究证据支持，遵循医学循证证据的推荐用药是妊娠用药处方审核重要依据。遵循医学循证证据包括国内外权威学会的指南、国内外说明书、政府文件、证据级别高的 RCT 系统评价或 Meta 分析文献、其他对照试验、病例观察文献、专家共识等。另一方面要求医院做好妊娠超说明书用药规范管理，建立超说明书用药目录及医嘱审核的规则数据库，临床应用时要基于患者利益，保障患者利益最大化，保护患者的知情权并尊重其自主决定权。定期对超说明书用药开展临床用药监测与评价，及时终止不安全、不合理的用法，以保障患者用药安全，降低医疗风险。

因此，为保证临床用药和患者用药安全，在做好超说明书用药规范管理前提下，进行处方审核时，权衡利弊，结合循证医学证据提出审核意见。

（三）处方审核内容

1. 规范性审核　重点关注：①处方是否符合规定的标准和格式，处方医师签名或加盖的专用签章有无备案，电子处方是否有处方医师的电子签名。②处方前记、正文和后记是否符合《处方管理办法》等有关规定，文字是否正确、清晰、完整。③条目是否规范，包括每张处方不得超过 5 种药品等内容。

2. 适宜性审核　应审核项目内容包括：①适应证适宜性，处方用药与诊断是否相符；②遴选的药品是否适宜；③处方剂量、用法是否正确，单次处方总量是否符合规定；④选用剂型与给药途径是否适宜；⑤是否有重复给药和相互作用情况，包括西药、中成药、中成药与西药、中成药与中药饮片之间是否存在重复给药和有临床意义的相互作用；⑥是否存在配伍禁忌；⑦溶媒的选择、用法用量是否适宜，静脉输注的药品给药速度是否适宜；⑧是否有用药禁忌：脏器功能不全患者用药是否有禁忌使用的药物，患者用药是否有食物及药物过敏史禁忌证、诊断禁忌证、疾病史禁忌证；⑨是否存在其他用药不适宜情况。

3. 审核项目要点

（1）适应证不适宜　适应证不适宜包括所选药品与临床诊断不符、可以不采用药物治疗而使用药物或用药不符合利大于弊的原则。

（2）遴选药品不适宜　遴选药品不适宜包括选用妊娠期或妊娠特定时期需禁忌的品种，如选用药品对胎儿危害等级为 X 级；选用药品的说明书明确指出妊娠期妇女需禁用；选用药品需禁用于患者所处的妊娠阶段；选用妊娠期需禁忌的中药或其制剂。

遴选药品不适宜还包括在有其他药物可选择情况下，选用安全性较低的药物：有 B 类药物可选择时，选用 C、D 类药物；有多种药物可供选择时，未选择疗效稳定、可靠，安全性好的药物；有单方制剂可选择时，选用复方制剂。

（3）药品剂型或给药途径不适宜　药品剂型或给药途径不适宜包括：药品剂型不适宜；给药途径不适宜如采用说明书规定内容以外的方式给药；可采用非静脉途径给药时，予以静脉途径给药，可采用非肌注途径给药时，予以肌注给药；注射部位不适宜。

（4）用法、用量不适宜　用法、用量不适宜包括单次用量过大或不足，超出允许范围，或单日用量超出允许范围；给药频次不适宜如频次过多或过少。

用法、用量不适宜还包括输注浓度不适宜如溶媒量过多或不足，导致输注浓度过低或过高；输注速度不适宜：输注速度过快或过慢。用法、用量不适宜还包括治疗疗程不适宜。

（5）联合用药不适宜　联合用药不适宜包括不需或可避免联合用药时，采用联合用药；联合使用功效相似的药物；未调整剂量联合使用可影响药物体内动力学过程的药物。

（6）重复给药　重复给药包括同一种药物重复使用；不同商品名或不同剂型同一种药物合用；同一类药物重复使用；不同复方制剂合用，有相同的组成成分。

（7）配伍禁忌或者不良相互作用　配伍禁忌或者不良相互作用包括两种药物配伍使用时，可出现浑浊、沉淀、产生气体、变色等现象；两种药物联用后副作用或毒性增强，引起严重不良反应；药品联用后治疗作用过度增强，超出了机体所能承受的能力，引起不良反应；联合使用可产生拮抗作用的药物，或联用后药效降低。

二、哺乳期用药处方审核

（一）哺乳用药处方审核依据

1. 法律法规及文献依据　哺乳期用药处方审核依据法律法规文件包括：《处方管理办法》（卫生部令第 53 号）及其附件、《医院处方点评管理规范（试行）》（卫医管发〔2010〕28 号）、《卫生部办公厅关于加强孕产妇及儿童临床用药管理的通知》（卫办医政发〔2011〕112 号）、《医疗机构处方审核规范》（国卫办医发〔2018〕14 号）等。除此之外，哺乳用药用药处方审核依据还包括专科循证指南、国内外药品说明书、《医疗机构超药品说明书用药管理专家共识》（粤药会〔2014〕72 号）等。

2. 哺乳期用药原则　应根据哺乳患者病情需要，用药时权衡利益与风险。审核处方时应注意哺乳患者用药原则：①明确母体疾病是否需要药物治疗，宜选用多年临床验证对哺乳期妇女所患疾病最有效的药物。②选择恰当的药物，尽量使用不能分泌或少分泌入乳汁中的药物，选择疗效好、半衰期短、毒副作用小的药物，即选择 L1 和 L2 级别的药物。③乳母有疾病必须用药，又不能证实该药对婴幼儿是否安全，可暂停哺乳，改用泵吸奶，使之停药后可继续哺乳。④尽可能选择有儿童制剂的药物，能用小剂量药物就避免用大剂量药物。⑤能局部用药时不采用全身用药方式。⑥能用一种药物则避免多药联合用药，尽量避免使用尚未确定对婴幼儿有无不良影响的药物。⑦尽可能选用单方制剂，不用复合制剂，以免增加婴幼儿不良反应风险。⑧要注意掌握服药的时间，选择避开血药浓度最高的时候喂奶，宜在哺乳后再服药或服药后立即哺乳，并尽可能推迟下次哺乳时间，最好间隔 4 小时以上，以避免或减少婴儿通过乳汁获取药物。⑨母体用药后，应密切观察婴幼儿的反应，注意不良反应的发生，及时处理。

（二）哺乳期用药处方审核的注意事项

1. 评估母亲产褥期情况　从胎盘娩出至产妇全身各器官除乳腺外恢复至正常未孕状态所需的一段时间，称为产褥期，通常为 6 周。在这段时间内，产妇应该以休息为主，尤其是产后 15 天内应以卧床休息为主，身体调养，促进全身各系统器官尤其是生殖器官尽快恢复。询问与哺乳期用药相关的信息，注意了解产妇饮食起居、活动情况等，了解产后恶露的颜色及内容物、了解是否有乳腺炎等感染情况。

2. 评估婴幼儿情况　通常指婴幼儿的年龄、发育情况和胃肠稳定型，是用药前进行评估的最重要指标。

（1）婴幼儿的年龄 早产儿和新生儿的风险性较高。较年长的成熟婴儿较容易代谢和清除药物。但应明确在产后早期，因乳汁量较少（30~60ml/d），药物转运的剂量相应也少，因此未成熟的新生儿从乳汁获取的药量有限。

（2）婴幼儿胃肠稳定型 胃肠稳定型差的婴幼儿用药风险性增加。

3. 母乳喂养情况 母乳喂养是指用母亲的乳汁喂养婴幼儿的方式。建立良好的母乳喂养有三个条件：①乳母能分泌充足的乳汁；②哺乳时出现有效的射乳反射；③婴幼儿有力的吸吮。世界卫生组织（WHO）和我国卫生部制定的《婴幼儿喂养策略》建议生后6个月内完全接受母乳喂养。

同时采用母乳与配方奶或兽乳喂养婴幼儿为部分母乳喂养，包括补授法（补授的乳量由婴幼儿食欲及母乳量多少而定，即"缺多少补多少"）和代授法（用配方奶或兽乳替代一次母乳量）。4~6个月以内的婴幼儿由于各种原因不能进行母乳喂养时，完全采用配方奶或其他奶源，如牛乳、羊乳、马乳等喂哺婴幼儿，称为人工喂养。

对哺乳期妇女用药进行处方审核时，应当对母乳喂养情况进行评估，判断其母乳喂养的类型，可以用来评估婴幼儿从乳汁摄入的药物剂量。

4. 疾病诊断与用药适宜性 药师应审核用药适应证，了解产褥期所患疾病的诊断，病情不同进展，疾病的分级分期，因为所处的疾病不同阶段所采用的治疗方案及选择的药物不同。明确母体疾病是否需要药物治疗，宜选用多年临床验证对哺乳期妇女所患疾病最有效的药物；选择恰当的药物，尽量使用不能分泌或少分泌入乳汁中的药物，选择疗效好、半衰期短、毒副作用小的药物，即选择L1和L2级别的药物。

5. 用药情况的审核

（1）注意哺乳期用药分级 针对哺乳期患者的处方审核，除评估患者的哺乳情况外，还应评估其用药的级别，以判断处方遴选药物的适宜性，临床上常采用美国儿科学教授Thomas W. Hale提出的哺乳期药物危险L分级系统，这一分级逐步被世界接受。

L1级（最安全）：许多哺乳母亲服药后没有观察到对婴幼儿的副作用增加。在哺乳妇女的对照研究中没有证实对婴幼儿有危险，可能对喂哺婴幼儿的危害甚微，或者该药物在婴幼儿不能口服吸收利用。

L2级（较安全）：在有限数量的对哺乳母亲的用药研究中没有证据显示副作用增加；和（或）哺乳母亲使用该种药物有危险性的证据很少。

L3级（中等安全）：没有在哺乳妇女进行对照研究，但喂哺婴幼儿出现不良反应的危害性可能存在；或对照研究仅显示有很轻微的非致命性副作用。本类药物只有在权衡对婴幼儿的利大于弊后方可应用。没有发表相关数据的新药自动划分至该级别，无论其安全与否。

L4级（可能危险）：有对喂哺婴幼儿或母乳制品危害性的明确证据。但哺乳母亲用药后益处大于对婴儿的危害，例如母亲处于危及生命的疾病情况下，而其他较安全的药物不能使用或无效。需要停止哺乳。

L5级（禁忌）：对哺乳母亲的研究已证实对婴幼儿有明显的危害或该类药物对婴幼儿产生明显损害的风险性高。哺乳妇女应用这类药物显然是无益的。该类药物禁用于哺乳期妇女。

除了"L"分级，关于哺乳期用药还可以参考其他的分级系统。例如 Richard K. Miller 教授在他的著作《Drugs During Pregancy and Lactation：Treatment options and risk assessment》里，将妊娠/哺乳用药危险等级分为五级（1、2、S、T、C）；美国儿科学学会（AAP）、WHO 三分级方法，分为适用、不适用和未知；e－lactancia 数据库分级为极低危、低危、高危、极高危；美国国家医学图书馆（U. S. NLM）旗下的数据库 Lact Med 也提供了哺乳期用药的建议。

无论是哺乳用药 L 分级，还是其他分级系统，都可以作为我们临床工作及处方审核中的参考。各相关分级系统并未获得药品监管部门的认可，不具备法律效力，而大多数药品生产厂家为了规避责任，其说明书中的妊娠/哺乳相关信息多比较保守。因此，我们在处方审核工作中涉及哺乳期用药问题时，仍需权衡具体药物的哺乳危险等级，而不是采取消极的方式一味拒绝发放药物或者用药期间粗暴地要求患者停止哺乳，同时在利用各种哺乳期药物分级系统时，应注意其应用的局限性，做好病人的知情同意。

（2）注意药物理化特性和药动学特点

1）注意药物在母体乳汁内的药动学特点：在审核妊娠用药时，需考虑药物特性和药动学特点、乳汁量等因素。所有药物均可不同程度的转运分布至乳房并通过乳汁排泄，但大多数药物经乳汁排泄的量都极少，不到母体摄入的1%，只有很少的药物转运至母乳的量可达到婴幼儿的临床剂量。

药物从母体血液进入乳腺细胞的机制主要是扩散，作用推动力源自母亲血浆房室和乳汁房室之间的差异。来自母体血浆的药物通过毛细血管壁进入乳腺小泡细胞内，药物必须通过小泡细胞的双层脂质膜才能进入乳汁。然而在早期（产后72h内），药物可能经小泡细胞间隙进入，这是由于在产后前3天，小泡细胞间存在较大的间隙，这些间隙使多数药物更容易进入乳汁。直至第1周末，小泡细胞受催乳素的影响逐渐水肿，随之细胞间隙关闭，通过细胞间隙进入乳汁的药物、蛋白等均减少，因此早产儿受药物影响大于正常婴幼儿。

在母体血浆中循环的药物，部分结合于蛋白，另一部分游离于血浆中。药物游离的部分转运至乳汁，而结合的部分仍留在母体循环中。母体蛋白结合率高的药物，乳汁的药物浓度降低，如抗凝药物华法林蛋白结合率高达99%，乳汁的药物浓度非常低，对婴幼儿影响非常小，母亲可以服药及正常哺乳。

2）注意评估药物进入乳汁的影响因素：大多数情况下，药物进入乳汁最重要的因素是母亲的血浆药物水平，当母亲血浆药物水平上升时，乳汁中的含量也增加。一旦母亲血浆药物浓度下降，为平衡，乳汁中的药物重新转运至母体血浆得以清除。因此要注意掌握服药的时间，选择避开血药浓度最高的时候喂奶，宜在哺乳后再服药或服药后立即哺乳，并尽可能推迟下次哺乳时间，最好间隔4h以上，以避免或减少婴幼儿通过乳汁获取药物；避免在药物达峰浓度时哺乳，尽可能选用达峰时间短的药物。此外宜选用半衰期短的药物，半衰期短的药物从母体消除快，进入乳汁的量少。

3）注意药物的理化特性：小分子（分子量<200）的药物能穿过乳腺上皮细胞的细胞壁小孔，较易进入乳汁内，因此分子量越大越难进入乳汁。万古霉素分子量近1500，难以进入乳汁，即使进入婴儿肠道也不吸收，母亲使用该药可正常哺乳。

乳汁呈弱酸性。解离常数大的药物容易进入乳汁，但由于离子捕获作用，不易返回母体血浆中，因此应选解离常数小的药物。此外碱性药物如红霉素易分布到乳汁中，而酸性药物如青霉素G、磺胺类则不易进入到乳汁中。

另外脂溶性高的药物在乳汁中的浓度亦高，尤其具有中枢神经系统活性的药物需引起关注，这类药物均具备进入乳汁的特征，当一种药物在中枢神经系统具有活性，可以预测其在乳汁中的水平也会很高，如地西泮、阿米替林等药物对婴幼儿的影响大。

（3）药物剂量与疗程　在审核哺乳期用药时，必须考虑药物剂量。药物剂量越大，用药时间越长，到达婴幼儿体内的药物越多，对婴幼儿的影响也越大。如阿莫西林属于L2级，而大剂量使用可引起婴幼儿肠道菌群失调，致腹泻等不良反应。因此，能用小剂量药物，就避免用大剂量药物；严格掌握适应证、药物剂量和用药持续时间，注意及时停药。

（4）药物给药途径　能局部用药时不采用全身用药方式，能口服不静脉用药。大部分局部给药如经皮给药还是较安全的，但对于超强效外用糖皮质激素包括卤米松、哈西奈德（0.1%）和丙酸氯倍他索对婴幼儿影响较大，这些药物皮肤外用药物浓度越大，其透皮能力越强，故药品说明书中明确表述避免长期大面积大剂量使用。另外母亲应用聚维酮碘溶液/栓/凝胶/乳膏/软膏等，因乳腺摄碘能力强，婴幼儿摄入后，对婴幼儿甲状腺功能影响较大。此外，直肠栓剂、透皮贴剂等给药途径用药对婴幼儿的影响较大。

（5）婴幼儿胃肠道对乳汁药物的处置　婴幼儿胃肠道功能对药物口服生物

利用度有较重要的影响，不少药物可在婴幼儿肠道内破坏，不被吸收，如氨基糖苷、奥美拉唑、肝素及胰岛素等大分子肽类物质，不吸收或易被胃蛋白酶、胃酸破坏。需注意药物对婴幼儿胃肠道影响，如腹泻、便秘等，如哺乳母亲应用青霉素要注意婴幼儿出现皮疹，应用克林霉素出现腹泻。另外部分药物可进入肝脏，药物也被代谢或蓄积，但通常达不到母亲血浆浓度。

（6）超说明书用药管理　临床实践中，由于药品说明书内容的局限性及修订的滞后性，临床超说明书用药往往难以避免，哺乳期用药超说明书用药会带来用药风险、伦理和法律方面的问题，给临床用药和处方审核带来困扰。

从处方审核角度，需加强对哺乳期用药超说明书用药管理。一方面超说明书用药必须有充分的医学研究证据支持，遵循医学循证证据的推荐用药是哺乳期用药处方审核重要依据。遵循医学循证证据包括国内外权威学会的指南、国内外说明书、政府文件、证据级别高的 RCT 系统评价或 Meta 分析文献、其他对照试验、病例观察文献、专家共识等。另一方面要求医院做好哺乳期用药超说明书用药规范管理，建立超说明书用药目录及医嘱审核的规则数据库，临床应用时要基于患者利益，保障患者利益最大化，保护患者的知情权并尊重其自主决定权。定期对超说明书用药开展临床用药监测、评价，及时终止不安全、不合理的用法，以保障患者用药安全，降低医疗风险。

（三）处方审核内容

1. 规范性审核　主要关注：①处方是否符合规定的标准和格式，处方医师签名或加盖的专用签章有无备案，电子处方是否有处方医师的电子签名。②处方前记、正文和后记是否符合《处方管理办法》等有关规定，文字是否正确、清晰、完整。③条目是否规范，包括年龄应当为实足年龄，新生儿、婴幼儿应当写日、月龄，必要时要注明体重；每张处方不得超过 5 种药品；不得使用"遵医嘱""自用"等含糊不清字句等内容。

2. 适宜性审核　应当审核项目内容包括：①适应证适宜性，处方用药与诊断是否相符；②遴选的药品是否适宜；③处方剂量、用法是否正确，单次处方总量是否符合规定；④选用剂型与给药途径是否适宜；⑤是否有重复给药和相互作用情况，包括西药、中成药、中成药与西药、中成药与中药饮片之间是否存在重复给药和有临床意义的相互作用；⑥是否存在配伍禁忌；⑦溶媒的选择、用法用量是否适宜，静脉输注的药品给药速度是否适宜；⑧是否有用药禁忌，如脏器功能不全患者用药是否有禁忌使用的药物，患者用药是否有食物及药物过敏史禁忌证、诊断禁忌证、疾病史禁忌证；⑨是否存在其他用药不适宜情况。

3. 内容审核

（1）适应证不适宜　适应证不适宜包括所选药品与临床诊断不符；可以不采用药物治疗而使用药物，或用药不符合利大于弊的原则。

（2）遴选药品不适宜　遴选药品不适宜包括选用哺乳期用药需禁忌的品种，如选用药品对婴幼儿危害严重；选用药品的说明书明确指出哺乳期用药需禁用；选用哺乳期用药需禁忌的中药或其制剂。

遴选药品不适宜还包括在有其他药物可选择情况下，选用安全性较低的药物：有 L1 或 L2 级药物可选择时，而选用 L5 级药物；有多种药物可供选择时，未选择疗效稳定、可靠、安全性好的药物；有单方制剂可选择时，选择复方制剂等。

（3）药品剂型或给药途径不适宜　药品剂型或给药途径不适宜包括：药品剂型不适宜；给药途径不适宜如采用说明书规定内容以外的方式给药；可采用非静脉途径给药时，予以静脉途径给药，可采用非肌注途径给药时，予以肌注给药。

（4）用法、用量不适宜　用法、用量不适宜包括用溶媒不适宜如溶媒与药物存在配伍禁忌，可降低药物稳定性；单次用量过大或不足，超出允许范围，或单日用量超出允许范围；给药频次不适宜如频次过多或过少。用法、用量不适宜还包括输注浓度不适宜如溶媒量过多或不足，导致输注浓度过低或过高；输注速度不适宜，如输注速度过快或过慢。

（5）联合用药不适宜　联合用药不适宜包括不需或可避免联合用药时，采用联合用药；联合使用功效相似的药物；未调整剂量联合使用可影响药物体内动力学过程的药物。

（6）重复给药　重复给药包括同一种药物重复使用；不同商品名或不同剂型同一种药物合用；同一类药物重复使用。

（7）配伍禁忌或者不良相互作用　配伍禁忌或者不良相互作用包括两种药物配伍使用时，可出现浑浊、沉淀、产生气体、变色等现象；两种药物联用后副作用或毒性增强，引起严重不良反应；药品联用后治疗作用过度增强，超出了机体所能承受的能力，引起不良反应；联合使用可产生拮抗作用的药物，或联用后药效降低。

三、结论

妊娠哺乳期用药处方审核需兼顾母体和胎儿、婴幼儿，有其自身特殊性。保证孕妇及胎儿、婴幼儿用药安全是首要的职责，用药审核时应注意是否符合妊娠哺乳期用药原则，严格把握药物的禁忌证，以及指南推荐用药的合理性、超说明书用药的管理等内容，才能做好妊娠哺乳期用药处方审核工作。为了提高审核处方效率及质量，医院可利用互联网和信息化手段，构建系统的妊娠哺乳期用药数据库，清晰标识药物适应证和注意事项，可提升医生用药准确性和处方开具效率，也便于药师处方前置审核及事后的处方点评，这样可保证处方审核工作有条不紊地展开，为患者提供更为优质的药学服务。

（陈　杰　蒋月云　蔡乐欣）

第二章 循环系统疾病

第一节 高血压疾病

一、概述

妊娠期高血压疾病（hypertensive disorders of pregnancy，HDP）是指妊娠与高血压并存的一组疾病，主要分为 5 类。

1. 妊娠期高血压（gestational hypertension） 妊娠 20 周后首次出现高血压，收缩压≥140mmHg 和（或）舒张压≥90mmHg，于产后 12 周内恢复正常；尿蛋白检测阴性。收缩压≥160mmHg 和（或）舒张压≥110mmHg 为重度妊娠期高血压。

2. 子痫前期（preeclampsia） 妊娠 20 周后出现收缩压≥140mmHg 和（或）舒张压≥90mmHg，且伴有下列任一项：尿蛋白≥0.3g/24h，或尿蛋白/肌酐比值≥0.3，或随机尿蛋白（+）（无法进行尿蛋白定量时的检查方法）；无蛋白尿但伴有以下任何一种器官或系统受累：心、肺、肝、肾等重要器官，或血液系统、消化系统、神经系统的异常改变，胎儿受到累及等。

子痫前期孕妇出现下述任一表现可诊断为重度子痫前期（severe preeclampsia）：①血压持续升高不可控制：收缩压≥160mmHg 和（或）舒张压≥110mmHg；②持续性头痛、视觉障碍或其他中枢神经系统异常表现；③持续性上腹部疼痛及肝包膜下血肿或肝破裂表现；④肝酶异常：血丙氨酸转氨酶或天冬氨酸转氨酶水平升高；⑤肾功能受损：尿蛋白＞2.0g/24h，少尿（24h 尿量＜400ml 或每小时尿量＜17ml）或血肌酐＞106μmol/L；⑥低蛋白血症伴腹水、胸水或心包积液；⑦血液系统异常：血小板计数呈持续性下降并低于 100×10^9/L；微血管内溶血（表现有贫血、黄疸或血乳酸脱氢酶水平升高）；⑧心功能衰竭；⑨肺水肿；⑩胎儿生长受限或羊水过少、胎死宫内、胎盘早剥等。

3. 子痫（eclampsia） 子痫前期基础上发生不能用其他原因解释的强直性抽搐。

4. 妊娠合并慢性高血压 既往存在高血压或在妊娠 20 周前发现收缩压≥140mmHg 和（或）舒张压≥90mmHg，妊娠期无明显加重；或妊娠 20 周后首次诊断高血压并持续到产后 12 周以后。

5. 慢性高血压并发子痫前期（chronic hypertension with superimposed pre-eclampsia） 慢性高血压孕妇，孕 20 周前无蛋白尿，孕 20 周后出现尿蛋白≥0.3g/24h 或随机尿蛋白≥（+）；或孕 20 周前有蛋白尿，孕 20 周后尿蛋白定量明显增加；或出现血压进一步升高等上述重度子痫前期的任何一项表现。

妊娠期高血压仍然是孕产妇死亡及胎儿、新生儿并发症发生的主要原因。母体风险主要包括胎盘早剥、卒中、多脏器功能衰竭、弥散性血管内凝血；胎儿风险主要是胎儿宫内发育迟缓（25% 子痫前期患者）、早产（27% 子痫前期患者）、胎死宫内（4% 子痫前期患者）。

二、妊娠期治疗药物管理

妊娠期高血压疾病应根据病情的轻重缓急和分类进行个体化治疗，分别分层、分类管理。①妊娠期高血压：休息、镇静、监测母胎情况，酌情降压治疗。②子痫前期：预防抽搐，有指征地降压、利尿、镇静，密切监测母胎情况，预防和治疗严重并发症，适时终止妊娠。③子痫：控制抽搐，病情稳定后终止妊娠，预防并发症。④妊娠合并慢性高血压：以降压治疗为主，注意预防子痫前期的发生。⑤慢性高血压并发子痫前期：兼顾慢性高血压和子痫前期的治疗。

降压治疗目标为：孕妇未并发器官功能损伤，收缩压应控制在 130 ~ 155mmHg 为宜，舒张压应控制在 80 ~ 105mmHg；孕妇并发器官功能损伤，则收缩压应控制在 130 ~ 139mmHg，舒张压应控制在 80 ~ 89mmHg。降压过程力求血压下降平稳，不可波动过大，且血压不可低于 130/80mmHg，以保证子宫 – 胎盘血流灌注。降压手段包括生活干预和药物降压。

1. 建议应用的药物 妊娠期常用降压药物种类有肾上腺素能受体阻滞剂、钙离子通道阻滞剂及中枢性肾上腺素能神经阻滞剂等。目前公认的妊娠期较为安全的常用口服降压药物有拉贝洛尔、硝苯地平、甲基多巴等。其中，甲基多巴安全性较好，主要来自出生后 7 年多的随访数据，但国内暂未上市；如口服药物血压控制不理想，可使用静脉用药，常用有拉贝洛尔、酚妥拉明、尼卡地平、硝普钠等参考表 2。

2. 慎用的药物 孕期包括子痫前期孕妇一般不主张常规使用利尿剂，以防止血液浓缩、有效循环血量减少和高凝倾向，进而可能导致胎儿生长受限和羊水减少。仅当孕妇出现全身性水肿、肺水肿、脑水肿、急性心功能衰竭时，可酌情使用呋塞米等快速利尿剂。甘露醇主要用于脑水肿，甘油果糖适用于肾功能损害的孕妇。不推荐使用阿替洛尔，因其可能影响胎儿血流动力学，引起胎儿宫内生长受限。硫酸镁不作为降压药使用，而是治疗子痫与预防抽搐复发的一线药物，也是重度子痫前期预防子痫发作的用药。

3. 禁用的药物　妊娠期禁止使用血管紧张素转换酶抑制剂（angiotensin converting enzyme inhibitor，ACEI）和血管紧张素Ⅱ受体拮抗剂（angiotensin Ⅱ receptor antagonist，ARB）。既往大量研究表明孕早期使用 ACEI/ARB 类药物会造成胎儿心血管畸形、多指/趾畸形、尿道下裂，孕中晚期使用 ACEI/ARB 类药物可引起胎盘血流灌注下降、羊水过少、胎儿宫内生长受限、肾衰竭、低出生体重儿、胎儿肺发育不全、颅骨面骨发育不全等。因此备孕期、孕期及妊娠期各阶段禁用 ACEI/ARB 类药物。

4. 其他降压建议　其他降压药如钙离子通道阻滞剂（氨氯地平、非洛地平、贝尼地平、维拉帕米等）、α肾上腺素能受体阻滞剂等，暂无足够临床研究证据，不推荐使用。

预防措施方面，对于低钙摄入人群（<600mg/d），推荐口服钙补充量至少为 1g/d 以预防子痫前期。推荐有中度或高度子痫前期发病风险的孕妇应从妊娠早中期（12~16 周）开始口服阿司匹林（50~150mg/d），直至妊娠 26~28 周。

表2　妊娠期常用降压药物

药物名称	药理分类	用法	用量
拉贝洛尔	α、β肾上腺素能受体阻滞剂	po	50~150mg，tid~qid
		iv	首剂 20mg，10min 后如未有效降压则剂量加倍，最大单次剂量 80mg，直至血压被控制，每日最大总剂量 220mg
		iv. drip	50~100mg 加入 5% GS 250~500ml，根据血压调整滴速，血压稳定后改口服
硝苯地平	二氢吡啶类钙离子通道阻滞剂	po	5~10mg，tid~qid，24h 总量不超过 60mg，紧急时舌下含服 10mg，但不推荐常规使用
		po	缓释片 20mg，qd~bid
尼莫地平	二氢吡啶类钙离子通道阻滞剂	po	20~60mg，bid~tid
		iv. drip	20~40mg 加入 5% GS 250ml，日总量不超过 360mg
尼卡地平	二氢吡啶类钙离子通道阻滞剂	po	20~40mg，tid
		iv. drip	起始剂量 1mg/h，根据血压变化每 10min 调节剂量

药物名称	药理分类	用法	用　　量
酚妥拉明	α肾上腺素能受体阻滞剂	iv. drip	10～20mg 溶于 5% GS 100～200ml，以 10μg/min 速度开始滴注，根据降压效果调整剂量
硝酸甘油	血管扩张剂	iv. drip	起始剂量 5～10μg/min，每 5～10min 增加滴速至维持剂量 20～50μg/min
硝普钠	强效血管扩张剂	iv. drip	50mg 加入 5% GS 500ml，按 0.5～0.8μg/(kg·min) 缓慢静脉滴注，仅适用于其他降压药无效的高血压危象孕妇，产前应用时间不宜超过 4h

三、哺乳期治疗药物管理

妊娠期高血压疾病的产妇产后需规律监测血压。通常妊娠期高血压即妊娠20周后发生的高血压于产后12周内恢复正常。子痫前期孕妇产后1周内是产褥期血压波动的高峰期，高血压、蛋白尿等症状可能反复出现甚至加重，此期仍应每天监测血压。重度子痫前期孕妇产后应继续使用硫酸镁至少24～48小时，以预防产后子痫。子痫前期及子痫也可发生在产后，即产后迟发型子痫前期与子痫，应予以注意。

产后若血压升高≥150/100mmHg 应继续给予降压治疗。哺乳期可继续应用除甲基多巴外妊娠期可使用的降压药物，如果孕期服用甲基多巴，考虑其有发生产后抑郁的风险，应在分娩后2天内停用并换用其他降压药物。2020年《妊娠期高血压疾病诊治指南》指出，尽量避免使用利尿剂，禁用 ACEI 和 ARB 类降压药（卡托普利、依那普利除外），如果单药控制不理想可予硝苯地平联合拉贝洛尔。

第二节　高脂血症

一、概述

妊娠期随着雌二醇、孕酮水平增高，孕妇体内血脂代谢也随之发生明显变化，如孕早期及中期肝脏脂蛋白酯酶、胆固醇卵磷脂酰基转移酶活力下降导致内源性脂质代谢减弱，肠道吸收脂肪的能力增加，孕中晚期脂肪组织降解能力增强等，最终引起血脂水平增高，其中总胆固醇可升高25%～50%，甘油三酯可升高2～4倍，为生理性高脂血症。有研究认为，正常孕妇血脂水平从孕9～13周开始升高，孕31～36周达到高峰，维持高水平直至分娩，于产后24小时开始显著下降，产后 4~6 周后可恢复正常。适当的血脂水平增高有利于胎儿正常发育，为妊娠、分娩及产后哺乳储备能量。但是，血脂过度增高可能造成妊娠期糖尿病、高血压、脂肪肝、肝内胆汁淤积、急性高血脂性胰腺炎、高黏滞综合征、巨大儿等，如果并发胰腺炎，胎儿很容易发生缺氧、胎死宫内、早产。然而，目前国内外尚无统一的妊娠期高脂血症诊断标准。

二、妊娠期治疗药物管理

育龄期血脂异常的女性，特别是患有家族性高胆固醇血症的女性，孕前应尽可能控制血脂达标。当计划妊娠时，建议提前至少 1 个月，甚至可能长达 3 个月停止除胆酸螯合剂以外的调脂药物治疗；他汀类药物建议停药 3 个月后妊娠；烟酸类、依折麦布建议至少停药 4 周后妊娠。对于正服用全身吸收的调脂药物的家族性高胆固醇血症女性，在确定怀孕后应立即停药。

妊娠期高脂血症的治疗指征及降脂目标目前尚缺乏循证医学证据和诊疗指南。除特殊情况外，妊娠期一般禁止给予降脂药物。但经运动、饮食控制效果不佳或无效，或存在高危因素如家族性高胆固醇血症、妊娠糖尿病等时，权衡利弊，主张个体化、选择性使用药物治疗，以降低孕妇及胎儿的不良妊娠结局。

他汀类药物常作为普通人群高脂血症的一线药物，妊娠安全性分级为 X。动物研究表明，母体接受毒性剂量的他汀类药物与胎仔不良结局有关，FDA 监测数据库一项分析表明，假如在早期妊娠时暴露于亲脂性他汀类药物，先天性中枢神经系统和肢体异常的发生率可能升高。胆固醇吸收抑制剂依折麦布尽管动物实验表明对妊娠、胚胎、分娩无直接或间接不良影响，但因无孕期用药临床资料，目前暂不推荐使用。

胆酸螯合剂如考来烯胺、考来替泊，妊娠分级为 C 级，因口服不吸收，可考虑用于妊娠高脂血症，但可能影响孕妇对脂溶性维生素如维生素 K 吸收而引起胎儿颅内出血，故因不良反应严重，降脂效果欠佳，难以长期坚持。妊娠 12 周后，若高脂血症严重影响母胎健康，如严重高甘油三酯血症（TG ≥ 1000mg/dl、11.4mmol/L 时）或伴有急性胰腺炎时，在充分评估利弊且与患者充分沟通的情况下，可以使用吉非罗齐或非诺贝特，也可使用 ω-3 脂肪酸、烟酸、胃肠外营养、血浆置换等措施。

妊娠期降脂药物的治疗，应从小剂量开始，并在使用过程中定期监测胎儿发育情况，甚至在整个孕期都要监测胎儿生长发育及血脂控制情况，通常建议怀孕后每 3 个月或干预后的 6 周内监测血脂。

三、哺乳期治疗药物管理

妊娠期高脂血症常于产后 24 小时开始显著下降，4～6 周后可恢复正常，若非明显异常，可不予用药。哺乳期一般不推荐给予降脂药物。有关他汀类、贝特类药物在哺乳期的安全性数据有限，不鼓励哺乳女性使用。依折麦布可随大鼠乳汁排泄，尚不明确是否随人乳排泄，哺乳期妇女用药应权衡利弊。胆酸螯合剂尽管不进入乳汁，但可能影响母体维生素及其他营养物质吸收，使用时应谨慎，需监测乳儿营养状态。

第三节　快速型心律失常

一、概述

心律失常是妊娠期常见的心脏并发症，可在妊娠期间首次出现，既往存在的心律失常也可能因妊娠恶化，可能与血流动力学、激素和自主神经功能改变有关。通常孕 6 周开始血容量逐渐增加伴外周血管阻力下降，引起心输出量增加、交感神经系统兴奋，最终导致心率增快，出现心律失常。快速型心律失常常见类型有室上性心律失常（如窦性心动过速、房性期前收缩、阵发性室上性心动过速、房扑和房颤）和室性心律失常（如室性期前收缩、室性心动过速）。其中，窦性心动过速多数为生理性的，不需要治疗，产后会恢复。

1. 室上性快速型心律失常

（1）房性期前收缩（atrial premature beats，APB）　妊娠期大多数房性期前收缩几乎没有症状，部分可能有心悸，多为良性。

（2）阵发性室上性心动过速（paroxysmal supraventricular tachycardia，PSVT）妊娠期较多见，妊娠前原有 PSVT 会频繁发作，最常见的是房室结折返性心动过速，其次是房室折返性心动过速，其临床表现包括心悸、可能伴晕厥前兆、晕厥、呼吸困难和（或）胸痛，其特点通常为突然发生突然中止，无结构性心脏病女性通常耐受良好，但也可能导致严重母体并发症、剖宫产、低出生体重儿、早产和明显的胎儿畸形。

（3）房颤和房扑　妊娠期房颤和房扑比 PSVT 少见，更常见于高龄和有结构性心脏病的女性，如心脏瓣膜病、肥厚型心肌病、围生期心肌病和先天性心脏病等，甲亢和电解质代谢紊乱也可促发妊娠期房颤，除可能引起血流动力学问题，发生全身栓塞的风险也增加。

2. 室性快速型心律失常

（1）室性期前收缩（ventricular premature beats，VPB） 大多数孕妇几乎没有症状，但部分可能出现心悸或头晕。

（2）室性心动过速（ventricular tachycardia，VT）或心室颤动（ventricular fibrillation，VF） 妊娠期极少出现，特发性 VT 预后往往良好，但多数常与结构性心脏病有关，如肥厚型心肌病、围生期心肌病、致心律失常性右室心肌病、先天性心脏病、心脏瓣膜病等，可能诱发孕妇不良心脏事件，如晕厥或猝死等。

二、妊娠期治疗药物管理

1. 室上性快速型心律失常

（1）房性期前收缩 妊娠期房性期前收缩无症状时无需治疗，有症状时建议停止咖啡摄入等潜在诱因，如果异位搏动持续存在且症状不能耐受时，可考虑选择美托洛尔等心脏选择性 β 受体阻滞剂，而阿替洛尔可能影响胎儿生长发育不推荐使用。

（2）阵发性室上性心动过速 急性发作时，如果血流动力学受损明显，应实施直流电心脏复律，当血流动力学稳定时，可通过暂时阻断房室结传导而终止，如果迷走神经刺激法无效，首选静脉给予腺苷 6~12mg，可终止 90% 左右的 PSVT，腺苷半衰期极短（<10 秒），减少了胎盘暴露，但大多在孕中晚期给药。二线药物为静脉用 β 受体阻滞剂，如普萘洛尔和美托洛尔；静脉用维拉帕米的经验有限，该药半衰期较长（5.3 小时），可导致严重低血压，特别是快速静脉推注时。预防性药物治疗可选择地高辛、β_1 受体阻滞剂或维拉帕米，地高辛妊娠期用药较为安全，但预防效果未经证实，而普萘洛尔和美托洛尔较为常用，但可能引起胎儿宫内生长受限，预防无效时，可选用索他洛尔或氟卡尼、普罗帕酮或普鲁卡因胺。药物无效或血流动力学不稳定时，可使用射频消融。

（3）房颤和房扑 急性发作导致血流动力学不稳定时，需要紧急直流电心脏复律，血流动力学稳定者可尝试药物复律。药物心脏复律可以使用 I_A 类抗心律失常药物，如奎尼丁和普鲁卡因胺，奎尼丁用于妊娠期心律失常治疗的时间最长，但现已不常用。患者无结构性心脏病时，可采用伊布利特或氟卡尼治疗，但孕早期使用伊布利特的经验有限。胺碘酮有潜在胎儿毒性，可能导致新生儿甲状腺功能减退和甲状腺功能亢进，仅用于其他药物无效时。

妊娠期间，新发房颤和心室率控制失败患者通常优选心律控制，有预激时禁忌单用房室结阻滞剂，因其可促发顺向旁路传导引起室颤，通常选用 I_A 类和 I_C 类抗心律失常药物。若不能成功实现心律控制，可开始心率控制，可优先使用选择性 β 受体阻滞剂，如果失败可考虑使用地高辛和维拉帕米等非二氢吡啶类钙通道阻滞剂。

对所有房颤患者，应根据血栓栓塞风险 CHA_2DS_2-VASc 评分，识别血栓栓塞事件高风险孕妇，推荐整个妊娠期行血栓栓塞预防。对于血栓风险极低的非瓣膜性房颤孕妇和孤立性房颤孕妇，可能无需治疗，或选用阿司匹林治疗。血栓风险较高的孕妇，首选低分子量肝素，但在分娩前需停用。华法林能通过胎盘并造成流产、胚胎出血和胚胎畸形，在妊娠最初 3 个月相对禁忌。但欧洲指南认为，妊娠期间华法林的剂量如果不超过 5mg/d，发生胚胎病的风险很低，可以应用华法林直至孕 36 周。直接口服抗凝剂，如达比加群酯、利伐沙班和阿哌沙班，大剂量使用时可能有胎儿毒性，并且缺乏安全性数据，不推荐用于妊娠期。

2. 室性快速型心律失常

（1）室性期前收缩　无症状患者的 VPB 无需治疗，有症状者应去除烟酒等刺激因素，如果持续存在明显的 VPB 活动，并伴有不良事件或不能耐受的症状，则可使用 β 受体阻滞剂，优先选择美托洛尔。

（2）室性心动过速　特发性 VT 可使用选择性 β 受体阻滞剂也可选择索他洛尔，少数可考虑维拉帕米，既可终止急性发作也可预防复发。

结构性心脏病孕妇 VT 急性发作时，血流动力学稳定者可采用药物心脏复律，药物选择包括静脉用普鲁卡因胺、胺碘酮或利多卡因，应根据个体情况选择药物，伴血流动力学受损的任何持续性 VT 都需要心脏电复律，药物难治性 VT 也可考虑心脏电复律。如果在妊娠期出现适应证，建议任何时候均可在超声引导下行埋藏式心律转复除颤器植入，尤其是妊娠超过 8 周时。

结构性心脏病孕妇复发性 VT 和猝死风险可能很高，预防性药物治疗的益处可能胜过其对胎儿的潜在不良反应。根据基础心脏情况，对于长 QT 间期综合征或儿茶酚胺敏感性多形性室性心动过速患者，建议在妊娠期和产后口服 β 受体阻滞剂，对于伴有严重症状的特发性、持续性室性心动过速患者，推荐使用 β 受体阻滞剂或维拉帕米。

值得注意的是，目前没有抗心律失常药物在孕妇使用情况的大样本量临床研究，孕期必须权衡治疗获益与潜在的毒副作用，尤其是对于继续长期维持使用抗心律失常药物的孕妇，选择哪一类药物、什么时候停药，须结合患者心律失常的危害性和基础心脏病情况而定。建议妊娠前 3 个月内应尽量限制使用抗心律失常药物，使用时应选取最低有效剂量。

三、哺乳期治疗药物管理

妊娠期新发快速型心律失常，通常预后较好，大多在分娩后自然消失。若产后持续存在，相关治疗药物在哺乳期使用建议详见表3。

表3　哺乳期抗心律失常药使用建议

药物名称	哺乳期使用建议
胺碘酮	不推荐使用，因其潜在导致乳儿甲状腺功能减退
β受体阻滞剂	适用，但需加强新生儿监护，尽量避免使用阿替洛尔，因其能在乳汁蓄积，导致乳儿β受体阻断效应和发绀
索他洛尔	乳汁蓄积，浓度可达母体血浆浓度的几倍，必须使用时需密切监护新生儿心动过缓、低血压、呼吸困难、低血糖等情况
腺苷	无相关报道，因其半衰期很短，理论上对新生儿不良影响很小
地高辛	适用
维拉帕米	适用
普鲁卡因胺	适用，但长期暴露安全性尚不明确，尤其是抗核抗体与狼疮样综合征效应
奎尼丁	适用
氟卡尼	适用

第四节　瓣膜性心脏病

一、概述

　　各种原因导致的心脏瓣膜形态异常和功能障碍统称为瓣膜性心脏病（valvular heart disease，VHD），包括二尖瓣、三尖瓣、主动脉瓣和肺动脉瓣病变，累及多个瓣膜者称为联合瓣膜病。最常见的原因是风湿性心脏病，部分患者是先天性瓣膜异常。育龄期心脏瓣膜病常由风湿性心脏病引起，主要包括狭窄和关闭不全。大多数轻度VHD女性在整个妊娠期均状态良好，而中重度心脏瓣膜病患者因妊娠期血流动力学改变，可出现心脏失代偿改变，还可能会有胎儿或新生儿并发症，包括早产、宫内生长受限、出生体重下降、呼吸窘迫综合征、脑室内出血和死亡。

　　妊娠期血流动力学变化使瓣膜狭窄比瓣膜关闭不全的妊娠风险更高。高危病变主要包括有症状或无症状的重度二尖瓣狭窄、有症状的重度主动脉瓣狭窄，容易诱发房性或室性心律失常、肺水肿或心力衰竭，需在孕前接受干预来尽量降低风险或避免怀孕。

　　自体瓣膜疾病女性若在孕前有指征应进行瓣膜干预，包括瓣膜修复术、瓣膜置换术等。人工心脏瓣膜分为生物瓣和机械瓣。置换生物瓣满3个月后且不合并房颤的女性血流动力学稳定、无需抗凝，一般能够很好地耐受妊娠。机械瓣与妊娠期血栓栓塞性事件发生率升高有关，常需华法林抗凝，对母胎风险都很高。

二、妊娠期治疗药物管理

对于妊娠合并主动脉瓣狭窄、二尖瓣狭窄者若有症状或合并有肺动脉高压，应限制其活动，并推荐服用选择性 β_1 受体阻滞剂。当 β_1 受体阻滞剂对缓解充血症状无效时推荐使用利尿剂。若合并或新发房颤应接受抗凝治疗。妊娠合并主动脉瓣关闭不全者有症状时可用利尿剂治疗，也可酌情使用钙通道阻滞剂如硝苯地平，但禁用 ACEI 和 ARB。目前不推荐对大多数 VHD 女性在妊娠期间常规使用抗菌药物预防感染性心内膜炎。对于植入人工心脏瓣膜的患者，可以考虑在经阴道分娩前胎膜破裂时预防性使用抗菌药物。所有剖宫产术前均常规预防性使用抗菌药物来降低产后子宫内膜炎的风险，同时还能预防感染性心内膜炎。

人工心脏瓣膜女性，包括机械瓣膜置换术后、生物瓣伴房颤或严重泵功能减退的心脏病患者以及有血栓 – 栓塞高危因素的患者，妊娠期需要进行抗凝治疗管理。目前可选择的抗凝药物为华法林与肝素类药物，而直接口服抗凝药在瓣膜置换术后抗凝使用依据不足而不推荐使用。

华法林对胚胎的致畸作用如胚胎病、流产及死胎等与剂量相关，低分子肝素对胎儿的影响较小，但是预防母亲发生瓣膜血栓的作用较弱。如果在妊娠前 3 个月时服用华法林剂量 <5mg/d，妊娠期可持续口服药物治疗，也可选择低分子肝素治疗；若华法林剂量 >5mg/d，则应考虑在妊娠 6～12 周使用普通肝素或低分子肝素治疗。妊娠 12～36 周口服维生素 K 拮抗剂治疗，应每周或每 2 周监测 INR，至少维持在 1.5～2.0。推荐妊娠 36 周时开始改用普通肝素（监测活化部分凝血酶时间≥参考值 2 倍）或低分子肝素（每周监测抗 Xa 因子水平）替代口服抗凝药物治疗。低分子肝素目标剂量为服药 4～6 小时后抗 Xa 因子水平达到 0.8～1.2U/ml 或 1.0～1.2U/ml。使用低分子肝素者，分娩前停药 12～24 小时以上；使用普通肝素者，分娩前停药 4～6 小时以上。若妊娠晚期仍坚持口服华法林者，建议至少终止妊娠前 3～5 天停用，更改为低分子肝素或普通肝素，调整 INR 至 1.0 左右时剖宫产手术比较安全。若孕妇病情危急，紧急分娩时未停用普通肝素或低分子肝素抗凝治疗者，如有出血倾向，可以谨慎使用鱼精蛋白拮抗；如果口服华法林，可使用维生素 K 拮抗。

三、哺乳期治疗药物管理

妊娠期血流动力学改变对瓣膜性心脏病的影响通常在产后 6 个月左右方能恢复正常，故妊娠期服药的产妇大多需在哺乳期继续用药。其中，β_1 受体阻滞剂、硝苯地平明确适用，而哺乳期使用利尿剂治疗容易引起奶量减少，部分利尿剂也可引起婴儿不耐受症状，权衡利弊必须使用时可选择呋塞米或氢氯噻嗪，仅在原发性醛固酮增多症、腹水或肾病综合征时才考虑使用螺内酯。对需要抗凝治疗的患者，分娩24小时后若子宫收缩好、阴道流血不多，可恢复抗凝治疗，直接选用普通肝素或低分子肝素。原应用华法林者，因其起效缓慢，在术后最初数天应同时使用低分子肝素并监测 INR，华法林起效后停用低分子肝素，华法林极少进入乳汁，对婴幼儿没有抗凝作用，可以使用，但针对哺乳期抗凝的产妇仍建议加强新生儿监护，注意颅内出血问题。

第五节　静脉血栓栓塞症

一、概述

血液在深静脉内非正常凝结引起静脉回流障碍性疾病为深静脉血栓形成（deep venous thrombosis，DVT），而血栓脱落可引起肺动脉栓塞（pulmonary embolis，PE），两者是同一种疾病在不同阶段的表现形式，统称为静脉血栓栓塞症（venous thromboembolism，VTE）。妊娠期及产褥期妇女由于其特殊的生理性改变，包括凝血因子及血浆纤维蛋白原含量增加，血液处于高凝状态，出现抗凝血酶Ⅲ、蛋白 S 水平降低，纤溶酶原激活剂减少等，再加上大量孕激素的作用及静脉瘀滞、血管内皮损伤等因素，发生深静脉血栓的风险明显增加，为同龄非妊娠妇女的4~6倍，而产后血栓相对风险较产前明显增加，尤其是产后1周内发生风险最大，是导致孕产妇死亡的重要原因之一。

二、妊娠期与哺乳期治疗药物管理

低分子肝素是妊娠相关 VTE 治疗及预防首选药物。临床可疑 VTE，如无明显的药物禁忌，应即刻给予低分子肝素初始治疗。相比普通肝素，低分子肝素发生出血等并发症的风险很低，同时不通过胎盘，发生肝素诱导的血小板减少的风险低，为安全有效的妊娠期及产褥期 DVT 的治疗及预防用药。

低分子肝素应根据妊娠早期体质量计算每日用量，既往研究推荐每日两次给药的方式，认为两次给药的治疗方式血浆药物浓度峰值水平相对较低，可避免分娩时高浓度的抗 Xa 因子水平，可能优于每日 1 次给药。但最新的前瞻性多中心研究提出了每日 1 次给药的安全性及有效性。同时有研究表明，依诺肝素在孕妇中的半衰期延长，因此更建议每日 1 次的给药方式。妊娠期使用低分子肝素抗凝，不推荐使用常规的抗 Xa 因子水平检测，除非孕妇的体质量过低（<50kg）或过高（>100kg），肾功能不全，则需要监测抗 Xa 因子水平来调整肝素用量。

对于孕 37 周后急性发作的近端 DVT 或 PE，应考虑静脉使用普通肝素治疗为宜，因其半衰期更短，且与鱼精蛋白结合完全可逆，故可在计划分娩前 4 ~ 6 小时停药。而使用低分子肝素抗凝治疗者应在计划性引产或剖宫产前 24 小时停用。

对于威胁生命的肺动脉栓塞，如突发休克和衰竭的肺动脉栓塞，应根据孕产妇情况进行个体化评估和治疗。抗凝治疗最初首选静脉输注肝素，通常给予 80U/kg 负荷量，之后以 18U/（kg·h）维持，负荷量应用后 4 ~ 6 小时进行活化部分凝血活酶时间（APTT）监测，使其维持在正常值的 1.5 ~ 2.5 倍。根据 APTT 数值，调整肝素输注速率。若证实大面积肺动脉栓塞或已出现循环衰竭，应立即考虑溶栓治疗，但对母儿风险尚未充分证实，包括出血、流产、早产、胎盘早剥、胎死宫内等，尚无确切证据表明溶栓药物对胎儿有致畸作用。

妊娠期间低分子肝素应持续治疗直至至少产后 6 周，并保证总的治疗周期达到 3 个月。在自然分娩后 6 ~ 12 小时或剖宫产术后 12 ~ 24 小时恢复用药，硬膜外麻醉也需在硬膜外管拔除后 12 小时恢复低分子肝素的治疗，以减少产后出血。

华法林可透过胎盘，导致特征性华法林胚胎病（与妊娠 6 ~ 12 周的暴露相关，表现为鼻骨发育不全、先天性心脏缺陷、室管膜缺陷、脑室增宽、胼胝体发育不良或点状骨骺）、自然流产、胎死宫内、胎儿神经发育异常及母胎出血等风险，特别当 INR 达目标范围 2.0 ~ 3.0 所需华法林剂量高于 5mg/d 时，故不建议妊娠期长期用于 VTE 抗凝。

关于直接口服抗凝药物（如直接凝血酶抑制剂达比加群；抗 Xa 抑制剂利伐沙班、阿哌沙班、依度沙班）对胎儿和新生儿的安全性及其与胎儿致畸的关系还不明确，此类药物通过乳汁分泌，可在乳汁中检测到相应的含量，故应避免在妊娠期和哺乳期使用。

对于产褥期 VTE，华法林、低分子肝素以及普通肝素在母乳中无蓄积，并不引起婴儿的抗凝反应，所以可以在哺乳期应用。

第六节　审方案例

 处方 1：妊娠期高血压合并支气管哮喘

【处方描述】

（1）患者信息

性别：女；年龄：28 岁

（2）临床诊断

孕 24^{+} 周；高血压病；支气管哮喘

（3）处方

| 拉贝洛尔 | 50mg×30 片 | 400mg，bid，po |
| 沙美特罗替卡松粉吸入剂 | 50μg/250μg×1 支 | 1 吸，bid，吸入 |

【处方问题】遴选药品不适宜：拉贝洛尔选用不适宜。

【处方分析】拉贝洛尔具有 α_1 受体和非选择性 β 受体拮抗作用，口服时两种作用之比约为 1:3。该患者具有支气管哮喘，为该药使用禁忌。

【干预建议】建议改用硝苯地平片或缓释片降压治疗。

 ### 处方2：妊娠合并子痫前期

【处方描述】

（1）患者信息

性别：女；年龄：40 岁

（2）临床诊断

孕 20^+ 周；子痫前期（非重度）

（3）处方

盐酸拉贝洛尔片	50mg×30 片	200mg，bid，po
阿司匹林肠溶片	100mg×30 片	100mg，qd，po
呋塞米片	20mg×100 片	20mg，bid，po

【处方问题】遴选药品不适宜：呋塞米使用不适宜。

【处方分析】子痫前期孕妇可在妊娠早中期（妊娠 12～16 周）开始服用小剂量阿司匹林（50～100mg/d），直至妊娠 26～28 周。但不主张常规使用利尿剂，以防血液浓缩、有效循环血量减少和高凝倾向。仅当孕妇出现全身性水肿、肺水肿、脑水肿、急性心功能衰竭时，可酌情使用呋塞米等快速利尿剂。

【干预建议】评估孕妇是否合并水肿、心功能不全等问题，若排除相关风险，不推荐使用呋塞米片。

 ### 处方3：妊娠合并慢性高血压病

【处方描述】

（1）患者信息

性别：女；年龄：29 岁

（2）临床诊断

孕 16^+ 周；慢性高血压病

（3）处方

| 盐酸拉贝洛尔片 | 50mg×30 片 | 100mg，bid，po |

      厄贝沙坦片   150mg×7 片   150mg，qd，po

【处方问题】1. 遴选药品不适宜：厄贝沙坦使用不适宜。

2. 用法用量不适宜：拉贝洛尔剂量不足。

【处方分析】1. 妊娠中晚期接受血管紧张素转换酶抑制剂治疗，可引起胎盘血流灌注下降、羊水过少、胎儿宫内生长受限、肾衰竭、低出生体重儿、胎儿肺发育不全、颅骨面骨发育不全等，这与胎儿宫内低血压、慢性缺氧、转换酶抑制剂所致缓激肽和前列腺素作用增强，以及羊水过少有关，因此，妊娠期间应避免使用血管紧张素转换酶抑制剂。

2. 拉贝洛尔用于妊娠高血压时推荐剂量为一次 100mg，每日 2~3 次。2~3 天后根据需要加量，常用维持量为 200~400mg，每日 2 次，极量每日 2400mg。该患者拉贝洛尔剂量 200mg/d 相对不足，联合使用厄贝沙坦降压不适宜。

【干预建议】建议停用厄贝沙坦，适当增加拉贝洛尔剂量观察血压是否达标，若无法达标时再考虑联用硝苯地平。

处方 4：妊娠伴家族性高胆固醇血症

【处方描述】

（1）患者信息

性别：女；年龄：32 岁

（2）临床诊断

孕 10^+ 周；家族性高胆固醇血症

（3）处方

      阿托伐他汀片   20mg×7 片   20mg，qd，po

【处方问题】遴选药品不适宜。

【处方分析】他汀类药物妊娠安全性分级为 X。动物研究表明，母体接受毒性剂量的他汀类药物与胎仔不良结局有关。一项 FDA 监测数据库分析表明，假如在早期妊娠时暴露于亲脂性他汀类药物，先天性中枢神经系统和肢体异常的发生率可能升高。而胆酸螯合剂如考来烯胺、考来替泊，妊娠分级为 C 级，因口服不吸收，可考虑用于妊娠高脂血症。

【干预建议】该患者孕早期，可考虑换用胆酸螯合剂如考来烯胺、考来替泊。但该类药物可能影响孕妇对脂溶性维生素如维生素 K 吸收而引起胎儿颅内出血，使用时应注意适当补充脂溶性维生素。

处方5：妊娠伴阵发性室上性心动过速

【处方描述】

（1）患者信息

性别：女；年龄：29岁

（2）临床诊断

孕10$^+$周；阵发性室上性心动过速

（3）处方

阿替洛尔片　　　　　　　12.5mg×60片　　　　　25mg, bid, po

【处方问题】遴选药品不适宜。

【处方分析】阿替洛尔可通过胎盘屏障出现在脐带血液中，缺乏孕早期使用的研究资料，同时妊娠妇女较长时间服用本药，与胎儿宫内生长迟缓有关，需要进一步研究资料，故不推荐孕期服用该药。

【干预建议】可考虑更换为普萘洛尔或美托洛尔。

 处方6：妊娠伴房颤

【处方描述】

（1）患者信息

性别：女；年龄：30岁

（2）临床诊断

孕30$^+$周；房颤

（3）处方

琥珀酸美托洛尔缓释片　　47.5mg×7片　　　　　47.5mg, qd, po

利伐沙班片　　　　　　　15mg×7片　　　　　　15mg, qd, po

【处方问题】遴选药品不适宜：利伐沙班使用不适宜。

【处方分析】利伐沙班片作为直接口服抗凝药，临床应用于妊娠期妇女的证据不足，而动物研究显示其可通过胎盘，具有潜在的生殖毒性和内源性的出血风险，因此禁用于妊娠期妇女。

【干预建议】该患者孕中期，可更改利伐沙班为华法林或低分子肝素。若改用华法林，INR达2.0~3.0范围之间所需日剂量高于5mg时应改用低分子肝素。

 处方7：妊娠伴二尖瓣机械瓣置换术后

【处方描述】

（1）患者信息

性别：女；年龄：29岁

（2）临床诊断

孕 10$^+$ 周；二尖瓣机械瓣膜置换术后

（3）处方

华法林片	3mg×100 片	7.5mg，qd，po

【处方问题】遴选药物用量过大。

【处方分析】华法林能通过胎盘造成流产、胚胎出血和胚胎畸形。在妊娠最初 3 个月相对禁忌，但其致畸作用与剂量相关，妊娠期间华法林的剂量如果不超过 5mg/d，发生胚胎病的风险很低，而患者孕早期使用剂量超过 5mg/d 才能使 INR 达标情况下，对胎儿风险较高。

【干预建议】建议孕早期特别是妊娠 12 周前更换为低分子肝素抗凝。

 处方 8：妊娠伴二尖瓣中度狭窄合并轻度肺动脉高压

【处方描述】

（1）患者信息

性别：女；年龄：31 岁

（2）临床诊断

孕 27$^+$ 周；心脏瓣膜病：二尖瓣中度狭窄合并轻度肺动脉高压

（3）处方

琥珀酸美托洛尔缓释片	47.5mg×7 片	47.5mg，qd，po
螺内酯片	20mg×100 片	20mg，bid，po

【处方问题】遴选药品不适宜：螺内酯使用不适宜。

【处方分析】妊娠合并二尖瓣狭窄者若有症状或合并有肺动脉高压时，应限制其活动，并推荐服用选择性 β$_1$ 受体阻滞剂。当 β$_1$ 受体阻滞剂对缓解充血症状无效时推荐使用利尿剂，首选袢利尿剂，其次噻嗪类利尿剂。而螺内酯可通过胎盘，其抗雄激素效应可引起男性胎儿女性化，故不建议在妊娠期间使用。

【干预建议】建议更换螺内酯为呋塞米，其次为氢氯噻嗪，并建议短期使用，注意血流动力学变化。

 处方 9：妊娠合并深静脉血栓形成

【处方描述】

（1）患者信息

性别：女；年龄：29 岁；体重：60kg

（2）临床诊断

孕 32$^+$ 周；左下肢深静脉血栓形成

（3）处方

依诺肝素钠注射液　　　　　　　6000 Axa IU×2 支　　　6000 Axa IU，qd，H

【处方问题】用法用量不适宜。

【处方分析】妊娠期 DVT 抗凝治疗应根据体重选择全剂量低分子肝素。该患者体重 60kg，应按治疗剂量 100IU/kg 每日两次给予，故其依诺肝素日剂量应为 12000 Axa IU。

【干预建议】建议更改依诺肝素钠注射液剂量为 6000 Axa IU，每日两次皮下注射，也可单次给予 12000 Axa IU。

处方 10：妊娠期高血压亚急症

【处方描述】

（1）患者信息

性别：女；年龄：35 岁

（2）临床诊断

孕 33[+] 周；重度妊娠期高血压；高血压亚急症

（3）处方

盐酸拉贝洛尔注射液	100mg×1 瓶	100mg，iv. drip，st
5%Gs	250ml×1 瓶	250ml，iv. drip，st
硝苯地平缓释片	10mg×30 片	10mg，bid，po

【处方问题】剂型选择不适宜：硝苯地平缓释片剂型选用不适宜。

【处方分析】高血压亚急症指收缩压或舒张压急剧升高。无靶器官急性损伤者，其治疗目标在于尽快将血压降至安全范围，首选静脉给药。妊娠女性建议静脉使用拉贝洛尔，或口服甲基多巴或硝苯地平治疗。因硝普钠可增加胎儿氰化物中毒风险，仅适用于其他降压药无效时的最后选择。而急性期口服药物应选用起效较快的剂型，故不建议采用缓释制剂。

【干预建议】建议硝苯地平缓释片改为普通片，待血压下降达标后再考虑更换为作用持续平稳的硝苯地平缓释片。

处方 11：妊娠合并甲亢性心动过速

【处方描述】

（1）患者信息

性别：女；年龄：32 岁

（2）临床诊断

孕 35[+] 周；甲状腺功能亢进症；心动过速

（3）处方

甲巯咪唑片	5mg×50 片	5mg，qd，po
富马酸比索洛尔片	5mg×10 片	5mg，qd，po

【处方问题】遴选药品不适宜：比索洛尔使用不适宜。

【处方分析】甲亢伴心动过速时常选用 β 受体阻滞剂来控制心率，因甲亢患者体内过多的甲状腺素，能增加心肌细胞膜上 β 受体数量以及与儿茶酚胺亲和力，β 受体阻滞剂通过对抗儿茶酚胺的作用，减轻心动过速、眼睑震颤、烦躁多汗、焦虑等交感神经兴奋症状。该类药物中拉贝洛尔、普萘洛尔、美托洛尔等已有较多孕妇使用经验，安全性相对较好，而比索洛尔在孕妇应用相对较少，同时研究表明普萘洛尔能够抑制外周组织 T_4 转换为具有活性作用的 T_3，并通过独立的非肾上腺受体途径阻断甲状腺素对心肌的损伤而保护心脏，常作为首选。而比索洛尔尚未证实具有这一作用。

【干预建议】建议将富马酸比索洛尔片更换为普萘洛尔片。

处方 12：妊娠伴预激综合征合并室上性心动过速

【处方描述】

（1）患者信息

性别：女；年龄：27 岁

（2）临床诊断

孕23$^+$周；预激综合征合并室上性心动过速

（3）处方

酒石酸美托洛尔片	25mg×20 片	25mg，bid，po

【处方问题】遴选药品不适宜。

【处方分析】根据《2018 年欧洲心脏病学会妊娠期心血管疾病管理指南》，对于妊娠合并室上性心动过速和房颤的长期药物管理，推荐使用 β_1 受体阻滞剂或维拉帕米；预防心动过速发作，推荐使用氟卡尼或普罗帕酮预防预激综合征发作。但 β 受体阻滞剂可能抑制房室结传导，导致冲动容易从房室旁路下传，加重预激综合征，可能引起室速甚至室颤，故预激综合征合并室上性心动过速时应尽量避免选用 β 受体阻滞剂。

【干预建议】建议更换为普罗帕酮片。

处方 13：哺乳期伴高血压病

【处方描述】

（1）患者信息

性别：女；年龄：29 岁

（2）临床诊断

哺乳期；高血压病

（3）处方

　　　氨氯地平片　　　　　　　　　5mg×7 片　　　　　　5mg，qd，po

【处方问题】遴选药品不适宜。

【处方分析】氨氯地平在哺乳期妇女中的应用研究尚不充分，哺乳分级为 L3 级，目前不明确是否通过乳汁分泌，故不推荐哺乳期使用。而同类药物中硝苯地平婴儿相对剂量不足 5%，且有孕妇使用相对安全的资料报道，应作为替代药物。

【干预建议】建议更换氨氯地平为硝苯地平。

 处方 14：哺乳期伴高血压病

【处方描述】

（1）患者信息

性别：女；年龄：30 岁

（2）临床诊断

哺乳期；高血压病

（3）处方

　　　氯沙坦钾片　　　　　　　　50mg×7 片　　　　　　50mg，qd，po

【处方问题】遴选药品不适宜。

【处方分析】目前 ARB 类药物尚无足够临床资料判断对婴幼儿的影响，故应避免使用，建议采用研究证据较多的哺乳期相对安全的降压药物治疗。

【干预建议】建议将氯沙坦钾更换为硝苯地平或拉贝洛尔等哺乳安全性相对较好的降压药物。

 处方 15：哺乳期合并特发性室性心动过速

【处方描述】

（1）患者信息

性别：女；年龄：31 岁

（2）临床诊断

哺乳期；特发性室性心动过速

（3）处方

　　　盐酸胺碘酮片　　　　　　　200mg×10 片　　　　200mg，qd，po

【处方问题】遴选药品不适宜。

【处方分析】胺碘酮可能导致乳儿甲状腺功能减退，故不推荐使用。特发性室性心动过速可考虑选择β受体阻滞剂，少数可考虑维拉帕米，既可终止急性发作也可预防复发。

【干预建议】建议更换为β受体阻滞剂，优先考虑美托洛尔或比索洛尔，但尽量避免使用阿替洛尔，也可考虑使用索他洛尔或维拉帕米口服。

 ## 处方16：哺乳期合并心脏瓣膜病

【处方描述】

（1）患者信息

性别：女；年龄：33岁

（2）临床诊断

哺乳期；心脏瓣膜病：主动脉瓣中度狭窄

（3）处方

| 琥珀酸美托洛尔缓释片 | 47.5mg×7片 | 47.5mg，qd，po |
| 螺内酯片 | 20mg×100片 | 20mg，bid，po |

【处方问题】遴选药品不适宜：螺内酯选用不适宜。

【处方分析】哺乳期使用利尿剂治疗容易引起奶量减少，部分利尿剂也可引起婴幼儿不耐受症状，必须使用时可选择呋塞米或氢氯噻嗪，仅在原发性醛固酮增多症、腹水或肾病综合征时才考虑使用螺内酯。

【干预建议】建议更换螺内酯为呋塞米或氢氯噻嗪。

 ## 处方17：产褥期伴深静脉血栓形成

【处方描述】

（1）患者信息

性别：女；年龄：32岁

（2）临床诊断

产褥期左下肢血栓形成

（3）处方

| 利伐沙班 | 20mg×7片 | 20mg，qd，po |

【处方问题】遴选药品不适宜。

【处方分析】患者产褥期兼哺乳期，利伐沙班哺乳期用药风险等级为L3级，动物研究显示可能进入母乳，剂量过大可能引起胎儿出血等不良反应。深静脉血栓抗栓疗程至少3个月，长期使用影响乳儿安全。

【干预建议】建议改用华法林片（L2 级），该药蛋白结合率高，几乎不分布到乳汁中，不影响哺乳。

 处方 18：产褥期伴阵发性房颤，高血压病

【处方描述】

（1）患者信息

性别：女；年龄：30 岁

（2）临床诊断

产褥期；阵发性房颤；高血压 2 级（高危组）

（3）处方

琥珀酸美托洛尔缓释片	47.5mg×7 片	47.5mg, qd, po
阿司匹林肠溶片	100mg×30 片	100mg, qd, po
硝苯地平缓释片	10mg×30 片	10mg, bid, po

【处方问题】遴选药品不适宜：阿司匹林选用不适宜。

【处方分析】该患者阵发性房颤治疗主要为控制心率和抗凝两方面。前者可选择 β 受体阻滞剂，优先考虑美托洛尔；后者血栓风险 $CHA_2DS_2 - VAS_c$ 评分为 2 分，同时为产褥期，VTE 风险较高，建议预防血栓首选华法林。

【干预建议】建议将阿司匹林肠溶片更换为华法林片，并加强监测，INR 控制在 2.0～3.0。

 处方 19：产褥期伴高凝状态

【处方描述】

（1）患者信息

性别：女；年龄：38 岁；体重：60kg

（2）临床诊断

剖宫产术后；产褥期；高凝状态

（3）处方

依诺肝素钠注射液	6000Axa IU×2 支	12000Axa IU, qd, H

【处方问题】用法用量不适宜：用药剂量偏大。

【处方分析】剖宫产术后产褥期血栓形成风险较高，同时该患者为高凝状态，具有明确预防血栓形成的指征，选用依诺肝素钠适宜，其预防剂量推荐为 100Axa IU/kg，每日 1 次，该患者使用 12000Axa IU 为治疗剂量，属于用药剂量过大。

【干预建议】建议调整依诺肝素钠注射液剂量为 6000Axa IU qd。

处方20：产褥期伴高甘油三酯血症

【处方描述】

（1）患者信息

性别：女；年龄：37岁

（2）临床诊断

产褥期；重度高甘油三酯血症

（3）处方

　　瑞舒伐他汀钙片　　　　　　10mg×7片　　　　　　10mg，qd，po

【处方问题】遴选药品不适宜。

【处方分析】瑞舒伐他汀钙适用于以低密度脂蛋白升高为主的原发性高胆固醇血症或混合型血脂异常症，同时有研究表明该药能分泌进入大鼠乳汁，但是否分泌入人乳的资料缺乏，哺乳期应尽量避免使用。

该患者以甘油三酯升高为主，应首先考虑贝特类，如非诺贝特主要用于控制饮食效果不理想以甘油三酯升高为主的高胆固醇血症，但目前尚无非诺贝特分泌进入人体乳汁的资料，也无经乳汁导致婴幼儿不良反应的报道。尽管婴幼儿神经发育需大量胆固醇，乳汁中需保持浓度较高的胆固醇，但该患者产褥期重度高甘油三酯血症，主要治疗目的是尽快降低甘油三酯水平，预防发生急性胰腺炎，故权衡利弊后可短时间内选用贝特类调脂药物。

【干预建议】建议将瑞舒伐他汀钙更换为非诺贝特，使用时应注意监测婴幼儿体重和生长发育等情况。

 处方21：哺乳期合并家族性高胆固醇血症

【处方描述】

（1）患者信息

性别：女；年龄：30岁

（2）临床诊断

哺乳期；家族性高胆固醇血症（纯合子型）

（3）处方

　　阿托伐他汀钙片　　　　　　10mg×7片　　　　　　20mg，qd，po

　　非诺贝特胶囊　　　　　　　200mg×10粒　　　　　200mg，qd，po

【处方问题】遴选药品不适宜：联用非诺贝特不适宜。

【处方分析】纯合子型家族性高胆固醇血症患者血清LDL－c水平往往明显升高，具有早发动脉粥样硬性心血管疾病风险。通常首选强效他汀类药物且往往需要联合治疗，首推依折麦布。而哺乳期妇女一般不推荐给予降脂药物，主要考虑婴幼儿神经发育依赖乳汁中较高浓度的胆固醇。针对纯合子型家族性高胆固醇血症的乳母，应权衡利弊，必要时可谨慎使用降脂药物。

目前有关他汀类、贝特类药物在哺乳期的安全性数据有限，且二者联用易致肝损伤，常不予推荐。该处方中阿托伐他汀钙可转运入动物乳汁，但无人乳汁转运相关研究，因其口服吸收差和蛋白结合率高的特点，理论上推测其转运至乳汁的量不太可能达到可引起临床症状的水平，但目前对婴儿影响尚不清楚，使用时需谨慎。依折麦布可随大鼠乳汁排泄，因上市时间短尚不明确是否随人乳排泄，尚不推荐。而胆酸螯合剂不进入乳汁，可作为联用选择，但可能影响母体维生素及其他营养物质吸收，使用时应谨慎，需监测乳儿营养状态。

【干预建议】建议更换非诺贝特为胆酸螯合剂如考来烯胺，注意监测乳儿营养状态。

（闫佳佳）

第三章 内分泌与代谢性疾病

第一节 妊娠合并糖尿病

一、概述

妊娠合并糖尿病包括孕前糖尿病（pregestational diabetes mellitus，PGDM）和妊娠期糖尿病（gestational diabetes mellitus，GDM）。妊娠合并糖尿病孕妇中90%以上为 GDM，PGDM 者不足10%。GDM 患者的糖代谢异常大多于产后能恢复正常，但将来患 2 型糖尿病机会增加。妊娠合并糖尿病对母儿均有较大危害，需引起重视。

1. 孕前糖尿病 PGDM 可能在孕前已确诊或在妊娠期首次被诊断，符合以下两项中任意一项者，可确诊为 PGDM。

（1）妊娠前已确诊为糖尿病的患者。

（2）妊娠前未进行过血糖检查的孕妇，尤其存在糖尿病高危因素者，首次产前检查时需明确是否存在糖尿病，妊娠期血糖升高达到以下任何一项标准应诊断为 PGDM。①空腹血浆葡萄糖（fasting plasma glucose，FPG）≥7.0mmol/L（126mg/dl）。②75g 口服葡萄糖耐量试验（oral glucose tolerance test，OGTT），服糖后 2h 血糖≥11.1mmol/L（200mg/dl）。③伴有典型的高血糖症状或高血糖危象，同时随机血糖>11.1mmol/L（200mg/dl）。④糖化血红蛋白（glycohemoglobin，HbA1c）≥6.5%，但不推荐妊娠期常规用 HbA1c 进行糖尿病筛查。GDM高危因素包括肥胖（尤其是重度肥胖）、一级亲属患 2 型糖尿病、GDM 史或巨大儿分娩史、多囊卵巢综合征、妊娠早期空腹尿糖反复阳性等。

2. 妊娠期糖尿病 GDM 指妊娠期发生的糖代谢异常，妊娠期首次发现且血糖升高已经达到糖尿病标准，应将其诊断为 PGDM 而非 GDM。GDM 诊断方法和标准如下。

（1）建议医疗机构对所有尚未被诊断为 PGDM 或 GDM 的孕妇，在妊娠 24～28 周以及 28 周后首次就诊时行 OGTT。OGTT 的诊断标准：服糖前及服糖后 1h、

— 38 —

2h，3 项血糖值应分别低于 5.1、10.0、8.5mmol/L（92、180、153mg/dl）。任何一项血糖值达到或超过上述标准即诊断为 GDM。

（2）孕妇具有 GDM 高危因素，首次 OGTT 结果正常，必要时可在妊娠晚期重复 OGTT。妊娠早期 FPG 水平不能作为 GDM 的诊断依据。

二、妊娠期治疗药物管理

1. 血糖监测 根据血糖情况定期进行血糖监测，并做好监测记录。妊娠期血糖控制目标：GDM 患者妊娠期血糖应控制在餐前及餐后 2 小时血糖值分别 ≤ 5.3、6.7mmol/L（95、120mg/dl），夜间血糖不低于 3.3mmol/L（60mg/dl）；妊娠期 HbA1c 宜 <5.5%。PGDM 患者妊娠期血糖控制应达到下述目标：妊娠早期血糖控制勿过于严格，以防低血糖发生；妊娠期餐前、夜间血糖宜控制在 3.3、5.6mmol/L（60~99mg/dl），餐后峰值血糖 5.6~7.1mmol/L（100~129mg/dl），HbA1c <6.0%

2. 医学营养治疗 多数 GDM 患者经合理饮食控制和适当运动治疗，均能控制血糖在满意范围。

3. 运动疗法 可降低妊娠期基础胰岛素抵抗。每餐 30 分钟后进行中等强度的运动对母儿无不良影响。

4. 药物治疗

（1）胰岛素 当饮食和运动不能控制血糖水平时，应增加药物治疗，使母体和胎儿受益。胰岛素是妊娠期糖尿病的一线治疗药物，包括常规胰岛素、鱼精蛋白锌胰岛素、门冬胰岛素、甘精胰岛素、赖脯胰岛素和地特胰岛素。在我国，门冬胰岛素和地特胰岛素已被国家药品监督管理局批准应用于妊娠期。由于孕期胎盘胰岛素抵抗导致的餐后血糖升高，预混胰岛素应用存在局限性，不作为常规推荐。

最符合生理要求的胰岛素方案为：基础胰岛素联合餐前超短效或短效胰岛素。但应根据血糖监测结果，选择个体化的胰岛素方案。

基础胰岛素治疗：选择中效胰岛素睡前皮下注射，适用于空腹血糖高的孕妇；睡前注射中效胰岛素后空腹血糖已经达标但晚餐前血糖控制不佳者，可选择早餐前和睡前 2 次注射，或者睡前注射长效胰岛素。

餐前超短效或短效胰岛素治疗：餐后血糖升高的孕妇，进餐时或餐前 30 分钟注射超短效或短效人胰岛素。

胰岛素联合治疗：中效胰岛素和超短效或短效胰岛素联合，是目前应用最普遍的一种方法，即三餐前注射短效胰岛素，睡前注射中效胰岛素。

（2）口服降糖药 当孕妇拒绝胰岛素治疗，或产科医生认为患者不能够安全地使用胰岛素，口服降糖药可作为二线治疗，可用于妊娠期间血糖控制的口服降糖药主要是二甲双胍与格列本脲。

二甲双胍与格列本脲治疗者的临床重要妊娠结局通常类似。虽然尚未发现二甲双胍与格列本脲会增加出生解剖缺陷的风险，但在开具这些药物时，应做好知情告知，用药应谨慎。

甲苯磺丁脲或氯磺丙脲（早期磺酰脲类）能够穿过胎盘，导致胎儿高胰岛素血症，继而可能导致巨大儿和持久的新生儿低血糖，故不推荐用于治疗妊娠期糖尿病。噻唑烷二酮类、格列奈类（瑞格列奈和那格列奈）、二肽基肽酶－4（DPP－4）抑制剂、胰淀素类似物及胰高血糖素样肽－1（glucagon－like peptide，GLP－1）等目前还没有在妊娠期间使用的安全性数据。

三、哺乳期治疗药物管理

分娩后，胎盘激素产生的升血糖效应迅速消失，大多数妊娠女性几乎会立即恢复到孕前的血糖状态。产后继续监测患者血糖水平及尿酮体情况，根据监测结果决定是否应用并调整胰岛素用量，产后血糖控制目标以及胰岛素应用，参照非妊娠期血糖控制标准。

鼓励母乳喂养，产后母乳喂养可减少产妇胰岛素的应用，且子代发生糖尿病的风险下降。许多降糖药物在乳汁中的含量及其对婴幼儿影响的信息极少。胰岛素、格列本脲和二甲双胍在乳汁中的含量很少，不太可能导致婴幼儿低血糖，如果母亲在使用这些药物，应观察婴幼儿有无低血糖征象。

第二节　妊娠合并甲状腺功能亢进

一、概述

甲状腺功能亢进简称甲亢，是甲状腺腺体本身产生甲状腺激素过多，导致体内甲状腺激素过高，引起机体的神经、循环、消化等系统兴奋性增高和代谢亢进的内分泌疾病。妊娠期甲状腺处于相对活跃状态，当甲亢未治疗或治疗欠佳的孕妇于分娩或手术应激、感染及停药不当时，可诱发甲状腺危象。反之，重症或未经治疗控制的甲亢孕妇容易发生流产和早产、胎儿生长受限及胎儿甲状腺功能减退和甲状腺肿等。

妊娠期甲亢症状与非孕期相同，表现为代谢亢进、易激动、畏热多汗、皮肤潮红、脉搏快、脉压＞50mmHg等，体格检查可见皮温升高、突眼、手震颤，严重者心律不齐、心界扩大，实验室检查血清促甲状腺激素（TSH）降低，游离

T_4（FT_4）或总 T_4（TT_4）增高。

鉴于甲状腺生理会在妊娠期变化，美国甲状腺协会（ATA）在妊娠期和产后甲状腺疾病诊疗指南中推荐使用人群妊娠期特异性 TSH 参考范围，妊娠三期 TSH 参考值：早期 0.1～2.5mU/L，中期 0.2～3.0 mU/L，晚期 0.3～3.0 mU/L。

由于正常妊娠期甲状腺生理学发生改变，需注意甲状腺功能检测结果的解读。

（1）大多数重度显性甲亢的妊娠女性在早期妊娠时，血清 TSH 浓度低于无症状健康妊娠女性（即 <0.01mU/L），同时伴游离 T_4 和（或）游离 T_3［或者总 T_4 和（或）总 T_3］测量值高于妊娠期正常范围。

（2）早期妊娠出现短暂性亚临床型甲亢（血清总或游离 T_4 和 T_3 浓度处于妊娠阶段正常范围，并且 TSH 浓度低于正常）属于正常生理现象。

（3）妊娠期诊断甲亢需排除与妊娠剧吐相关的甲状腺功能异常，妊娠剧吐可显示 TSH 降低和游离 T_4 增高，但无其他甲亢症状和体征。

二、妊娠期治疗药物管理

治疗目标是使孕妇维持轻微甲亢，以防胎儿发生甲减，为了避免对胎儿的不良影响，应当使用最小有效剂量的抗甲状腺药物（ATD）实现控制目标，即妊娠妇女血清 FT_4 或 TT_4 水平接近或者轻度高于参考范围上限。妊娠期血清 FT_4/TT_4 是甲亢控制的主要监测指标，而不是 TSH，因为使血清 TSH 正常时，有可能导致 T_4 水平降低。

妊娠期常用的抗甲状腺药物有甲巯咪唑（MMI）、丙硫氧嘧啶（PTU）和 β 受体阻滞剂等。

MMI 致胎儿发育畸形已有报告，主要是皮肤发育不全和"甲巯咪唑相关的胚胎病"，包括鼻后孔闭锁、食道闭锁、颜面畸形等。妊娠 6～10 周是 ATD 导致出生缺陷的危险窗口期，MMI 和 PTU 均有影响，PTU 相关畸形发生率相对较小。2017 年国家药品监督管理局修改 MMI 说明书，甲巯咪唑可以通过胎盘屏障，胎儿血液中的浓度与母亲血清中的浓度相等。如果给药剂量不恰当，这可以导致胎儿甲状腺肿形成和甲状腺功能减退，也可以降低胎儿出生体重，多种特定模式的畸形与妊娠前几周内接受高剂量甲巯咪唑治疗相关，这些畸形包括后鼻孔闭锁、食道闭锁、乳头发育不全、智力和运动功能发育迟缓。美国食品药品管理局报告，PTU 在妊娠中晚期可能引起严重肝脏损害，甚至导致急性肝脏衰竭，建议仅在妊娠早期使用 PTU。

因此，妊娠早期首选 PTU，如果不能应用 PTU，MMI 可以作为第二选择用药，由于胚胎毒性效应不能被完全排除，所以在妊娠期间，仅在对获益风险进行严格评估之后，获益大于风险才能应用本品，且应用有效的最低剂量。ATD 的剂量取决于 T_4 升高的程度和症状的严重程度。MMI 与 PTU 的等效剂量比为 1:(10~20)。如果在妊娠早期之后需要继续 ATD 治疗，目前尚无证据支持应该继续应用 PTU 还是转换成 MMI。因为 2 种药物均可能有不良反应，而且转换药物可能导致甲状腺功能变化。

β 受体阻滞剂能拮抗儿茶酚胺效应，减弱 β 受体兴奋而使心脏的收缩力与收缩速度下降，减慢传导系统的传导速度，使心脏对运动或应激的反应减弱，从而改善甲亢患者的临床症状，常可治疗心动过速和震颤，例如美托洛尔和普萘洛尔（但不包括阿替洛尔）。此外，普萘洛尔可抑制 5'脱碘酶活性，阻滞 T_4 转化为 T_3（T_3 的作用较 T_4 大约强 10 倍），可以帮助更快地控制甲亢症状，所以普萘洛尔在甲亢患者的早期治疗中应用较为普遍。应用 β 受体阻滞剂长期治疗与胎儿宫内生长受限、胎儿心动过缓和新生儿低血糖相关，尤其是阿替洛尔，使用时应权衡利弊，且避免长期使用（超过 2~6 周）。

WHO 推荐妊娠期和哺乳期妇女碘摄入量均是 $250\mu g/d$。鉴于个体饮食碘摄入量难以准确评估，美国并未实施普遍食盐加碘，部分妊娠妇女可能存在轻至中度碘缺乏。ATA 指南常规推荐所有妊娠期和哺乳期妇女在正常饮食基础上再补碘 $150\mu g/d$。补充剂型最好是碘化钾形式。

下列患者不需要治疗甲亢。

（1）早期妊娠阶段出现的短暂性亚临床型甲亢（TSH 低于正常水平，血清总/游离 T_4 和 T_3 水平处于妊娠期正常范围），因为这是正常生理表现，无需治疗。

（2）HCG 介导的显性甲亢（也称为妊娠期一过性甲状腺毒症），因为其通常短暂且轻微。

（3）妊娠剧吐相关性甲亢，因为其通常轻微，并随着 HCG 生成的减少（通常在妊娠 16~18 周前发生）而消退。但重度剧吐患者需要通过静脉补液来治疗脱水。

（4）由 Graves 病、毒性腺瘤或毒性多结节性甲状腺肿引起的亚临床型和轻度无症状性显性甲亢。

（5）亚临床型甲亢无需在妊娠期治疗。对于正在接受监测的未治疗女性，可每 4~6 周测量一次 TSH、游离 T_4（如果有妊娠期参考范围）和（或）总 T_4 或总 T_3。

三、哺乳期治疗药物管理

理论上只有非常少量的 PTU 可从母体血清进入乳汁。某回顾报道分析了 9 例哺乳期妇女口服 200mg PTU，测定服药后 4 小时的乳汁浓度，仅为服用剂量的 0.007%~0.077%，剂量远低于治疗剂量，对婴幼儿没有风险。其他的研究也证实了服用 PTU 的甲亢患者母乳喂养后，婴幼儿的甲状腺功能正常。

MMI 转移到母乳中的药物比例较 PTU 高，为 MMI 服用剂量的 0.1%~0.2%。几项研究单独调查了母亲服用低至中等剂量 MMI 对母乳喂养婴幼儿甲状腺的影响，结果发现几乎所有参与研究的婴幼儿甲状腺功能均正常。研究发现甲亢患者哺乳期服用 MMI 后，母乳喂养后代的语言和 IQ 值并没有受到影响。

上述研究提示，服用低至中等剂量 PTU 和 MMI 对母乳喂养儿是安全的。然而，考虑到研究人群规模相对较小，建议最大剂量为 MMI 20mg/d。MMI 应在哺乳后分次给药。母亲的 MMI 剂量 >20mg/d 时，应在 1 个月和 3 个月后评估婴儿甲状腺功能指标。哺乳期女性使用 PTU 或 MMI 后，尚未出现婴儿发生粒细胞缺乏或肝病的报告。此外，对正在进行母乳喂养的女性，如需选择 β 受体阻断剂，优选普萘洛尔，因该药与血浆蛋白高度结合，所以其在乳汁中的浓度较其他 β 受体阻滞剂低。

第三节　妊娠合并甲状腺功能减退

一、概述

甲状腺功能减退，简称甲减，是由于甲状腺激素合成和分泌减少或组织作用减弱导致的全身代谢减低的内分泌疾病，可分为临床甲减和亚临床甲减。国内研究表明，妊娠期临床甲减会增加妊娠不良结局的风险，包括早产、低出生体重儿和流产等，除此之外，妊娠期临床甲减损害后代的神经智力发育。当妊娠期临床甲减者接受有效治疗后，目前没有证据表明会危害胎儿智力发育，胎儿也不需要任何额外的监测措施。

妊娠期甲减的临床症状与非妊娠女性相似，可能包括乏力、寒冷耐受不良、便秘和体重增加。这些症状可能被忽视或认为由妊娠引起，因为一些甲减症状与妊娠症状相似；但寒冷耐受不良不是妊娠的正常临床表现。许多患者没有症状。

妊娠期临床甲减诊断标准是：TSH > 妊娠期参考范围上限，且 FT_4 < 妊娠期参考范围下限。结合症状可诊断。

妊娠期亚临床甲减诊断标准是：TSH > 妊娠期参考范围上限，且 FT_4 在参考范围之内。单纯低 T_4 血症为 TSH 正常，仅 FT_4 降低，ATA 指南不建议对该类妊娠女性进行治疗。

如果血清 TSH >10mU/L，无论 FT_4 是否降低，按照临床甲减处理。

二、妊娠期治疗药物管理

一旦确定临床甲减，立即开始治疗，尽早达到治疗目标。妊娠期临床甲减的治疗目标是将 TSH 控制在妊娠期特异性参考范围的下 $1/2$，如无法获得妊娠期特异性参考范围，TSH 可控制在 2.5mU/L 以下。

妊娠合并甲状腺功能减退治疗包括：①TSH > 妊娠期特异性参考范围上限（或 4.0mU/L），无论甲状腺过氧化物酶抗体（TPOAb）是否阳性，均推荐左甲状腺素（LT_4）治疗。②TSH > 2.5mU/L 且低于妊娠期特异性参考范围上限（或 4.0mU/L），伴 TPOAb 阳性，考虑 LT_4 治疗。③TSH > 2.5mU/L 且低于妊娠期特异性参考范围上限（或 4.0mU/L），TPOAb 阴性，不考虑 LT_4 治疗。④TSH < 2.5mU/L 且高于妊娠期特异性参考范围下限（或 0.1mU/L），不推荐 LT_4 治疗。TPOAb 阳性，需要监测 TSH；TPOAb 阴性，无需监测。

妊娠期临床甲减首选左甲状腺素治疗。该药属于 FDA 分级 A 级药物，建议空腹给药，最好在早餐前 1 小时。一般用药指导如下：①TSH 高于 4mU/L 或高于人群和妊娠期特异性正常上限，且 FT_4 较低（使用检测方法和妊娠期特异性参考值），使用接近完全替代剂量，约 $1.6\mu g/$（$kg \cdot d$）。②TSH 高于 4mU/L 而 FT_4 正常，使用中间剂量，约 $1\mu g/$（$kg \cdot d$）。③TSH 为 $2.6 \sim 4mU/L$，若已决定治疗，使用低剂量（通常为 $50\mu g/d$）。应在开始治疗后 4 周时对患者进行重新评估并测定血清 TSH。不建议使用左三碘甲状腺原氨酸（LT_3）、T_3/T_4 联合或干甲状腺片治疗。

三、哺乳期治疗药物管理

目前无统一结论。甲状腺功能检测轻度异常的无症状患者，在其甲状腺功能减退期无需治疗，应每 $4 \sim 8$ 周进行 1 次甲状腺功能检查，以确定生化异常的恢复情况或发现更严重的甲状腺功能减退。对于无症状的女性，国外专家倾向于在 TSH 超过 10mU/L 时给予治疗。无论 TSH 升高的程度如何，有症状的甲状腺功能减退女性都应采用左甲状腺素治疗。具体治疗启用时机仍需结合临床情况及患者意愿综合分析。

若开始甲状腺激素治疗，其疗程无法确定，由于产后甲状腺功能障碍通常为一过性，许多专家赞成治疗 $6 \sim 12$ 个月后停用 LT_4，除非患者妊娠、准备妊娠或在进行母乳喂养。因为没有前瞻性对照数据证实最佳方案，停止甲状腺激素治疗的决定应基于患者个体的特征和意愿。

第四节 审方案例

 处方1：糖尿病合并妊娠

【处方描述】

（1）患者信息

性别：女；年龄：36岁

（2）临床诊断

糖尿病合并妊娠；高危妊娠，孕 7^{+2} 周，宫内单活胎

（3）处方

盐酸二甲双胍片	0.25×100 片	0.25g，3 次/日，口服（餐时）
阿卡波糖片	50mg×45 片	50mg，3 次/日，口服

【处方问题】遴选药品不适宜：二甲双胍联合阿卡波糖不适宜。

【处方分析】我国《妊娠合并糖尿病诊治指南》指出，孕妇通过生活方式干预不能达标的应首先推荐应用胰岛素控制血糖。目前，口服降糖药物二甲双胍在孕妇中应用的安全性和有效性不断被证实，但我国尚缺乏相关研究。美国母胎医学协会认为"对于内科营养治疗无法充分控制高血糖的妊娠期糖尿病女性，二甲双胍是可替代胰岛素的合理且安全的一线治疗药物"。英国国家卫生与保健评价研究院发布的指南指出：二甲双胍可用作糖尿病合并妊娠女性胰岛素治疗的辅助用药或替代治疗。阿卡波糖目前尚无妊娠期妇女用药的研究数据。

【干预建议】糖尿病合并妊娠患者（孕 7^{+2} 周），孕前服用二甲双胍和阿卡波糖，一旦发现怀孕，建议孕前口服降糖药改为一线用药胰岛素治疗。

 处方2：妊娠期糖尿病

【处方描述】

（1）患者信息

性别：女；年龄：32岁

（2）临床诊断

妊娠期糖尿病；高危妊娠，孕27周，宫内单活胎

（3）处方

盐酸二甲双胍片	0.25×100 片	0.5g，2 次/日，口服（餐时）
格列本脲片	2.5mg×100 片	2.5mg，3 次/日，口服

【处方问题】联合用药不适宜：二甲双胍联合格列本脲不适宜。

【处方分析】我国颁布的《妊娠合并糖尿病诊治指南》指出，孕妇通过生活方式干预不能达标的应首先推荐应用胰岛素控制血糖。美国母胎医学协会指出，如孕妇拒绝使用胰岛素，二甲双胍是可替代胰岛素的合理且安全的一线治疗药物。目前，口服降糖药物二甲双胍和格列本脲在 GDM 孕妇中应用的安全性和有效性不断被证实，但我国尚缺乏相关研究。但考虑对于胰岛素用量较大或拒绝应用胰岛素的孕妇，应用上述口服降糖药物的潜在风险远远小于未控制的妊娠期高血糖本身对胎儿的危害。因此，在知情同意的基础上，部分 GDM 孕妇可慎用。

UpToDate 的《妊娠期糖尿病的血糖控制和孕产妇预后》明确提出，与非妊娠女性不同，对妊娠女性不推荐使用双联口服降糖药，如格列本脲＋二甲双胍，因为这种方案的安全性和有效性数据极少，且两药均可穿过胎盘，可能对胎儿有害。

因此，该患者首选生活方式干预，如血糖仍不达标，建议启用胰岛素治疗。如孕妇拒绝胰岛素治疗，可在妊娠中晚期改用单药口服二甲双胍治疗和（或）加用胰岛素。定期监测血糖，维持血糖在目标范围内。

【干预建议】妊娠期糖尿病患者（孕27周），患者拒绝皮下注射胰岛素，要求口服降糖药物治疗，可单药二甲双胍口服，不达标者，建议仍需加用胰岛素。

 处方 3：妊娠期糖尿病

【处方描述】

（1）患者信息

性别：女；年龄：30 岁

（2）临床诊断

妊娠期糖尿病；高危妊娠，孕33^{+1}周，宫内单活胎

（3）处方

二甲双胍马来酸	502mg×30 片	502mg，2 次/日，口服
罗格列酮片		
阿卡波糖片	50mg×45 片	100mg，3 次/日，口服
甘精胰岛素注射液	300IU×3ml	10IU，1 次/日，皮下注射

【处方问题】联合用药不适宜：二甲双胍马来酸罗格列酮联合阿卡波糖不适宜。

【处方分析】我国颁布的《妊娠合并糖尿病诊治指南》指出，孕妇通过生活方式的干预不能达标的应首先推荐应用胰岛素控制血糖。美国母胎医学协会指出，如孕妇拒绝使用胰岛素，二甲双胍是可替代胰岛素的合理且安全的一线治疗药物。

美国食品药品监督管理局对罗格列酮的妊娠安全性分级为C级，可通过胎盘屏障，可在胎儿组织中检出。《妊娠哺乳期用药指南》（第2版）记载，母体胎儿药物浓度比为2:1，羊水中微量的罗格列酮提示本品可被胎儿代谢，高剂量的罗格列酮与流产和宫内生长迟缓有关，还可能会引起持续性低血糖，妊娠期妇女仅在利大于弊的情况下方可使用本药。阿卡波糖目前尚无妊娠期妇女用药的研究数据，啮齿类妊娠动物研究结果显示是安全的。国内资料指出妊娠期妇女不应使用本药。同时，根据妊娠女性不推荐使用双联口服降糖药的原则，因其安全性和有效性数据极少，对胎儿的危害性及风险增加。因此，该患者在生活方式干预后血糖仍不达标的情况下，首先胰岛素治疗，如孕妇拒绝胰岛素治疗，可在妊娠中晚期改用单药口服二甲双胍治疗或二甲双胍联合胰岛素治疗。定期监测血糖，维持血糖在目标范围内。

【干预建议】妊娠期糖尿病患者（孕33^{+1}周），建议口服二甲双胍联合胰岛素药物治疗，如血糖不达标，可增加短效胰岛素联合基础胰岛素治疗。

 ## 处方4：妊娠合并甲亢

【处方描述】

（1）患者信息

性别：女；年龄：29岁

（2）临床诊断

孕10$^+$周；甲亢

（3）处方

| 甲巯咪唑片 | 10mg×50片 | 5mg, bid, po |
| 维生素B$_6$ | 10mg×100片 | 10mg, tid, po |

【处方问题】遴选药品不适宜：甲巯咪唑不适宜。

【处方分析】我国颁布的《妊娠和产后甲状腺疾病诊治指南》：孕期推荐方案依据丙基硫氧嘧啶（潜在的肝毒性）和甲巯咪唑（潜在的致畸性）的不良反应和对胎儿的影响，妊娠早期首选PTU，降低早孕时MMI的致畸风险，如导致胎儿皮肤发育不全及"甲巯咪唑致胚胎病"（包括鼻后孔和食道的闭锁，颜面畸形）等先天性畸形；妊娠3个月后改为MMI，最大程度上避免PTU存在的严重肝损伤风险，包括肝衰竭和死亡。在治疗妊娠期甲亢时，尽量保证抗甲状腺药物的最低有效剂量，建议每隔4周监测FT$_4$/TT$_4$以及TSH值，以保证血清FT$_4$/TT$_4$仅轻微高于参考值范围。

该患者处于妊娠早期、敏感期，处方甲巯咪唑使胎儿致鼻孔闭锁、食道闭锁、乳头发育不全、智力和运动功能发育迟缓风险较高，遴选甲巯咪唑药品不适宜。

【干预建议】妊娠患者（孕 10^+ 周）合并甲亢，建议改用丙基硫氧嘧啶。

 处方5：高危妊娠监督

【处方描述】

（1）患者信息

性别：女；年龄：25 岁

（2）临床诊断

高危妊娠监督；妊娠期糖尿病；慢性高血压合并妊娠；妊娠 24 周，宫内单活胎

（3）处方

门冬胰岛素注射液	300IU×3ml	10IU，3 次/日（餐前），皮下注射
地特胰岛素注射液	300IU×3ml	14IU，1 次/日（睡前），皮下注射
美托洛尔缓释片	47.5mg×7 片	47.5mg，1 次/日，口服
硝苯地平控释片	30mg×7 片	30mg，1 次/日，口服

【处方问题】遴选药品不适宜：患者妊娠期糖尿病，慢性高血压合并妊娠选择美托洛尔不适宜。

【处方分析】我国颁布的《妊娠合并糖尿病诊治指南》指出，孕妇通过生活方式干预不能达标的应首先推荐应用胰岛素控制血糖。该患者首选生活方式干预，血糖仍不达标，启用胰岛素治疗是合理的，胰岛素是推荐的一线治疗药物，包括常规胰岛素、鱼精蛋白锌胰岛素、门冬胰岛素、甘精胰岛素、赖脯胰岛素和地特胰岛素。在我国，门冬胰岛素和地特胰岛素已被批准应用于妊娠期。我国《妊娠期高血压疾病诊治指南》指出妊娠期常用降压药物有拉贝洛尔（IA）、硝苯地平（IA）或硝苯地平缓释片（ⅡB）等。美托洛尔在妊娠期使用尚无大量的病例报道或严格的对照研究，可通过人体胎盘，一些妊娠期用药显示会使胎儿宫内生长迟缓的风险增高，对母体而言，易掩盖患者早期的低血糖症状。

【干预建议】患者诊断为妊娠期糖尿病使用胰岛素治疗，同时患者合并慢性高血压，结合该患者情况，如单药硝苯地平控制血压不理想，可加用拉贝洛尔。

 处方6：糖尿病合并妊娠剖宫产术后

【处方描述】

（1）患者信息

性别：女；年龄：36 岁

（2）临床诊断

糖尿病合并妊娠；孕1产1，妊娠39^{+6}周，剖宫产术后；足月新生儿

（3）处方

| 盐酸二甲双胍片 | 0.25g×100片 | 0.25g，3次/日，口服（餐时） |
| 阿卡波糖片 | 50mg×45片 | 50mg，3次/日，口服 |

【处方问题】遴选药品不适宜：二甲双胍联合阿卡波糖不适宜。

【处方分析】《妊娠哺乳期用药指南》（第2版）指出：只有0.28%母体体重标准化剂量的二甲双胍进入人体乳汁，乳儿中尚未发现有低血糖的症状表现，提示乳母可在哺乳期应用二甲双胍。

尚不能排除乳汁中阿卡波糖片对婴儿的影响，原则上建议哺乳期妇女不使用本品。动物（大鼠）试验显示少量本药可随乳汁排泄，但尚不明确其是否随人乳汁排泄，哺乳期妇女不应使用本药。LactMed无相关研究数据，安全性不确定。

因此，该患者首选生活方式干预，如血糖仍不达标，建议启用胰岛素治疗。随时监测乳儿是否出现低血糖症状。

【干预建议】糖尿病合并妊娠剖宫产后，如乳母坚持母乳喂养，建议改为安全的胰岛素治疗；如口服二甲双胍联合阿卡波糖降糖治疗，建议暂停哺乳。

处方7：产后甲状腺功能亢进

【处方描述】

（1）患者信息

性别：女；年龄：29岁

（2）临床诊断

妊娠期甲状腺功能亢进；顺产后，足月新生儿

（3）处方

| 甲巯咪唑片 | 10mg×50片 | 5mg，bid，po |
| 复合维生素片 | 100片×1瓶 | 1片，bid，po |

【处方问题】该处方适宜。

【处方分析】西班牙e-lactancia数据库指出是极低风险等级，相对婴儿剂量为1%~8%，甲巯咪唑（赛治）药品说明书：甲巯咪唑可以分泌到乳汁中，乳汁中的浓度相当于母亲血清中的浓度，在甲巯咪唑治疗期间，还是可以进行哺乳，甲巯咪唑的每日剂量最高为10mg，不能额外给予甲状腺激素，且必须定期监测新生儿的甲状腺功能。美国UpToDate数据库指出：目前对哺乳期妇女用药研究显示，甲巯咪唑并不明显增加婴儿的副作用，哺乳期妇女使用该类药物对婴儿有害的证据很少。推荐建议哺乳期女性使用甲巯咪唑而不是PTU。甲巯咪唑应

在哺乳后给药，若母亲的甲巯咪唑剂量＞20mg/d时，应注意在1个月和3个月后评估婴儿甲状腺功能指标。

【干预建议】患者目前用量5mg，bid，该剂量下哺乳期使用甲巯咪唑治疗甲亢，可以哺乳。

 ### 处方8：产后甲状腺功能亢进

【处方描述】

（1）患者信息

性别：女；年龄：30岁

（2）临床诊断

妊娠期甲状腺功能亢进；顺产后，足月新生儿

（3）处方

丙硫氧嘧啶片	50mg×100片	100mg，tid，po
产复康颗粒	5g×15袋	2袋，tid，po

【处方问题】该处方适宜。

【处方分析】西班牙e-lactancia数据库指出是极低风险等级，相对婴儿剂量为2.1%，国内丙硫氧嘧啶药品说明书：哺乳期禁用。美国《妊娠期哺乳期用药指南》第2版：目前尚无本品在哺乳期使用的经验报道，少量丙硫氧嘧啶经乳汁排泄，但这并不会影响乳儿的甲状腺功能。美国UpToDate数据库丙硫氧嘧啶药品说明提示：本药可随人类乳汁排泄，故哺乳期妇女禁用本药。一些研究提示，服用低至中等剂量PTU对母乳喂养婴儿是安全的。

【干预建议】该剂量下哺乳期使用丙硫氧嘧啶治疗甲亢，可以哺乳，应注意评估婴儿甲状腺功能指标。

 ### 处方9：产后糖尿病、高血压

【处方描述】

（1）患者信息

性别：女；年龄：25岁

（2）临床诊断

妊娠期糖尿病；慢性高血压合并子痫前期重度；剖宫产术后，早产儿

（3）处方

门冬胰岛素注射液	300IU×3ml	10IU，3次/日（餐前），皮下注射
地特胰岛素注射液	300IU×3ml	14IU，1次/日（睡前），皮下注射
美托洛尔缓释片	47.5mg×7片	47.5mg，1次/日，po

硝苯地平控释片　　　　30mg×7片　　　30mg，1次/日，po
贝那普利片　　　　　　10mg×7片　　　10mg，1次/日，po

【处方问题】药品选用不适宜：贝那普利选用存在争议。

【处方分析】1. 胰岛素：胰岛素是一种大分子蛋白类激素，不能大量分泌到乳汁，被婴儿胃肠道处置，所以不会对婴儿产生副作用。

2. 美托洛尔：美托洛尔缓释片说明书指出美托洛尔可进入乳汁，但在治疗剂量下不大可能会危及婴儿。西班牙 e–lactancia 数据库指出是极低风险等级，相对婴儿剂量为 0.5%～3.8%。美国《妊娠期哺乳期用药指南》第 2 版：少量美托洛尔可进入乳汁，新生儿血浆水平在哺乳期很低或在检测限以下。在母体用药 3～4 小时后哺乳，可进一步减低新生儿的风险。美国 UpToDate 数据库指出美托洛尔本药可进入乳汁，但在可接受范围内，可在监测婴儿心动过缓等不良反应下使用。

3. 硝苯地平：西班牙 e–lactancia 数据库指出是极低风险等级，相对婴儿剂量为 1.6%，硝苯地平控释片说明书：能进入母乳，尚无对婴儿产生何种影响的报告。

4. 贝那普利：贝那普利说明书：曾发现贝那普利和贝那普利拉可分泌至母乳，但最大浓度仅为血浆中的 0.3%。能达到婴儿体循环的贝那普利拉可忽略不计。尽管对母乳喂养的婴儿不可能产生不良影响，但仍不主张哺乳期服用本品。美国 UpToDate 数据库指出贝那普利及其代谢物贝那普利拉均可随乳汁排泄，虽尚无不良反应的报道，但研究报道少，不推荐哺乳期妇女使用本药。2020 年《妊娠期高血压疾病诊治指南》哺乳期可继续应用产前使用的降压药物，禁用 ACEI 和 ARB 类（卡托普利、依那普利除外）降压药（ⅢB，推荐级别很低）。综上所述尽管贝那普利进入乳汁的量是极少的，尚无哺乳期妇女使用该药的相关经验，不推荐使用。

【干预建议】贝那普利不推荐使用，建议改用卡托普利、依那普利。

（杨彩华）

第四章 | 风湿性疾病

第一节 类风湿关节炎

一、概述

类风湿关节炎（rheumatoid arthritis，RA），简称类风关，是一种慢性进行性关节病变为主的自身免疫病，病因不明，但一般认为是感染引起的自身免疫反应。其特征是对称性多发性关节炎，以双手、腕、肘、膝、踝和足关节受累最为常见，但全身其他关节亦可受累。除关节外，类风湿皮下结节、动脉炎、神经系统病变、角膜炎、心包炎、淋巴结肿大和脾大等关节外系统表现也很常见。

妊娠合并 RA，增加妊娠期妇女发生妊娠期高血压疾病的风险，同时因关节病变使剖宫产率增加；对胎儿而言，早产、胎膜早破、胎儿生长受限、胎儿窘迫等风险亦增加。

二、妊娠期治疗药物管理

1. 孕期管理 50%～70% 的 RA 患者在妊娠期病情有所改善。然而，对于 RA 发作或处于活动期的妊娠期患者，需要调整治疗方案以尽量降低潜在的胎儿毒性反应，同时维持充分治疗以控制疾病。

RA 治疗目的是控制症状，防止关节破坏，保持功能正常，改善预后。治疗的目标是达到并长期维持临床缓解或疾病低度活动。治疗原则是：早期诊断和治疗、专科（风湿科）诊治、尽早使用抗风湿药、重视达标治疗，以达到缓解或低疾病活动度为目标。治疗方法主要包括一般治疗和药物治疗。

一般治疗是指强调患者教育及整体规范治疗的理念。适当休息、外用药、正确的关节活动和肌肉锻炼等对于缓解症状、改善关节功能具有重要的作用。

药物治疗，主要包括非甾体抗炎药、慢作用抗风湿药、糖皮质激素、免疫制剂、生物制剂和植物药等。

（1）非甾体抗炎药（nonsteroidal anti–inflammatory drugs，NSAIDs） 有抗

炎、止痛、解热作用，是临床常用的 RA 治疗药物。常用的有布洛芬、洛索洛芬、双氯芬酸、吲哚美辛、塞来昔布等。怀孕有困难的妇女和反复早期流产的妇女建议避免使用 NSAIDs，因为在动物模型中发现这些药物阻碍胚泡的植入。妊娠晚期使用前列腺素合成酶抑制剂可能会导致胎儿动脉导管闭合、抑制分娩、延长产程，不建议使用。

（2）抗风湿药　RA 一经确诊应尽早使用抗风湿药，这类药物不具备明显的止痛和抗炎作用，但可延缓或控制病情的进展。抗风湿药的选择应根据疾病活动性、严重性和病情进展风险而定。

妊娠期可以使用的抗风湿药有柳氮磺吡啶、羟氯喹、硫唑嘌呤、环孢素。柳氮磺吡啶在妊娠期使用的风险相对较低，推荐妊娠剂量不宜超过 2g/d，因为曾有引起新生儿白细胞减少的病例报道。因为柳氮磺吡啶是二氢叶酸合成酶抑制剂，可导致叶酸缺乏。在使用柳氮磺吡啶期间，孕妇每天至少补充 0.4mg 叶酸，以免增加胎儿不良结局的风险。羟氯喹可以通过胎盘，但在治疗风湿性疾病的剂量下未见胎儿毒性，妊娠期可以长期使用。硫唑嘌呤虽然不会增加致畸风险，但会增加其他妊娠并发症的发生率，包括低出生体重儿、早产和黄疸。孕期硫唑嘌呤使用剂量超过 $2mg/(kg \cdot d)$ 的母亲的婴儿曾有出现造血抑制的报道，因此，推荐妊娠期使用硫唑嘌呤的剂量应小于 $2mg/(kg \cdot d)$。环孢素的安全性研究包括了超过 900 例的妊娠期暴露，未发现胎儿不良结局明显增加，但有早产和小于胎龄儿的报道，母亲的合并症如高血压等增加，因此妊娠期环孢素应使用最低有效剂量，同时监测血压、肾功能、血糖和血药浓度。

甲氨蝶呤是 RA 治疗的首选用药，但是由于其致畸性，禁用于妊娠期；育龄女性如使用甲氨蝶呤，需停用至少 3 个月方可备孕。来氟米特、环磷酰胺也因致畸性，禁用于妊娠期；育龄女性如使用来氟米特，需停用并使用考来烯胺洗脱后方可备孕。

（3）糖皮质激素　能迅速改善关节肿痛和全身症状。妊娠期可以使用的有泼尼松、泼尼松龙和甲泼尼龙。这些激素均可在胎盘代谢，进入胎儿的比例≤10%。对妊娠及哺乳期暴露于激素的婴儿随访 12 个月，未发现免疫功能异常。

妊娠期糖皮质激素治疗可能会增加胎膜早破和胎儿宫内生长受限的风险。基于长期使用激素可能增加母亲高血压、糖尿病、感染等风险，建议泼尼松用量每日≤15mg 时方能考虑妊娠，妊娠过程中疾病复发需使用中到大剂量激素时也应尽快减量至每日 15mg 以下。

（4）生物制剂　是目前积极有效控制炎症的重要药物，可减少骨破坏，减少激素用量和骨质疏松，主要是肿瘤坏死因子（TNF）-α 抑制剂。妊娠期可用的有英夫利西单抗、依那西普、阿达木单抗。其中，英夫利西单抗可用至妊娠 16

周，之后若因为治疗活动性疾病而继续使用，则婴儿在出生后 6 个月后再接种活疫苗。依那西普、阿达木单抗可用于妊娠早期和中期，不可用于妊娠晚期。在妊娠期妇女使用最后一剂依那西普 16 周内，或使用最后一剂阿达木单抗 5 个月内，不推荐对其婴儿注射活疫苗。利妥昔单抗应停药后 6 个月再备孕，托珠单抗停药后 3 个月再备孕。

（5）植物药　部分药物对缓解关节肿痛、晨僵有较好作用，但长期控制病情的作用需进一步研究。常用的有雷公藤、白芍总苷及其复方制剂。妊娠期使用雷公藤可能致畸，妊娠期禁用。植物药在妊娠期和哺乳期无更多的用药资料，妊娠期、哺乳期使用需谨慎。

2. 孕前管理　因为 RA 治疗的部分药物有胎儿毒性，建议计划妊娠的 RA 女性患者接受风湿科医生、产科医生和药师的孕前指导和管理，以降低用药风险。

三、哺乳期治疗药物管理

大约 90% 的 RA 患者在产后出现 RA 发作，一般在产后最初 3 个月以内。哺乳期 RA 的治疗目的、治疗原则与妊娠期相同，在药物选择上也有一些限制。

（1）NSAIDs　哺乳期可以使用 NSAIDs，布洛芬是哺乳期 NSAIDs 的首选，建议避免使用阿司匹林。

（2）抗风湿药　哺乳期可以使用的有柳氮磺吡啶、羟氯喹、硫唑嘌呤、环孢素。柳氮磺吡啶分泌到母乳中的浓度很低，不影响健康儿、足月儿的哺乳，但不宜给早产儿、高胆红素血症或葡萄糖 – 6 – 磷酸脱氢酶（glucose 6 – phosphate-dehydrogenase，G6PD）缺乏症的婴儿哺乳。羟氯喹可以分泌进入母乳中，婴儿的相对剂量约为 2%，远低于安全阈值。对服用羟氯喹后进行母乳喂养的 1 岁以下婴儿进行随访，没有发现对生长、视力或听力有不良影响，因此哺乳期可以使用羟氯喹。服用硫唑嘌呤后进行母乳喂养的新生儿血中未检测到硫唑嘌呤及其代谢物，也无血液学及免疫抑制的表现，因此认为哺乳期可使用硫唑嘌呤。乳汁中环孢素浓度很低，接受哺乳的婴儿血液中未检出环孢素，哺乳期可以使用环孢素。

因对乳儿有不良影响，甲氨蝶呤、来氟米特、环磷酰胺这三种抗风湿药在哺乳期使用时需暂停哺乳。

（3）糖皮质激素　母乳喂养时若服用泼尼松剂量超过每日 20mg 或相当剂量者应弃去服药后 4 小时内的乳汁，在服药 4 小时后再进行哺乳。

（4）生物制剂　单抗类药物的分子量较大，一般认为母乳中的单抗可在婴儿消化道被分解，婴儿经母乳吸收的药物极少。有限的数据表明哺乳期使用英夫利西单抗、阿达木单抗、利妥昔单抗可以哺乳，建议谨慎使用。但是目前的数据表明其他抗体类药物也能进入到母乳，因此，应了解在哺乳期使用这类药物的益处和风险，建议慎用。

（5）植物药　植物药在哺乳期的用药资料较少，使用需谨慎。

第二节　强直性脊柱炎

一、概述

强直性脊柱炎（ankylosing spondylitis，AS）是一种与人类白细胞抗原 B27（human leukocyte antigen B27，HLA‐B27）相关、病因不明的慢性炎症性疾病，主要侵犯骶髂关节、脊柱、脊柱旁软组织及外周关节，可伴眼炎等关节外表现，严重者可出现脊柱畸形和强直。

怀孕对自身免疫性疾病的改善或恶化均有影响。妊娠过程中疾病活动是产后发作的预兆，而 AS 女性患者的生育力显示与普通人群相似。有研究结果显示，在怀孕期间，许多自身免疫性疾病可能会得到缓解，而在产后早期会再次复发。对于 AS 患者，在妊娠晚期及产后 6 个月内常会有病情加重的现象。多发性风湿性疾病妇女怀孕期间先兆子痫、早产儿、低体重儿和剖宫产率明显升高。

二、妊娠期治疗药物管理

AS 治疗目标是缓解疼痛症状及体征；恢复患病关节功能；防止关节损伤；提高患者生活质量；防止疾病并发症的发生。AS 目前尚无根治方法，但可以达到控制症状并改善预后。

AS 的治疗通常需要药物治疗和非药物治疗的结合。非药物治疗包括患者教育、规律锻炼和物理治疗。健康教育包括用药指导、饮食指导、自我护理和运动锻炼等，如睡硬板床，保持良好姿势。针对脊柱、胸廓、髋关节的锻炼较为有效，但需避免过度负重和剧烈运动。此外，超声波、磁疗、热疗、电疗等可缓解关节肿痛，需选择性使用。主要治疗药物包括：NSAIDs、抗风湿药物、免疫抑制剂、糖皮质激素等。

1. NSAIDs　作为有疼痛和晨僵症状患者的一线用药；对于有持续活动性症状的患者倾向于 NSAIDs 维持治疗。AS 患者使用 NSAIDs，常需要大剂量。NSAIDs 应考虑胃肠道、心血管和肾脏等的风险。很多患者的药物治疗仅需要 NSAIDs。70%～80% 的 AS 患者经 NSAIDs 治疗后，背痛和僵直症状等有明显缓解。常用的有布洛芬、洛索洛芬、双氯芬酸、吲哚美辛、塞来昔布等。怀孕有困难的妇女和反复早期流产的妇女建议避免使用 NSAIDs，因为在动物模型中发现这些药物阻碍胚泡的植入。妊娠晚期使用前列腺素合成酶抑制剂可能会导致胎儿动脉导管闭合、抑制分娩、延长产程，不建议使用。

2. 抗风湿药 对于单纯的中轴关节病变，没有证据证实抗风湿药物有效，对外周关节炎患者可考虑应用柳氮磺吡啶。

3. 肿瘤坏死因子（TNF）拮抗剂 对于持续高疾病活动性的患者，无论是否应用传统治疗，都应该给予抗 TNF 治疗；没有证据支持中轴疾病的患者应用抗 TNF 治疗之前或治疗期间需要同时使用抗风湿药；没有证据表明各种 TNF 拮抗剂在治疗中轴、外周关节和肌腱端疾病表现的疗效方面有差异；对于一种抗 TNF 治疗无效的患者，换用第二种 TNF 拮抗剂可能会有效。妊娠期可用的有英夫利西单抗、依那西普、阿达木单抗。余详见第一节类风湿关节炎的生物制剂治疗。

4. 糖皮质激素 对于肌肉骨骼的症状可局部直接注射糖皮质激素；循证医学证据不支持全身应用糖皮质激素治疗中轴关节病变。对于患有眼炎的关节外受累的患者，可考虑短期全身用药。余详见第一节类风湿关节炎的糖皮质激素治疗。

三、哺乳期治疗药物管理

AS 的哺乳期患者的治疗目标和治疗方法与孕期相同，这里不再赘述，这里简要介绍哺乳期可以选择的药物。

（1）NSAIDs 哺乳期可以使用 NSAIDs。布洛芬是首选，避免使用阿司匹林。

（2）抗风湿药 哺乳期可以使用的有柳氮磺吡啶。

（3）肿瘤坏死因子（TNF）拮抗剂 有限的数据表明哺乳期使用英夫利西单抗、依那西普、阿达木单抗、利妥昔单抗可以哺乳，建议谨慎使用。

（4）糖皮质激素 母乳喂养时若服用泼尼松剂量超过每日 20mg 或相当剂量者应弃去服药后 4 小时内的乳汁，在服药 4 小时后再进行哺乳。

（5）植物药 植物药在哺乳期的用药资料是缺失的，使用需谨慎。

第三节 系统性红斑狼疮

一、概述

系统性红斑狼疮（systemic lupus erythematosus，SLE）是一种病因尚未阐明的可累及全身多个系统的慢性弥漫性结缔组织病，主要累及育龄期女性。SLE 发病可能是遗传因素和环境因素相互作用的结果。大多数患者有全身症状，包括发热、疲倦、乏力、体重减轻和周身不适；出现骨骼肌肉症状，包括严重关节疼痛，表现为对称性关节炎，半数有关节晨僵、肌肉疼痛、乏力，严重者肌肉萎缩。85% 的 SLE 患者有血液系统改变，包括贫血、溶血、白细胞计数减少、血小板减少、血清中有狼疮抗凝物，出现皮肤损害，突出的特点是面部蝶形红斑，分布于鼻及双颊部，少数红斑也见于其他部位，红斑稍微水肿，日晒后加重。

SLE 与妊娠互为不利因素：妊娠是 SLE 恶化的原因之一，尤其是妊娠早期和分娩期，可加重肾脏损害、诱发狼疮活跃、引起血栓形成或血小板减少症等危及母体的安全；而 SLE 易使其他妊娠并发症如子痫前期等发病风险增加，可引起胎盘功能不全致流产、早产、胎儿窘迫甚至死胎，亦可引起新生儿狼疮综合征。

按照病情活动情况分为四期。缓解期：指患者已经停服糖皮质激素 1 年以上，无 SLE 临床活动表现。控制期：指在应用少量激素情况下，无 SLE 的临床活动表现。活动期：指患者有发热、皮疹、口腔溃疡、关节炎或脏器损害等其中几项 SLE 活动的临床表现。妊娠初次发病：指妊娠时出现 SLE 初次临床症状、体征者。

SLE 还可按照疾病的严重程度分为轻型 SLE 和重型 SLE，评估标准如下。

（1）轻型 SLE 已诊断明确或为高度怀疑者，但临床病情稳定，所累及的心脏、肾脏、消化系统、血液系统和中枢神经系统等靶器官均功能正常或稳定，其病变皆为非致命性。

（2）重型 SLE 患者重要脏器受累且其功能受到严重影响。①心脏：冠状动脉血管受累、Libman – Sacks 心内膜炎、心肌炎、心包填塞、恶性高血压；②肺脏：肺动脉高压、肺炎、肺出血、肺梗死、肺间质纤维化；③消化系统：肠系膜血管炎、急性胰腺炎；④血液系统：溶血性贫血、粒细胞及血小板减少、动静脉血栓形成；⑤肾脏：肾小球肾炎持续不缓解、急进性肾小球肾炎、肾病综合征；⑥神经系统：急性意识障碍、抽搐、昏迷、脑卒中等；⑦弥漫性严重皮损、溃疡、大疱、肌炎、血管炎。

（3）狼疮危象 系指急性的危及生命的重症 SLE。包括急进性狼疮肾炎、严重的中枢神经系统损害、严重的溶血性贫血、血小板减少性紫癜、粒细胞缺乏症、严重心脏损害、严重狼疮性肺炎、严重狼疮性肝炎以及严重的血管炎等。

二、妊娠期治疗药物管理

目前 SLE 尚不能根治，经合理治疗后可以长期缓解。治疗目的是：加强母婴监护，控制狼疮活跃，安全度过妊娠与分娩。活动期，给予强有力的药物控制；缓解期，给予药物维持性治疗。治疗方法主要是一般治疗和药物治疗。妊娠合并 SLE，因考虑到药物对胎儿影响，药物选择方面会受到一些限制，其他方面的治疗与非妊娠期相同。大多数 SLE 患者在疾病控制后，可以安全地妊娠生育。

1. 一般治疗 对患者进行宣传教育，使其正确认识疾病，改善依从性；急性活动期要注意休息；避免过多的紫外光照射，避免过度疲劳，避免长期使用可能诱发狼疮的药物，如避孕药。

2. 药物治疗 主要包括非甾体类抗炎药、抗疟药、糖皮质激素、免疫抑制剂和其他药物。按照轻型 SLE 和重型 SLE 分别介绍治疗用的药物。

（1）轻型 SLE

1）NSAIDs：可用于短期控制关节炎。应注意消化道溃疡、出血、肝肾功能损害等方面的副作用。常用的药物包括布洛芬、双氯芬酸、吲哚美辛、塞来昔布等。小剂量阿司匹林用于妊娠期 SLE，主要作用是抗栓，而不是消炎镇痛，妊娠期可使用低剂量阿司匹林。怀孕有困难的妇女和反复早期流产的妇女建议避免使用 NSAIDs，因为在动物模型中发现这些药物阻碍胚泡的植入。在妊娠晚期接近分娩时使用，新生儿可能出现持续性肺动脉高压，不建议使用。

2）抗疟药：可用于轻型 SLE 患者控制皮疹和减轻光敏感，有助于维持 SLE 病情稳定并减少激素剂量，是 SLE 的基础用药之一。常用的药物有羟氯喹，是妊娠期可以使用的。

3）糖皮质激素：可短期局部应用激素治疗皮疹，但脸部病变应尽量避免使用强效激素类外用药，一旦使用，不应超过 1 周。小剂量激素，如泼尼松 $\leqslant$ 0.5mg/（kg·d）可减轻症状。对于抗疟药和 NSAIDs 治疗效果不佳的轻型 SLE，也可联用中小剂量激素，必要时联用硫唑嘌呤等免疫抑制剂有助于激素减量。

妊娠期可以使用的有泼尼松、泼尼松龙和甲泼尼龙。这些激素均可在胎盘代谢，进入胎儿的比例 $\leqslant 10\%$；对妊娠及哺乳期暴露于激素的婴儿随访 12 个月，未发现免疫功能异常。

妊娠期糖皮质激素治疗可能会增加胎膜早破和胎儿宫内生长受限的风险。当风湿病需要全身糖皮质激素时，一般建议在最短的时间内使用最低有效剂量，避免在妊娠早期大剂量使用。另外，基于长期使用激素可能增加母亲高血压、糖尿病、感染等风险，建议泼尼松用量每日 $\leqslant 15mg$ 时方能考虑妊娠，妊娠过程中疾病复发需使用中到大剂量激素时也应尽快减量至每日 15mg 以下。

（2）重型 SLE 如妊娠前 3 个月病情明显活动，建议终止妊娠。

1）糖皮质激素：具有强大的抗炎作用和免疫抑制作用，是治疗 SLE 的基础药。由于不同激素剂量的药理作用有所侧重，病情和患者间对激素的敏感性有差异，因此临床用药要个体化。重型 SLE 的激素标准剂量是泼尼松 1mg/（kg·d），通常晨起 1 次服用，病情稳定后 2 周或疗程 8 周内，开始以每 1~2 周减 10% 的速度缓慢减量，减至泼尼松 0.5mg/（kg·d）后，减药速度按病情适当调慢；如果病情允许，维持治疗的激素剂量尽量小于泼尼松每日 10mg。在减药过程中，如果病情不稳定，可暂时维持原剂量不变或酌情增加剂量或加用免疫抑制剂联合治疗。出现疾病活动时，可用泼尼松每日 ≤30mg，因泼尼松经过胎盘时可被灭活，故短期服用一般对胎儿影响不大。因地塞米松和倍他米松可以通过胎盘屏障，影响胎儿，故不宜服用。

2）免疫抑制剂：大多数 SLE 患者在应用激素的同时需加用免疫抑制剂联合治疗，以利于更好地控制 SLE 活动，保护重要脏器功能，降低复发率，以及减少长期激素的需要量和副作用。妊娠期可以使用的有羟氯喹、硫唑嘌呤、环孢素、他克莫司。

因对胎儿和乳儿有不良影响，甲氨蝶呤、环磷酰胺、吗替麦考酚酯、来氟米特这四种免疫抑制剂在备孕期、孕期均不得使用。育龄女性使用甲氨蝶呤，需停用 3 个月后方可备孕。育龄女性使用吗替麦考酚酯，需停用 6 周后方可备孕。育龄女性如使用来氟米特，需停用并使用考来烯胺洗脱后方可备孕。孕期使用硫唑嘌呤，剂量应 <2mg/（kg·d）。

3）其他治疗：病情危重或者一线治疗困难的病例，可选择使用静脉注射大剂量免疫球蛋白治疗。抗磷脂抗体与不良妊娠转归关系密切，可根据患者的既往妊娠情况进行治疗。对于抗磷脂抗体持续中、高滴度阳性，没有血栓与不良妊娠史的患者，应在妊娠前即口服小剂量阿司匹林，推荐剂量为每日 75～100mg，一直服用至妊娠结束后 6～8 周；对于既往有血栓史的患者，妊娠前应服华法林，调整剂量至国际标准化比值（INR）2～3 之间。一旦确认妊娠，即停止使用华法林，改为治疗剂量的普通肝素或低分子肝素注射治疗；对于有 1 次或以上死胎、2 次以上妊娠前 12 周内出现胎儿丢失、1 次或以上因胎盘功能异常造成早产但没有血栓史的患者，在妊娠前即应服用小剂量阿司匹林（每日 75～100mg），在明确妊娠后开始注射预防剂量的普通肝素或低分子肝素，直至分娩后 6 周。用药过程中注意监测凝血功能。手术前 1 天，停用注射肝素，手术前 1 周，停用阿司匹林。

三、哺乳期治疗药物管理

产后 SLE 患者的治疗与非妊娠期相同，只是药物选择上需要考虑哺乳期药物的安全性。

哺乳期可以使用 NSAIDs，其中布洛芬是首选，阿司匹林建议避免使用。

羟氯喹、硫唑嘌呤、环孢素、他克莫司、泼尼松、泼尼松龙和甲泼尼龙都是哺乳期可以使用的药物。母乳喂养时若服用泼尼松剂量超过每日 20mg 或相当剂量者，建议在服药 4 小时后再进行哺乳。因对乳儿有不良影响，甲氨蝶呤、来氟米特、环磷酰胺、吗替麦考酚酯在哺乳期使用时需暂停哺乳。

第四节　抗磷脂综合征

一、概述

抗磷脂综合征（antiphospholipid syndrome，APS）是由抗磷脂抗体（antiphospholipid antibody，APA）引起，主要表现为血栓形成、血小板减少、习惯性流产、早发型重度子痫前期等一组临床综合征。抗磷脂抗体与血栓形成及妊娠丢失的关系已很明确，治疗后可有效减少血栓性疾病复发的风险，并改善妊娠结局。

二、妊娠期治疗药物管理

治疗目的是预防妊娠丢失、子痫前期、早产等病理妊娠，同时避免或减少妊娠期血栓形成的发生率。主要治疗药物有阿司匹林、肝素、糖皮质激素等。

1. 阿司匹林　能抑制血小板积聚、降低前列腺素合成酶的活性，从而有抗血栓形成和缓解血管痉挛的作用。对抗磷脂抗体阳性，既往有胎儿生长受限、胎死宫内的妊娠期妇女，于妊娠 12 周以后持续应用小剂量阿司匹林 100mg/d 以内，直至妊娠 35 周以前停药。不建议在妊娠期使用中等剂量和大剂量阿司匹林。

2. 肝素　不仅作用于凝血过程的多个环节，更能阻断抗磷脂抗体诱导的针对蜕膜的补体活化。低分子肝素联合小剂量阿司匹林是治疗 APS 的首选方法。抗凝治疗过程中应注意监测凝血时间、D－二聚体及血小板数，并及时调整用药剂量。不建议接受抗凝治疗的患者使用局部区域性阻滞麻醉，以避免皮下血肿形成。

3. 糖皮质激素　可单独使用或者在上述治疗效果欠佳时联合使用。能抑制抗体产生和抗原抗体反应，减少血小板破坏。妊娠期可以使用的有泼尼松、泼尼松龙和甲泼尼龙。因地塞米松和倍他米松可以通过胎盘屏障影响胎儿，仅在治疗胎儿疾病时选用。

4. 羟氯喹　抗疟药羟氯喹似乎能够逆转血小板活化，从而逆转抗磷脂抗体诱发血栓的特性，目前回顾性数据和实验动物数据表明 APS 患者应用羟氯喹可能获益。

三、哺乳期治疗药物管理

满足抗磷脂抗体实验室标准并有动脉或静脉血栓事件既往史的女性出现复发的风险较高，通常需长期接受华法林抗凝治疗，因此应该在产后重新开始华法林抗凝治疗。

目前没有高质量的数据可用于指导既往无血栓事件的 APS 患者或单纯抗磷脂抗体阳性患者的产后治疗。对所有此类患者或其中特定群体是否开始或者继续抗凝仍然存在争议。若女性产前接受低剂量和预防剂量肝素治疗，建议在其产后继续应用 6 周。骨质疏松高危患者为减少肝素诱导性骨质疏松，建议产后病情稳定后改为华法林，骨质疏松低危患者用到产后 6 周（也可改用华法林）。

抗磷脂抗体阳性女性应避免应用含有雌激素的激素避孕药，该药物似乎会与抗磷脂抗体产生协同作用从而增加动脉血栓事件的风险。

第五节　审方案例

 处方 1：妊娠合并类风湿关节炎

【处方描述】

（1）患者信息

性别：女；年龄：36 岁

（2）临床诊断

孕 29$^+$ 周；类风湿关节炎

（3）处方

塞来昔布胶囊	0.2g×6 粒	0.2g, qd, po
硫酸羟氯喹片	100mg×28 片	200mg, bid, po

【处方问题】药物选择不适宜：塞来昔布选择不适宜。

【处方分析】妊娠患者孕晚期，诊断为类风湿关节炎，门诊处方开具塞来昔布胶囊，该处方不合理。

塞来昔布为 NSAIDs，有抗炎、止痛、解热作用，是治疗类风湿关节炎的常用药物。在妊娠晚期使用，可能会导致胎儿动脉导管闭合，新生儿可能出现持续性肺动脉高压，不建议使用。

羟氯喹属于改善病情的抗风湿药，可用于类风湿关节炎的治疗。该药可以通过胎盘，但在治疗风湿性疾病的剂量下没有胎儿毒性，随访 12 个月也未发现对婴儿的免疫功能有影响。羟氯喹可以在整个妊娠期持续使用。

【干预建议】不建议使用塞来昔布，可根据临床情况改为对乙酰氨基酚。羟氯喹可以在整个妊娠期持续使用。

处方2：妊娠合并类风湿关节炎

【处方描述】

（1）患者信息

性别：女；年龄：30岁

（2）临床诊断

孕19⁺周；类风湿关节炎

（3）处方

洛索洛芬胶囊	60mg×10粒	60mg, bid, po
柳氮磺吡啶肠溶片	0.25g×60片	1g, tid, po

【处方问题】1. 遴选药品不适宜：洛索洛芬选用不适宜。

2. 用法、用量不适宜：柳氮磺吡啶肠溶片的剂量超过了孕期的最大日剂量。

【处方分析】妊娠患者，孕中期，诊断为类风湿关节炎，门诊处方开具洛索洛芬胶囊和柳氮磺吡啶肠溶片。

洛索洛芬为NSAIDs，有抗炎、止痛、解热作用，是治疗类风湿关节炎的常用药物。孕中期可以使用，但不建议孕晚期使用，以免可能导致胎儿动脉导管闭合、抑制分娩、延长产程。

柳氮磺吡啶属于抗风湿药，可延缓或控制病情的进展。柳氮磺吡啶在妊娠期使用的风险相对较低，但是推荐妊娠剂量不宜超过2g/d，因为大于2g/d时曾有引起新生儿白细胞减少的报道。此处方中柳氮磺吡啶日剂量为3g，用量不适宜。另外因为柳氮磺吡啶是二氢叶酸合成酶抑制剂，可导致叶酸缺乏，建议使用柳氮磺吡啶的同时补充0.4mg/d叶酸，以免增加胎儿不良结局的风险。

【干预建议】不建议洛索洛芬使用至孕晚期，建议根据临床情况，把柳氮磺吡啶的剂量改为≤2g/d或者换用其他孕期可以使用的抗风湿药，如羟氯喹、硫唑嘌呤、环孢素。如果是继续使用柳氮磺吡啶的话，需要同时补充0.4mg/d叶酸。

 处方3：妊娠合并强直性脊柱炎

【处方描述】

（1）患者信息

性别：女；年龄：25岁

（2）临床诊断

孕20⁺周；强直性脊柱炎

（3）处方

塞来昔布胶囊	200mg×6粒	200mg, qd, po

注射用英夫利西单抗	100mg×3 瓶	300mg, qd, ivgtt
0.9% 氯化钠注射液	500ml×1 袋	500ml, qd, ivgtt

【处方问题】遴选药品不适宜：孕20周选用英夫利西单抗不适宜。

【处方分析】妊娠患者，孕中期，诊断为强直性脊柱炎，门诊处方开具塞来昔布胶囊和英夫利西单抗。

英夫利西单抗可通过胎盘屏障，有研究随访了706例妊娠期使用TNF-α抑制剂（包括英夫利西单抗）患者的妊娠结局，未发现妊娠不良结局增加。在孕早中期使用英夫利西单抗，母体的益处远远大于对胚胎–胎儿的风险。但是由于妊娠晚期使用英夫利西单抗的妊娠期妇女脐血药物浓度高于母亲血药浓度，建议妊娠16周后避免使用。由于现有的临床经验有限，尚不能排除本品在妊娠期间的风险，因而不推荐妊娠期妇女使用。

【干预建议】孕20周强直性脊柱炎不建议使用英夫利西单抗，可根据临床情况判断可否改为其他TNF抑制剂，如依那西普、阿达木单抗。依那西普在动物试验中的剂量远高于临床剂量，没有发现毒性或致畸作用。虽然该药用于人类妊娠期的经验是有限的，但没有确凿的证据表明对胚胎–胎儿有不良影响。孕期使用依那西普应权衡利弊，如果母体的获益大于对胎儿的风险，可在孕早期和孕中期使用。阿达木单抗在孕早中期使用，母体的益处远远大于对胚胎–胎儿的风险。由于妊娠晚期使用阿达木单抗的孕妇脐血药物浓度高于母亲血药浓度，建议妊娠晚期应避免使用。

处方4：妊娠合并系统性红斑狼疮

【处方描述】

（1）患者信息

性别：女；年龄：30岁

（2）临床诊断

系统性红斑狼疮；备孕

（3）处方

甲泼尼龙片	4mg×30 片	12mg, qm, po
吗替麦考酚酯胶囊	0.5g×100 粒	0.50g, bid, po

【处方问题】药物选择不适宜：吗替麦考酚酯选择不适宜。

【处方分析】门诊处方开具甲泼尼龙片和吗替麦考酚酯胶囊。甲泼尼龙为糖皮质激素类药物，具有强大的抗炎作用和免疫抑制作用，是治疗SLE的基础药。目前的循证依据并未发现激素的使用与胎儿不良结局有关，也未有发现与婴儿免疫功能异常相关。甲泼尼龙可在胎盘代谢，进入胎儿的比例小。该患者使用剂量为 12mg/d，剂量并不大，孕期可以使用。

吗替麦考酚酯属于免疫抑制剂，在应用激素的同时加用免疫抑制剂联合治疗，有利于更好地控制 SLE 活动，保护重要脏器功能，减少复发，以及减少长期激素的需要量和副作用。但动物研究有生殖毒性，如大鼠子代出现无眼、无下颌和脑积水；兔子子代发生畸形包括心脏异位、肾脏异位、膈疝和脐疝等，因此不建议使用。

【干预建议】建议育龄女性若使用吗替麦考酚酯，需停用 6 周后方可备孕。另外，需控制好 SLE 活动，处于稳定期才能怀孕，可以换用环孢素。多项研究及指南表明环孢素未发现胎儿不良结局增加，但母亲的合并症如高血压等增加，因此妊娠期环孢素应使用最低有效剂量，同时监测血压、肾功能、血糖和血药浓度。

 ## 处方 5：妊娠合并系统性红斑狼疮

【处方描述】

(1) 患者信息

性别：女；年龄：24 岁

(2) 临床诊断

孕 29$^+$ 周；系统性红斑狼疮

(3) 处方

阿司匹林肠溶片	100mg×7 片	100mg, qd, po
醋酸泼尼松片	5mg×14 片	10mg, qm, po
硫酸羟氯喹片	100mg×28 片	200mg, bid, po

【处方问题】处方合理。

【处方分析】妊娠患者，孕晚期，诊断为系统性红斑狼疮，门诊处方开具阿司匹林肠溶片、醋酸泼尼松片和硫酸羟氯喹片，药物选择合理，剂量恰当，该处方合理。

泼尼松为糖皮质激素类药物，具有强大的抗炎作用和免疫抑制作用，是治疗 SLE 的基础药，可减轻症状。目前的循证依据并未发现激素的使用与胎儿不良结局有关，也未有发现与婴儿免疫功能异常相关。泼尼松可在胎盘代谢，进入胎儿的比例小。该患者使用剂量为 10mg/d，≤0.5mg/(kg·d)，属于小剂量激素，孕期可以使用。

羟氯喹属于改善病情的抗风湿药，可用于 SLE 的维持治疗。该药可以通过胎盘，但在治疗 SLE 的剂量下没有胎儿毒性，随访 12 个月也未发现对婴儿的免疫功能有影响。羟氯喹可以在整个妊娠期持续使用。

阿司匹林为抗血小板药。因为抗磷脂抗体与不良妊娠转归关系密切，对于抗磷脂抗体持续中、高滴度阳性，没有血栓与不良妊娠史的患者，应在妊娠前即口服小剂量阿司匹林，推荐剂量为每日 75～100mg，一直服用至妊娠结束后 6～8 周。查看患者就诊信息，有使用阿司匹林的指征。小剂量阿司匹林并未显著增加母婴的出血事件，也未显示新生儿畸形率升高。

【干预建议】建议告知患者使用泼尼松的必要性，并解释小剂量泼尼松在孕期的安全性，以增强患者依从性。建议告知患者使用羟氯喹的必要性和羟氯喹在孕期的安全性，以增强患者依从性。

 处方6：妊娠合并系统性红斑狼疮

【处方描述】

（1）患者信息

性别：女；年龄：32 岁；体重：60kg

（2）临床诊断

孕 18$^+$ 周；系统性红斑狼疮

（3）处方

甲泼尼龙片	4mg×30 片	12mg, qm, po
硫唑嘌呤片	50mg×60 片	75mg, bid, po

【处方问题】用法、用量不适宜。硫唑嘌呤片的剂量超过了孕期的最大日剂量。

【处方分析】妊娠患者，孕中期，诊断为系统性红斑狼疮。

甲泼尼龙为糖皮质激素类药物，具有强大的抗炎作用和免疫抑制作用，是治疗 SLE 的基础药。目前的循证依据并未发现激素的使用与胎儿不良结局有关，也未有发现与婴儿免疫功能异常相关。甲泼尼龙可在胎盘代谢，进入胎儿的比例小。该患者使用剂量为 12mg/d，属于小剂量，孕期可以使用。

硫唑嘌呤属于免疫抑制剂，在应用激素的同时加用免疫抑制剂联合治疗，有利于更好地控制 SLE 活动，保护重要脏器功能，减少复发，以及减少长期激素的需要量和副作用。关于硫唑嘌呤在孕期的使用：研究表明，妊娠不良结局与硫唑嘌呤剂量相关，母亲使用剂量超过 2mg/（kg·d）的婴儿出现造血抑制。目前的循证医学证据表明妊娠期可以使用硫唑嘌呤，但剂量需 ≤2mg/（kg·d）（该患者体重为 60kg，硫唑嘌呤用量为 2.5mg/（kg·d），超过了孕期安全剂量）。

【干预建议】建议根据临床情况，把硫唑嘌呤的剂量改为 120mg/（kg·d）或者换用其他孕期可以使用的免疫抑制剂，如羟氯喹、环孢素、他克莫司。

处方7：妊娠合并系统性红斑狼疮

【处方描述】

（1）患者信息

性别：女；年龄：35岁；体重：60kg

（2）临床诊断

孕9⁺周；系统性红斑狼疮；狼疮肾炎；继发性抗磷脂综合征

（3）处方

醋酸泼尼松片	5mg×56 片	20mg，qm，po
他克莫司胶囊	0.5mg×56 粒	1mg，bid，po
硫酸羟氯喹片	100mg×56 片	200mg，bid，po
阿司匹林肠溶片	100mg×14 片	100mg，qd，po

【处方分析】妊娠患者，孕早期，诊断为系统性红斑狼疮、狼疮肾炎，门诊处方开具阿司匹林肠溶片、醋酸泼尼松片、硫酸羟氯喹片和他克莫司胶囊，药物选择合理，剂量恰当，该处方合理。

泼尼松为糖皮质激素类药物，具有强大的抗炎作用和免疫抑制作用，是治疗SLE的基础药，可减轻症状。目前的循证依据并未发现激素的使用与胎儿不良结局有关，也未有发现与婴儿免疫功能异常相关。泼尼松可在胎盘代谢，进入胎儿的比例小。该患者使用剂量为20mg/d，≤0.5mg/（kg·d），属于小剂量激素，孕期可以使用。

他克莫司属于免疫抑制剂。在应用激素的同时加用免疫抑制剂联合治疗，有利于更好地控制SLE活动，保护重要脏器功能，减少复发，以及减少长期激素的需要量和副作用。目前的循证医学证据表明他克莫司可用于治疗妊娠合并SLE。整个妊娠期可使用最低有效剂量他克莫司，建议在用药期间监测母亲的血压、肾功能、血糖和药物浓度（药物浓度>15ng/ml与毒性相关）。

羟氯喹属于改善病情的抗风湿药，可用于SLE的维持治疗。该药可以通过胎盘，但在治疗SLE的剂量下没有胎儿毒性，随访12个月也未发现对婴儿的免疫功能有影响。羟氯喹可以在整个妊娠期持续使用。

阿司匹林为抗血小板药。因为抗磷脂抗体与不良妊娠转归关系密切，对于抗磷脂抗体持续中、高滴度阳性，没有血栓与不良妊娠史的患者，应在妊娠前即口服小剂量阿司匹林，推荐剂量为每日75～100mg，一直服用至妊娠结束后6～8周。查看患者就诊信息，患者有使用阿司匹林的指征。小剂量阿司匹林并未显著增加母婴的出血事件，也未显示新生儿畸形率升高。

【干预建议】无修改意见。

处方 8：妊娠期妇女伴抗磷脂综合征

【处方描述】

（1）患者信息

性别：女；年龄：29 岁

（2）临床诊断

孕 14^+ 周；抗磷脂综合征；既往血栓史

（3）处方

| 硫酸羟氯喹片 | 100mg×28 片 | 200mg，qd，po |
| 依诺肝素钠注射液 | 0.6ml：6000IU×10 支 | 0.6ml，bid，h |

【处方分析】妊娠患者，孕中期，诊断为抗磷脂综合征，门诊处方开具硫酸羟氯喹片和依诺肝素钠注射液，药物选择合理，剂量恰当，该处方合理。

羟氯喹属于改善病情的抗风湿病，具有抗炎、免疫调节和抗血小板等特性，可降低抗磷脂综合征患者 LA 活性以及 aPLs 的抗体效应，每日 200～400mg 口服，妊娠前开始使用，对难治性患者是较好的选择，该药可以通过胎盘，但在治疗剂量下没有胎儿毒性，随访 12 个月也未发现对婴儿的免疫功能有影响，可在整个妊娠期持续使用。

依诺肝素属于低分子肝素，不仅作用于凝血过程的多个环节，更能阻断 APA 诱导的针对蜕膜的补体活化，可用于 APS 的治疗。依诺肝素的平均分子量为 4500，分子相对较大，不易通过胎盘，妊娠期使用的安全性高。

【干预建议】无修改意见。

处方 9：哺乳期妇女系统性红斑狼疮的药物治疗

【处方描述】

（1）患者信息

性别：女；年龄：30 岁

（2）临床诊断

系统性红斑狼疮；产褥期；母乳喂养

（3）处方

| 甲泼尼龙片 | 4mg×30 片 | 12mg，qm，po |
| 环孢素软胶囊 | 25mg×100 粒 | 50mg，bid，po |

【处方分析】哺乳期患者，诊断为系统性红斑狼疮，门诊处方开具甲泼尼龙片和环孢素软胶囊，药物选择合理，剂量恰当，该处方合理。

甲泼尼龙为糖皮质激素类药物，具有强大的抗炎作用和免疫抑制作用，是治疗 SLE 的基础药。甲泼尼龙哺乳期用药分级为 L2 级。一般来说，只要每日剂量不超过80mg，甲泼尼龙转运到乳汁中的量很小，没有发现服用该药物后哺乳引起婴儿不良反应的报道，哺乳期可以使用。此处方中甲泼尼龙片的日剂量为12mg，没有超过80mg，用药后哺乳风险小，可以在哺乳期使用。

环孢素属于免疫抑制剂，在应用激素的同时加用免疫抑制剂联合治疗，有利于更好地控制 SLE 活动，保护重要脏器功能，减少复发，以及减少长期激素的需要量和副作用。环孢素哺乳期用药分级为 L3 级。乳汁中环孢素的浓度波动比较大，一般而言，全母乳喂养的婴儿从乳汁中获得的药量通常低于儿童治疗剂量的 1%。目前未见哺乳期使用环孢素对婴儿生长、发育或肾功能产生不良影响的报告。

【干预建议】无修改意见。

 处方 10：哺乳期妇女系统性红斑狼疮的药物治疗

【处方描述】

(1) 患者信息

性别：女；年龄：36 岁；体重：60kg

(2) 临床诊断

系统性红斑狼疮；狼疮肾炎；继发性抗磷脂综合征；产褥期；母乳喂养

(3) 处方

醋酸泼尼松片	5mg×56 片	20mg, qm, po
他克莫司胶囊	0.5mg×56 粒	1mg, bid, po
硫酸羟氯喹片	100mg×56 片	200mg, bid, po
阿司匹林肠溶片	100mg×14 片	100mg, qd, po

【处方分析】哺乳期患者，诊断为系统性红斑狼疮，门诊处方开具他克莫司胶囊、阿司匹林肠溶片、醋酸泼尼松片和硫酸羟氯喹片，药物选择合理，剂量恰当，该处方合理。

泼尼松为糖皮质激素类药物，具有强大的抗炎作用和免疫抑制作用，是治疗 SLE 的基础药，可减轻症状。泼尼松哺乳期用药分级为 L2 级。该患者使用剂量为 20mg/d，≤0.5mg/(kg·d)，属于小剂量激素，哺乳期可以使用。

羟氯喹属于改善病情的抗风湿药，可用于 SLE 的维持治疗。该药哺乳期用药分级为 L2 级，仅少量进入乳汁中，随访至少 12 个月未发现影响婴儿的生长发育、听力和视力，哺乳期可以使用。

他克莫司属于免疫抑制剂。在应用激素的同时加用免疫抑制剂联合治疗，有利于更好地控制 SLE 活动，保护重要脏器功能，减少复发，以及减少长期激素的需要量和副作用。该药哺乳期用药分级为 L3 级，进入乳汁的量很少，哺乳期可以使用，但是需观察婴儿有无失眠、呕吐、腹泻等。

阿司匹林为抗血小板药。对于抗磷脂抗体持续中、高滴度阳性，没有血栓与不良妊娠史的患者，需一直服用至妊娠结束后6~8周。查看患者就诊信息，患者有使用阿司匹林的指征。该药哺乳期用药分级为L2级，哺乳期可以使用小剂量阿司匹林，但应监测婴儿是否有瘀伤和出血。

【干预建议】无修改意见。

 处方11：哺乳期妇女系统性红斑狼疮的药物治疗

【处方描述】

（1）患者信息

性别：女；年龄：29岁

（2）临床诊断

系统性红斑狼疮；产褥期；母乳喂养

（3）处方

甲泼尼龙片	4mg×70片	40mg, qm, po
吗替麦考酚酯片	250mg×28片	500mg, bid, po
硫酸羟氯喹片	100mg×28片	200mg, bid, po

【处方问题】遴选药品不适宜：吗替麦考酚酯片选用不适宜。

【处方分析】哺乳期患者，诊断为系统性红斑狼疮，门诊处方开具甲泼尼龙片、吗替麦考酚酯片和硫酸羟氯喹片。

甲泼尼龙为糖皮质激素类药物，具有强大的抗炎作用和免疫抑制作用，是治疗SLE的基础药。甲泼尼龙哺乳期用药分级为L2级。一般来说，只要每日剂量不超过80mg，甲泼尼龙转运到乳汁中的量很小，没有发现服用该药物后哺乳引起婴儿不良反应的报道，哺乳期可以使用。

吗替麦考酚酯属于免疫抑制剂。在应用激素的同时加用免疫抑制剂联合治疗，有利于更好地控制SLE活动，保护重要脏器功能，减少复发，以及减少长期激素的需要量和副作用。该药哺乳期用药分级为L4级，哺乳期用药资料很少，不建议在哺乳期使用。

羟氯喹属于改善病情的抗风湿药，可用于SLE的维持治疗。该药哺乳期用药分级为L2级，仅少量进入乳汁中，随访至少12个月未发现影响婴儿的生长发育、听力和视力，哺乳期可以使用。

【干预建议】建议临床医生评估病情后将吗替麦考酚酯替换为他克莫司或者环孢素等哺乳期可以使用的免疫抑制剂。

（王　颖）

第五章 呼吸系统疾病

第一节 急性上呼吸道感染

一、概述

急性上呼吸道感染（acute upper respiratory tract infection），简称上感，是鼻腔、咽或喉部急性炎症的总称。本病全年均可发病，但冬春季节好发。主要通过含有病毒的飞沫传播，也可通过被污染的手和用具传染。多为散发性，在气候突然变化时可引起局部或大范围的流行。病原体可由人传染人，在发病前 24 小时到发病后 2 天传染性最强。常见病原体为病毒（70% ~ 80%），主要包括流感病毒、副流感病毒、呼吸道合胞病毒、腺病毒、鼻病毒、埃可病毒、柯萨奇病毒等。仅少数为细菌引起（20% ~ 30%），以溶血性链球菌多见，其次为流感嗜血杆菌、肺炎链球菌等。妊娠期和非妊娠期患者呼吸道感染的临床特征、诊断和治疗大致相似。

二、妊娠期治疗药物管理

与非妊娠期患者一样，普通感冒相关的症状通常轻微且为自限性，症状通常会在 10 日内消退，但咳嗽可能持续更长一些。对呼吸道病毒感染目前尚无特效抗病毒药物（流感除外），一般不需要干预，药物的对症支持治疗可能缓解一些症状，但是治疗不会改变症状的持续时间，且妊娠期普通感冒药物治疗的风险尚未经过随机试验研究。

常见的对症治疗药物包括解热镇痛药及抗鼻塞、抗组胺、镇咳药物。对于解热镇痛药物来说，在孕期全程可选用对乙酰氨基酚，妊娠中期可选用布洛芬，解热镇痛均为短时间用药，长期用药需另外评估风险。抗鼻塞药物为伪麻黄碱，在妊娠早期应避免使用；对于无高血压的女性，伪麻黄碱可用于中期妊娠和晚期妊娠。抗组胺药物包括马来酸氯苯那敏、氯雷他定、西替利嗪及左西替利嗪等。氯雷他定以及西替利嗪在妊娠期及哺乳期应用的安全数据较多。但对感冒症状有效的抗组胺药通常为一代抗组胺药物，这部分药物缺乏相关安全性数据。在孕中期可选择右美沙芬进行镇咳。

普通感冒无需使用抗病毒药物，流行性感冒可使用奥司他韦抗病毒治疗。对于妊娠期妇女，流感可能带来的并发症风险升高，故推荐在妊娠期，怀疑或确诊流感应立即接受奥司他韦抗病毒治疗。流感疫苗可以有效降低感染风险，推荐妊娠期妇女接种。

三、哺乳期治疗药物管理

在哺乳期，常见的对症治疗药物同样包括解热镇痛药、抗鼻塞、抗组胺、镇咳药物。解热镇痛药物可以选择对乙酰氨基酚或布洛芬。抗鼻塞药物为伪麻黄碱，可能会影响泌乳，且有乳儿接触伪麻黄碱后过敏或兴奋的不良反应报道，在哺乳期应避免使用。抗组胺药物里氯雷他定以及西替利嗪在哺乳期应用的安全数据较多，但二代抗组胺药物对感冒症状效果不佳，对合并过敏性疾病的患者可能有一定疗效。对感冒症状有效的一代抗组胺药物，如马来酸氯苯那敏等，有可能引起乳儿嗜睡等不良反应，应慎用，特别是新生儿、早产儿。在乳儿 2 个月以上的哺乳妇女，可以短时间应用右美沙芬进行镇咳治疗。

如确诊流感，奥司他韦在哺乳期也可以使用，流感疫苗在哺乳期也可以安全接种。

第二节　急性化脓性扁桃体炎

一、概述

急性咽炎是门诊最常见的疾病之一，多种病原体可导致咽炎，最常见的是病毒，与引起急性上呼吸道感染的病毒基本一致。A 族链球菌（group A streptococcus，GAS），也称化脓性链球菌。可以引起扁桃体炎，称为急性化脓性扁桃体炎。感染的临床特征包括突发咽喉痛、扁桃体渗液、颈淋巴结炎伴压痛和发热。通常没有咳嗽和明显的鼻部卡他症状。

GAS 咽炎后可发生化脓性和非化脓性并发症，但不常见。化脓性并发症指的是鼻窦炎、咽后脓肿和扁桃体周围脓肿。非化脓性并发症指急性风湿热和急性肾小球肾炎，以及猩红热（成人少见）。

二、妊娠期治疗药物管理

GAS 咽炎通常需要抗菌药物治疗。抗菌药物治疗可以降低症状严重度，缩短持续时间；预防急性并发症，以及迟发性并发症和免疫后遗症，尤其是急性风湿热；减少传播给他人的风险。首选青霉素类抗菌药物进行抗菌治疗，可选择口服阿莫西林，疗程 10 日。青霉素过敏或不能耐受者也可选择头孢菌素、克林霉素等药物。

另外，需要药物控制发热或疼痛的患者可以选择 NSAIDs 类药物，妊娠期首选对乙酰氨基酚，妊娠中期可用布洛芬。

三、哺乳期治疗药物管理

抗菌药物选择同孕期，青霉素类、头孢菌素类、克林霉素均为哺乳期可以选择的药物，建议在哺乳前后服药，尽量避开血药浓度高峰时期哺乳，可以将婴幼儿的风险降到最低。如用药期间婴幼儿出现皮疹，需考虑过敏需停药或暂停哺乳。如婴幼儿出现大便情况变化，如性状变稀、次数变多，可以给予益生菌对症治疗。

退热镇痛药物选择仍为对乙酰氨基酚或布洛芬。

第三节 肺 炎

一、概述

肺炎（pneumonia）是指肺泡、远端气道和肺间质的感染性炎症。临床上通常以发热、寒战、胸痛、咳嗽和咳脓痰为其特征。也可是以脓毒症和呼吸窘迫为特征的重症肺炎。根据发病场所和宿主状态可分为社区获得性肺炎、医院获得性肺炎以及呼吸机相关性肺炎等。

在门诊处方中接触到的绝大部分是社区获得性肺炎（community – acquired pneumonia，CAP）。我国 CAP 最常见的病原菌是肺炎链球菌以及肺炎支原体。其次根据患者年龄、免疫等情况，还可能包括流感嗜血杆菌、卡他莫拉菌、呼吸道病毒、金黄色葡萄球菌、肺炎克雷伯菌等。

二、妊娠期治疗药物管理

肺部感染首要的药物治疗为抗感染治疗。社区获得性肺炎的治疗需评估患者疾病严重程度，按不同病情和治疗场所，参考影响病原体的宿主因素、所在地区和医院抗菌药物敏感性检测资料，尽可能留取病原学检测标本后，尽早开始经验性抗菌治疗。门诊治疗的社区获得性肺炎，青壮年、无基础疾病患者可选择青霉素类、青霉素/酶抑制剂复合物；第一代、二代头孢菌素；多西环素/米诺环素；

呼吸喹诺酮以及大环内酯类。有基础疾病的选择青霉素/酶抑制剂复合物；第二代、三代头孢菌素类（口服）；呼吸喹诺酮类以及这三类药物联合多西环素/米诺环素/大环内酯类。其中，青霉素类、头孢菌素类、青霉素/酶抑制剂复合物在妊娠期安全数据较多，可作为首选药物，大环内酯类亦可使用。四环素类药物多西环素和米诺环素，以及呼吸喹诺酮类药物，在妊娠期使用需要谨慎，不宜选用。

其他对症支持治疗包括解热镇痛药 NSAIDs 类、止咳化痰药等，同上文推荐，根据临床症状情况选用。

预防接种肺炎链球菌疫苗可减少特定人群罹患肺炎的风险。目前应用的肺炎链球菌疫苗包括肺炎链球菌多糖疫苗和肺炎链球菌结合疫苗，在妊娠期及哺乳期均可接种。

三、哺乳期治疗药物管理

抗感染治疗药物选择原则同孕期。青霉素及头孢菌素类为哺乳期首选抗生素，大环内酯类也可选择，但在乳汁中分泌量较大，半衰期较长，仅作为非典型病原体感染的选择；四环素类不推荐在哺乳期使用；呼吸喹诺酮类药物目前尚有争议，在权衡利弊情况下可以谨慎选用。

止咳化痰类药物根据临床症状选用，乙酰半胱氨酸是较为安全的哺乳期化痰药物。中成药及植物药提取成分多无哺乳期使用数据，且多含有芳香烃类，可能会影响乳汁味道导致婴幼儿拒乳，需谨慎选用。

肺炎链球菌疫苗包括肺炎链球菌多糖疫苗和肺炎链球菌结合疫苗在哺乳期均可接种。

第四节 哮 喘

一、概述

支气管哮喘（bronchial asthma，简称哮喘），是一种常见的、慢性呼吸系统疾病。哮喘与多基因遗传有关，同时受遗传因素和环境因素的双重影响，常以慢性气道炎症为特征；包含随时间不断变化和加剧的呼吸道症状如喘息、气短、胸闷和咳嗽，同时具有可变性呼气气流受限。症状和气流受限均随时间和强度改变。这些改变通常由锻炼、过敏原和刺激因素、天气改变或者病毒性呼吸道感染所诱发，多数患者可自行缓解或经治疗后缓解。

根据哮喘的特点可分为过敏性哮喘、非过敏性哮喘、迟发型哮喘、哮喘合并混合型气流受限、哮喘合并肥胖等。哮喘的分期对于药物的选择意义较大，可分为急性发作期与缓解期。

研究表明很多女性患者在意识到自己妊娠后不久会减少或停用哮喘药物，这可能导致之后的哮喘控制变差，20%~36%的妊娠期哮喘患者会出现哮喘急性发作，且发作在整个妊娠期分布不均。哮喘急性发作导致的缺氧，以及哮喘控制不佳可能会损害胎儿氧合及子宫胎盘血流，后果包括母体低氧血症、低碳酸血症和碱中毒，这些均可发生在哮喘急性发作期。

二、妊娠期治疗药物管理

哮喘需要长期规范的综合管理，治疗的长期目标是获得良好的症状控制，维持正常的活动水平，降低未来急性发作、气流受限持续存在及治疗出现副反应的风险。

治疗哮喘的药物可分为控制性药物与缓解性药物两大类。控制性药物是指需要长期每天使用的药物。这些药物主要通过抗炎作用使哮喘维持临床控制，其中包括吸入型糖皮质激素（ICS）、白三烯调节剂类药物、长效 β_2 受体激动剂（LABA）、缓释茶碱、色甘酸钠、抗 IgE 抗体等。缓解性药物是指按需使用的药物。这些药物通过迅速解除支气管痉挛从而缓解哮喘症状，其中包括吸入型短效 β_2 受体激动剂（SABA）、全身用糖皮质激素、吸入型短效抗胆碱能药物（SAMA）、短效茶碱类药物等。

吸入型糖皮质激素的局部抗炎作用强，药物直接作用于呼吸道，所需剂量较小，全身不良反应较少，是哮喘长期治疗的首选药物。与口服/全身性应用糖皮质激素相比，吸入型糖皮质激素的安全性数据更多。目前较多的证据支持证实低至中等剂量的吸入型糖皮质激素与先天畸形风险增加无关。常用的有倍氯米松、布地奈德、氟替卡松、莫米松等。根据病情不同，选用吸入的剂量不同。通常需规律吸入 1~2 周以上方能起效。口服或静脉给予糖皮质激素适用于哮喘急性发作期的缓解性治疗，一般选用半衰期较短的如泼尼松或甲泼尼龙。这些激素可被胎盘代谢掉大部分，在妊娠中晚期可小剂量、短期使用。

β_2 受体激动剂首选吸入剂型，口服及静脉用药因不良反应较少而用于哮喘治疗。妊娠期吸入型 β_2 受体激动剂的应用，大多数报告显示其安全性良好。应尽量选择上市时间较长的药物，临床应用经验数据会更多。SABA 起效快，是缓解轻度至中度急性发作的首选药物，常用的药物包括沙丁胺醇以及特布他林。LABA 平喘时间维持较长，可用于缓解期，但不推荐长期单独使用，可与 ICS 联用，常用药物包括福莫特罗和沙美特罗等。

其他药物如白三烯调节剂可减轻哮喘症状，改善肺功能，减少急性发作，是哮喘的一线治疗药物。常用的药物为孟鲁司特钠。目前关于孟鲁司特钠在妊娠期的应用数据仍不够多，有限的数据表明其未增加婴儿的重大出生缺陷或不良结局。抗组胺药物包括马来酸氯苯那敏、氯雷他定、西替利嗪及左西替利嗪等，在妊娠期均有较多的安全使用数据。

三、哺乳期治疗药物管理

局部使用药物比系统性用药乳汁中的浓度更低，故吸入性糖皮质激素和 β_2 受体激动剂的安全性数据更多，可以作为哺乳期首选控制性药物。孟鲁司特钠在乳汁中分泌量很低，且本身可以用于 6 个月以上婴儿，可以用于吸入制剂难以控制的哮喘联合治疗。

第五节　过敏性鼻炎

一、概述

过敏性鼻炎，也称变应性鼻炎（allergic rhinitis，AR），是特应性个体接触过敏原后，由变应原特异性免疫球蛋白 E（immunoglobulin E，IgE）介导的一种鼻黏膜炎性反应性疾病。其临床症状是阵发性喷嚏、鼻溢、鼻塞，常伴眼部、鼻部、耳部和腭部瘙痒。其他常见症状为后鼻滴涕、咳嗽、易激惹性及疲劳。变应性鼻炎可按照持续时间分为间歇性（每周发作＜4 天或每年＜4 周）或持续性（每周发作≥4 天或每年≥4 周）；也可按时间模式分为季节性（如花粉症），常年性（全年暴露，如屋尘螨），一过性（偶然暴露）；还可以按严重程度分为轻度（症状轻微，无睡眠障碍，不影响日常生活）或中－重度（症状较重或严重有睡眠障碍，影响日常生活）。

鼻炎不直接影响妊娠结局。但未控制的鼻炎可以通过影响妊娠期营养、睡眠或应激等方面间接地影响妊娠。此外，未控制的鼻炎可能引起打鼾，这可能增加妊娠高血压、子痫前期及胎儿宫内生长迟滞的风险，妊娠期未控制的鼻炎也可能使共存的哮喘恶化，或使患者易患鼻窦炎。

二、妊娠期治疗药物管理

组胺是变应性鼻炎中最重要的已形成的介质。组胺会引起黏液分泌、血管扩张导致鼻充血、血管通透性增加导致组织水肿，以及通过刺激感觉神经纤维而引发喷嚏。还有前列腺素和白三烯类等其他介质参与变应性鼻炎的反应。

对于妊娠期的过敏性鼻炎，应该首先推荐避免接触变应原（如果致病性变应原已知）和非药物治疗（如鼻腔清洗），这些措施对于轻度症状可能已足够。对间歇性症状或轻度症状，可以考虑根据需要或常规性给予第二代抗组胺药物治疗，首选妊娠期应用安全数据较多的氯雷他定（10mg，一日1次）或西替利嗪（10mg，一日1次）。对中度至重度症状，初始治疗可以选择糖皮质激素类鼻喷剂，首选布地奈德，并根据需要加用第二代抗组胺药物控制额外的症状。其他药物，白三烯调节剂可减轻过敏性鼻炎症状，减少急性发作，妊娠期常用的药物为孟鲁司特钠。

三、哺乳期治疗药物管理

变应性鼻炎非常轻微的哺乳期女性可能无需任何药物治疗，但较严重症状可能需要治疗。所有患者都应避免接触变应原。可以尝试经常鼻腔生理盐水冲洗进行非特异性缓解。间歇性充血（每周症状少于4日）可谨慎地局部用减充血喷雾剂（如氮卓斯汀鼻喷剂）治疗。轻度持续性症状（症状每周超过4日且每年超过4周）可用鼻内糖皮质激素（如布地奈德鼻喷剂）治疗，并使用西替利嗪或氯雷他定作为补充治疗。中到重度持续性症状可用鼻内布地奈德和（或）免疫疗法注射维持治疗，并按需补充西替利嗪或氯雷他定。

第六节 审 方 案 例

 处方1：妊娠伴上呼吸道感染

【处方描述】

（1）患者信息

性别：女；年龄：29岁

（2）临床诊断

孕30^+周；上呼吸道感染

（3）处方

| 美敏伪麻溶液 | 100ml×1瓶 | 10ml, bid, po |
| 布洛芬缓释胶囊 | 0.2g×10粒 | 0.2g, prn, po |

【处方问题】遴选药品不适宜：布洛芬选用不适宜。

【处方分析】妊娠晚期应用NSAIDs类可能会引起胎儿动脉导管早闭。其机制是抑制了前列腺素的合成从而导致动脉导管不能持续开放。其中，布洛芬与吲哚美辛的此类作用最强，可用于出生后新生儿的动脉导管未闭治疗。而有数据表明对乙酰氨基酚此类作用较弱，短时间应用不会引起动脉导管早闭风险。故妊娠晚期应慎用 NSAIDs 类药物，如需应用，应选择对乙酰氨基酚，且应控制疗程不超过 48 小时。

该患者处于妊娠晚期，解热镇痛处方布洛芬，胎儿动脉导管早闭风险较高，遴选布洛芬药品不适宜。

【干预建议】妊娠晚期患者缓解发热、头痛等症状，建议选用对乙酰氨基酚。

 处方 2：妊娠伴上呼吸道感染

【处方描述】

（1）患者信息

性别：女；年龄：27 岁

（2）临床诊断

孕 10^+ 周；上呼吸道感染

（3）处方

复方氨酚烷胺片	10 片×1 盒	1 片，bid，po
莲花清瘟胶囊	0.35g×24 粒	4 粒，tid，po

【处方问题】遴选药品不适宜：复方氨酚烷胺片选用不适宜。

【处方分析】复方氨酚烷胺片中含有金刚烷胺，仅对甲型流感可能有效，且因耐药株比例不断升高，目前不推荐用于流感或者普通感冒的治疗。金刚烷胺在动物试验中有致畸性和胚胎毒性，在人体中的安全数据不足，有怀疑妊娠早期应用导致胎儿骨骼和心血管异常的报道，故妊娠早期不应使用。

该患者处于妊娠早期、敏感期，处方金刚烷胺治疗上呼吸道病毒感染不是最佳方案，且可能有致畸风险，遴选复方氨酚烷胺片不适宜。

【干预建议】普通感冒无需抗病毒治疗，流感可选择奥司他韦抗病毒治疗。

 处方 3：哺乳期伴流感

【处方描述】

（1）患者信息

性别：女；年龄：27 岁

（2）临床诊断

流感；哺乳期

（3）处方

氨麻美敏片	10 片×1 盒	1 片，tid，po
奥司他韦胶囊	75mg×10 粒	1 粒，bid，po

【处方问题】遴选药品不适宜：氨麻美敏片选用不适宜。

【处方分析】氨麻美敏片中含对乙酰氨基酚、马来酸氯苯那敏、伪麻黄碱以及右美沙芬。均是缓解症状，非主要治疗药物。有报道20%接触伪麻黄碱的婴幼儿出现过敏，也有引起婴幼儿烦躁不安的报道。且伪麻黄碱会减少泌乳，不利于母乳。马来酸氯苯那敏对小月龄的婴幼儿可能会有中枢镇静作用，导致嗜睡。

该患者处于哺乳期，使用奥司他韦治疗流感是正确的。有限数据表明，奥司他韦及其活性代谢产物可于人乳汁中检出，但浓度非常低。对于婴儿来说，低于治疗剂量，在哺乳期可以安全使用。缓解症状方面，建议选择单方制剂，避免使用伪麻黄碱，如果宝宝月龄较小，谨慎使用马来酸氯苯那敏。因此遴选氨麻美敏片药品不适宜。

【干预建议】退热选用对乙酰氨基酚或布洛芬单方药物即可。

 ## 处方4：妊娠伴流感

【处方内容】

（1）患者信息

性别：女；年龄：26岁

（2）临床诊断

孕8$^+$周；流感；咳嗽

（3）处方

奥司他韦胶囊	75mg×10粒	1粒，bid，po
复方甘草口服液	100ml×1瓶	10ml，tid，po

【处方问题】遴选药品不适宜：复方甘草口服液选用不适宜。

【处方分析】患者诊断流感，开具奥司他韦治疗是合适的。与一般人群相比，妊娠女性流感的症状及并发症风险可能会更严重。现有资料表明，经验性治疗的益处超过任何理论风险。2009～2010年流感季节的研究表明：在妊娠女性出现流感症状后早期（通常<2日）开始治疗相较于更晚开始治疗可降低重症率与死亡率。一项针对2010～2014年流感季节的研究表明，重症的流感妊娠患者，早期接受抗病毒治疗者（通常<2日）的中位住院时长相较于更晚开始治疗的患者显著缩短（2.2日 vs 7.8日）。也有研究数据表明出现流感症状后2日以上才开始治疗也具有益处。因此，无论症状已出现多久，都应开始治疗，即使延误时间较长治疗仍可能使患者获益，尤其是对于病情严重的妊娠女性。奥司他韦属于神经氨酸酶抑制剂，这类制剂在动物实验中没有发现后代有不良结局，上市后的妊娠女性使用报道中，也没有发现胎儿或新生儿的不良结局与药物暴露有因果关系。权衡利弊而定，目前认为妊娠期流感患者使用奥司他韦是相对安全的。

复方甘草口服液中含甘草流浸膏、复方樟脑酊、甘油、愈创木酚甘油醚以及浓氨溶液。说明书提示孕妇及哺乳期妇女禁用。复方樟脑酊的主要成分为阿片类物质，且该口服液中含乙醇，均为妊娠期禁用的物质。

该患者处于妊娠早期，是敏感期，处方复方甘草口服液治疗咳嗽不是最佳方案，且可能有致畸风险，遴选复方甘草口服液不适宜。

【干预建议】患者明确流感，主要治疗药物为奥司他韦。对于妊娠早期的咳嗽，多种止咳药物均有一定的风险，建议通过护理手段来缓解。

 处方5：妊娠伴急性化脓性扁桃体炎

【处方描述】

（1）患者信息

性别：女；年龄：29岁

（2）临床诊断

孕9$^+$周；急性化脓性扁桃体炎

（3）处方

左氧氟沙星片	0.5g×4 片	0.5g, qd, po
蓝芩口服液	10ml×24 支	10ml, tid, po

【处方问题】遴选药品不适宜：左氧氟沙星片选用不适宜。

【处方分析】左氧氟沙星属于喹诺酮类药物。此类药物虽然在动物试验中没有发现明确的致畸性，但因可能导致关节病变、骨或软骨病变，故国内建议18岁以下儿童禁用本药全身制剂。该患者孕9$^+$周，正处于骨骼肢体分化发育的时期，风险较高。再加上急性化脓性扁桃体炎的最常见感染菌为化脓性链球菌，呼吸喹诺酮类药物非首选药物，有更加安全有效的药物可以选择。

该患者处于妊娠早期，致畸高风险期，处方左氧氟沙星片治疗急性化脓性扁桃体炎不是最佳方案，且可能有致畸风险，遴选左氧氟沙星片不适宜。

【干预建议】妊娠期急性化脓性扁桃体炎患者，抗菌药物首选阿莫西林或头孢类药物。

 处方6：哺乳期伴急性化脓性扁桃体炎

【处方内容】

（1）患者信息

性别：女；年龄：26岁

（2）临床诊断

哺乳期；急性化脓性扁桃体炎

（3）处方

| 阿莫西林胶囊 | 0.5g×20 粒 | 0.5g，tid，po |
| 布洛芬缓释胶囊 | 0.2g×10 粒 | 0.2g，prn，po |

【处方问题】合理处方，需要做好告知工作。

【处方分析】布洛芬在乳汁中的分泌量很低，RID 值约为 0.2%，目前没有母乳喂养婴幼儿因母亲使用布洛芬而有不良反应的报道。哺乳安全分级为 L1 级，认为在哺乳期可以安全使用，无需暂停哺乳。

开具阿莫西林胶囊治疗急性化脓性扁桃体炎是合适的。阿莫西林在乳汁中会有少量分泌，RID 值为 0.25% ~ 0.5%，在哺乳期可以安全使用，无需暂停哺乳。但需交代患者注意观察宝宝的皮肤与大便情况，如果出现皮疹需考虑是否有药物过敏，如果出现腹泻需考虑为阿莫西林的不良反应。

【干预建议】处方合理，但需对药物进行充分的知情告知。

 处方 7：哺乳期伴社区获得性肺炎

【处方描述】

（1）患者信息

性别：女；年龄：32 岁

（2）临床诊断

社区获得性肺炎；哺乳期

（3）处方

| 左氧氟沙星片 | 0.5g×4 片 | 0.5g，qd，po |
| 氨溴索片 | 30mg×30 片 | 30mg，tid，po |

【处方问题】可能存在药物遴选不适宜的情况：左氧氟沙星片有争议。

【处方分析】左氧氟沙星属于喹诺酮类药物，目前在哺乳期的应用是有一定争议的。左氧氟沙星对软骨发育有一定的影响，所以不常规用于 18 岁以下的儿童，只在少数利大于弊的情况下使用。而左氧氟沙星也可以分泌进入母乳，保守起见，说明书是建议暂停哺乳的。但国外近期的研究表明，母乳中的左氧氟沙星含量很低，而且奶中的钙质可能会阻止左氧氟沙星的吸收，所以不会对母乳喂养的婴儿造成不良影响。建议用药 4 ~ 6 小时后（避开浓度的峰值）即可哺乳。因此，其哺乳安全分级也从 L3 级调整到了 L2 级。哺乳期安全分级为 L1 ~ L5，L1最安全，L5 风险最大，一般认为 L3 以下无需暂停哺乳。乳母每天服用 0.5g 左氧氟沙星，全母乳婴幼儿每天从乳汁中吃到的药物剂量大约是 1.25mg，远低于10mg/kg 的婴幼儿治疗剂量。

氨溴索是祛痰药，目前没有母乳分泌的数据可查及。根据结构特性推测是可以有少部分进入乳汁，对于婴幼儿的影响风险未知，临床有氨溴索应用于婴幼儿甚至新生儿的用法。

该患者处于哺乳期，诊断为社区获得性肺炎。需与医生确认是否知晓患者为哺乳期，与患者确认婴幼儿月龄与哺乳次数间隔，权衡利弊考虑抗感染方案是否可用更为安全的头孢类药物或阿奇霉素替代。

【干预建议】左氧氟沙星在哺乳期使用具有一定争议，建议换用更为安全的头孢类药物或阿奇霉素。

 ## 处方8：妊娠伴社区获得性肺炎

【处方描述】

（1）患者信息

性别：女；年龄：31岁

（2）临床诊断

社区获得性肺炎；孕12$^+$周

（3）处方

头孢克洛缓释片	0.375g×14 片	0.375g, bid, po
多西环素片	10mg×14 片	10mg, bid, po

【处方问题】遴选药品不适宜：多西环素片选用不适宜。

【处方分析】多西环素属于四环素类，大多数的四环素类药物在妊娠期禁用。因为这类药物可以透过胎盘，在脐带血浆和羊水中可分别达到母亲循环浓度的60%和20%。这样的浓度可导致药物在胎儿骨与牙齿中蓄积。中期和晚期妊娠的宫内暴露可能导致乳牙永久性变色和进入胎儿的长管状骨引起暂时性生长抑制。且四环素类药物有肝毒性风险，妊娠期妇女肝脏负担加重，肝损风险更高。在四环素类药物中，多西环素的致畸和肝损风险是最低的，但也只限于没有其他更好的药物选择的情况下，权衡利弊且充分告知后使用。该患者为社区获得性肺炎，没有基础疾病，可以选择更为安全的阿奇霉素替代。

【干预建议】妊娠期不首选多西环素抗感染治疗，社区获得性肺炎可选用头孢类药物或阿奇霉素。

 ## 处方9：哺乳期伴社区获得性肺炎

【处方描述】

（1）患者信息

性别：女；年龄：22岁

（2）临床诊断

社区获得性肺炎；哺乳期

（3）处方

阿莫西林克拉维酸钾片	0.2285g×42 片	0.457g，tid，po
可待因桔梗片	12mg×42 片	24mg，tid，po
氨溴索片	30mg×30 片	30mg，tid，po

【处方问题】药物遴选不适宜：可待因桔梗片遴选用不适宜。

【处方分析】可待因桔梗片为镇咳药物，其中含可待因成分，在哺乳期应避免使用。哺乳期母亲使用可待因后，可待因及其活性代谢产物吗啡均可分泌至乳汁。在可待因代谢正常（CYP2D6 活性正常）的母亲中，分泌至乳汁中的可待因量很少并呈剂量依赖性。但如果母亲为可待因超快代谢者，可能出现药物过量的症状，如极度嗜睡、意识混乱或呼吸变浅。母亲乳汁中的吗啡浓度也会升高，并可导致乳儿中产生过度镇静或致死性不良反应。

该患者处于哺乳期。诊断为社区获得性肺炎，镇咳药物选择可待因类药物不适宜。

【干预建议】镇咳药非社区获得性肺炎的必需治疗，权衡利弊后确定是否需要镇咳。如需镇咳，且婴幼儿月龄 2 个月以上，可选择右美沙芬短期应用。

 处方 10：妊娠伴支气管哮喘

【处方描述】

（1）患者信息

性别：女；年龄：24 岁

（2）临床诊断

支气管哮喘，非重症；孕23$^+$周

（3）处方

地塞米松磷酸钠注射液	2mg×3 支	2mg，qd，iv
沙美特罗替卡松吸入剂	50μg\250μg×1 支	1 吸，bid，吸入
孟鲁司特钠片	10mg×7 片	10mg，qn，po

【处方问题】药物遴选不适宜：地塞米松磷酸钠注射液遴选不适宜。

【处方分析】地塞米松属于糖皮质激素，系统性糖皮质激素适用于哮喘急性发作期的缓解性治疗，但地塞米松可以通过胎盘，临床上有促进胎肺成熟的用法。且地塞米松半衰期较长，而急性期缓解宜选用半衰期较短的糖皮质激素。患者妊娠合并哮喘急性发作，不宜选用地塞米松。

沙美特罗替卡松吸入剂及孟鲁司特钠片，目前已经有一些数据证明其安全性和有效性，研究表明沙美特罗替卡松及孟鲁司特钠没有增加新生儿的重大出生缺陷，或对母体有产生并发症影响。可用于妊娠期哮喘患者。

【干预建议】妊娠期患者哮喘急性发作，需用系统性糖皮质激素，可选用强的松或甲泼尼龙。

 处方11：哺乳期伴支气管哮喘

【处方描述】

（1）患者信息

性别：女；年龄：26岁

（2）临床诊断

支气管哮喘，非重症；哺乳期

（3）处方

地塞米松磷酸钠注射液	2mg×6 支	2mg，bid，雾化吸入
沙美特罗替卡松吸入剂	50μg＼250μg×1 支	1 吸，bid，吸入
孟鲁司特钠片	10mg×7 片	10mg，qn，po

【处方问题】药物遴选不适宜：地塞米松磷酸钠注射液遴选不适宜。用法用量不适宜：地塞米松磷酸钠注射液雾化吸入不适宜。

【处方分析】地塞米松作为一种长效的糖皮质激素，不适宜用于哮喘急性发作期的症状缓解。另外，雾化吸入疗法是应用雾化吸入装置，使药液形成粒径 $0.01 \sim 10 \mu m$ 的气溶胶微粒，被吸入并沉积于气道和肺部，发挥治疗作用。地塞米松磷酸钠注射液非雾化吸入剂型，雾化后颗粒粒径不能达到目标范围，且地塞米松脂溶性低、水溶性高，与气道黏膜组织结合较少，肺内沉积率低，与糖皮质激素受体的亲和力低，在气道内滞留时间也短，不适宜用作雾化吸入。哺乳期，地塞米松在乳汁中可有分泌，因其半衰期较长，无法对哺乳做到有效间隔。如需选用糖皮质激素，宜选用疗效与安全性更为确切的短效糖皮质激素。

【干预建议】患者处于哺乳期，已经有长期控制药物沙美特罗替卡松吸入剂，如处于哮喘急性发作期，首选短效 β_2 受体激动剂沙丁胺醇吸入缓解，如需加用吸入型糖皮质激素，可选用布地奈德雾化悬液进行雾化治疗。

 处方12：妊娠伴支气管哮喘

【处方描述】

（1）患者信息

性别：女；年龄：24岁

（2）临床诊断

支气管哮喘，非重症；孕 9$^+$ 周

（3）处方

马来酸茚达特罗吸入粉雾剂	150μg×10 粒	1 吸，qd，吸入
桉柠蒎肠溶软胶囊	0.3g×10 粒	0.3g，bid，po

【处方问题】可能存在药物遴选不适宜：马来酸茚达特罗吸入粉雾剂目前在妊娠期应用数据较少。

【处方分析】茚达特罗属于 LABA 类药物，LABA 类药物平喘时间维持较长，可用于缓解期，但不推荐长期单独使用，可与 ICS 联用。茚达特罗由于上市时间较短，尚缺乏妊娠期应用数据。虽然吸入制剂吸收发挥全身作用的风险较小，从而到达胎儿影响胎儿的风险也较小。但患者属于妊娠早期，高风险期，用药需特别谨慎。可以选用应用时间较长，安全性数据更多的沙美特罗或福莫特罗，并且联用 ICS。只在这其他药物均无法控制病情的情况下，考虑使用茚达特罗，并请医生加签名确定。

【干预建议】妊娠期患者缓解期治疗，在 ICS 控制不佳情况下可联用 LABA，但新药需慎用，可选择安全性数据较多的沙美特罗或福莫特罗。

处方 13：妊娠伴过敏性鼻炎

【处方描述】

（1）患者信息

性别：女；年龄：27 岁

（2）临床诊断

过敏性鼻炎；孕 7$^+$ 周

（3）处方

氯雷伪麻缓释片	125mg×7 片	1 片，bid，po
布地奈德鼻喷剂	64μg×120 喷/支	两喷，bid，喷鼻

【处方问题】遴选药品不适宜：氯雷伪麻缓释片选用不适宜。

【处方分析】氯雷伪麻缓释片中含氯雷他定以及伪麻黄碱，说明书适应证是适用于过敏性鼻炎。第二代抗组胺药氯雷他定已经有较多的妊娠期应用数据，表明其不增加新生儿的出生缺陷，是妊娠期过敏性鼻炎可以选择的抗组胺药物之一。伪麻黄碱为缩血管药物，可以缓解鼻塞等症状。但其在妊娠期的应用报道目前还存在争议，有报道因其缩血管的作用，可能导致腹裂、小肠闭锁和半面短小症等畸形风险。也有妊娠期妇女在服用缓释片数日后致胎儿心动过速的个案报道。故应避免在妊娠早期应用，在妊娠中期及晚期可以作为无妊娠高血压患者的首选减充血剂，对应用了抗组胺药物联合鼻内用糖皮质激素后仍无法缓解的患者，作为补充治疗。

该患者属于妊娠早期，高风险期，应用氯雷他定及布地奈德鼻喷剂已经是中－重度过敏性鼻炎的首选治疗，应用伪麻黄碱有一定的风险。遴选氯雷伪麻缓释片不适宜。

【干预建议】妊娠期，特别是妊娠早期的过敏性鼻炎患者，建议用单独的第二代抗组胺药物氯雷他定或西替利嗪。

 ## 处方14：妊娠伴过敏性鼻炎

【处方内容】

（1）患者信息

性别：女；年龄：29 岁

（2）临床诊断

过敏性鼻炎；孕 10^+ 周

（3）处方

氯雷他定片	10mg×7 片	1 片，qd，po
羟甲唑啉鼻喷剂	5ml：1.25mg/支	两喷，bid，喷鼻

【处方问题】可能存在遴选药品不适宜：羟甲唑啉鼻喷剂不适宜。

【处方分析】羟甲唑啉为 α 肾上腺受体激动剂，具有收缩鼻黏膜血管的作用，减轻充血，从而改善鼻塞症状。鼻内羟甲唑啉在怀孕期间的安全性暂无大数据研究。在妊娠早期大剂量或长期使用羟甲唑啉鼻喷剂后的病例报告中已注意到胎儿/新生儿不良事件，个案报道发现孕早期暴露后胎儿出现肢体畸形（无尺骨、腓骨和指骨）和吞咽－耳畸形等。减充血药不是怀孕期间治疗鼻炎的首选药物，短期（<3 天）使用可能对某些患者有益，长期使用容易导致停药反跳、妊娠鼻炎等。

第二代抗组胺药氯雷他定已经有较多的妊娠期应用数据，表明其不增加新生儿的出生缺陷，是妊娠期过敏性鼻炎可以选择的抗组胺药物之一。

该患者属于妊娠早期，高风险期，长期应用羟甲唑啉鼻喷剂治疗过敏性鼻炎风险较大，弊大于利，故遴选药品羟甲唑啉鼻喷剂不适宜。

【干预建议】妊娠期的过敏性鼻炎患者，建议首选糖皮质激素鼻喷剂（如布地奈德鼻喷剂）控制症状。中－重度鼻炎患者可选择第二代抗组胺药物氯雷他定或西替利嗪。

（徐乐加）

第六章 | 消化系统疾病

第一节 乙型肝炎

一、概述

乙型病毒肝炎（简称乙肝）是一种由乙型肝炎病毒（hepatitis B virus，HBV）引起的肝脏疾病。根据感染乙肝病毒的时间长短，乙肝分为急性感染和慢性感染。急性乙肝是指新近发生的乙肝病毒感染引起的。急性感染乙肝病毒之后，一部分人可以通过自身免疫系统清除乙肝病毒而恢复健康，甚至可以获得对乙肝病毒的终身免疫。如果急性期自身免疫系统不能清除乙肝病毒，并且感染持续超过6个月，即 HBsAg 和（或）HBV DNA 阳性6个月以上，就会发展成慢性乙肝。

乙肝是一种传染性疾病，主要的传播途径有血液传播（如不安全注射等）、母婴传播和性接触传播。母婴传播主要发生在围生期，大多是在分娩时接触 HBV 阳性母亲的血液和体液所引起。乙肝的传染性与乙肝病毒含量呈正相关，也就是病毒量越高，传染性越强，随着抗病毒治疗以及乙型肝炎疫苗联合乙型肝炎免疫球蛋白（HBIG）的应用，母婴传播已明显减少。

二、妊娠期治疗药物管理

慢性乙型肝炎的治疗主要包括抗病毒、免疫调节、抗炎保肝、抗纤维化和对症治疗。其中抗病毒治疗是关键。只要有适应证，且条件允许，就应该进行规范的抗病毒治疗。根据《2018 美国肝病研究学会（AASLD）慢乙肝指南》对于不符合标准抗病毒治疗指征但是孕中期（孕 28 周）HBV DNA $\geqslant 2 \times 10^5$ IU/ml 的妇女，应该考虑抗病毒治疗以预防母婴传播。我国《慢性乙型肝炎防治指南（2019版)》对于不符合标准抗病毒治疗指征但是孕中期（孕 24 ~ 28 周）HBV DNA $\geqslant 2 \times 10^5$ IU/ml 的妇女，应该考虑抗病毒治疗以预防母婴传播。

根据国内以及国外的治疗指南，目前对于乙肝的抗病毒治疗，主要有两大类的药物，分别是干扰素和核苷（酸）类药物。

干扰素包括长效干扰素和短效干扰素。因为这类药物有致畸性，所以孕期禁忌使用，并且应该在停用该类药物后6个月才建议备孕。

核苷类药物主要有拉米夫定、阿德福韦、恩替卡韦、替比夫定、替诺福韦。这类药物可以直接抗病毒，安全性较好，每天只需口服一次，但治疗时间长而且不好确定，一般总疗程至少4年。对抑制乙肝病毒复制效果好，但使乙肝表面抗原（HBsAg）转阴的概率低。长期使用核苷类药物可能使病毒产生耐药性，导致治疗效果降低。因此，服药期间需要定期检测HBV DNA定量，以便出现耐药性时可以及时发现，更换其他抗病毒药物进行挽救治疗。孕期可以使用的有替比夫定、富马酸替诺福韦酯、富马酸丙酚替诺福韦以及拉米夫定，不推荐使用的是阿德福韦、恩替卡韦。

三、哺乳期治疗药物管理

接种乙肝疫苗是预防乙肝感染最有效的方法，所以对于乙肝合并妊娠的人群，为了提高母婴阻断的成功率，除了需要在妊娠期使用抗病毒药物进行治疗外，应尽早在婴儿出生后24小时内注射乙型肝炎疫苗联合乙型肝炎免疫球蛋白（HBIG），越早预防效果越好。乙型肝炎疫苗全程需按照0、1、6个月的程序接种3针，即接种第1针疫苗后，在1月龄和6月龄时分别接种第2和第3针。

对于产前不需要抗病毒治疗，只是为了进一步减少母婴传播而在孕中期进行抗病毒治疗的妊娠期妇女，可于产后停药，并加强乙肝病毒定量以及转氨酶的监测和随访。

第二节　妊娠期肝内胆汁淤积症

一、概述

妊娠期肝内胆汁淤积症（intrahepatic cholestasis of pregnancy，ICP）是一种重要妊娠中、晚期特有的并发症，妊娠早期也有可能发生，且一般孕早期发生胆汁淤积的孕妇后期发生重症胆汁淤积的风险也相对较高。此病具有明显的种族及地域特点，在我国，四川、上海的发病率最高，可达12%。

ICP临床上以皮肤瘙痒和胆汁酸升高为特征，患ICP后，经母体流向胎儿的胆汁酸增加，胆汁酸在羊水、脐带血和胎粪中升高，对胎儿影响较大，发生胎儿宫内窘迫、早产和死胎的危险性相对较高。因此，妊娠期肝内胆汁淤积症的尽早诊断和治疗对改善围生儿结局具有重要意义。

二、妊娠期治疗药物管理

因尚未明确妊娠期肝内胆汁淤积症的致病机制，目前仍无一种药物能治愈ICP，因而临床治疗的主要目的是改善瘙痒症状，降低血胆汁酸水平，恢复肝功能，同时需强化对胎儿宫内状况的监控，以及时发现胎儿宫内缺氧情况，尽早采取相应的应对措施，合理延长孕周。根据《妊娠期肝内胆汁淤积症诊疗指南（2015版）》，适用于 ICP 降胆汁酸的药物主要有熊去氧胆酸和 S－腺苷蛋氨酸两种。

熊去氧胆酸推荐作为 ICP 治疗的一线药物。虽然熊去氧胆酸治疗 ICP 缺乏大样本随机对照试验，但与其他药物对照治疗相比，在缓解皮肤瘙痒、降低血清学指标、延长孕周、改善母儿预后方面具有优势，并且在妊娠中晚期的安全性良好，所以作为一线推荐治疗用药。一般的推荐剂量建议按照 15mg/（kg·d）的剂量分 3～4 次口服，当常规剂量疗效不佳，而又未出现明显副作用时，可加大剂量为每日 1.5～2.0g。

S－腺苷蛋氨酸目前没有良好的循证医学证据证明其治疗的确切疗效，也尚未发现存在对胎儿的毒副作用和对新生儿远期的不良影响，建议作为 ICP 临床二线用药或是联合治疗。推荐剂量：静脉滴注每日 1g，疗程 12～14 天；口服 500mg，每日 2 次。

对于重度、进展性、难治性 ICP 患者可考虑熊去氧胆酸 250mg，每日 3 次口服和 S－腺苷蛋氨酸 500mg，每日 2 次静脉滴注的联合治疗。

另外，一些其他辅助治疗可以改善 ICP 症状，如支持产前使用维生素 K 减少出血风险，肝酶水平升高者可加用护肝药物，其余辅助治疗如血浆置换等可能有效，但无证据支持。

第三节　幽门螺杆菌感染

一、概述

幽门螺杆菌感染是一种由幽门螺杆菌（helicobacter pylori，Hp）寄生在胃黏膜组织中所致的感染性疾病，我国是 Hp 高感染率国家，感染率为 40%～60%。Hp 可以在人与人之间传播，其主要经口传播。多数感染者并无症状或并发症，但所有感染者都存在慢性活动性胃炎，感染者中仅 15%～20% 发生消化性溃疡，5%～10% 发生 Hp 相关消化不良，约 1% 发生胃恶性肿瘤。Hp 感染是我国胃癌的主要病因，其在肠型胃癌发生中起关键作用，推荐在胃癌高发区人群中进行 Hp 的筛查和治疗，其筛查方法可以采用尿素呼气试验、血清学方法或粪便抗原检测等。

二、妊娠期治疗药物管理

Hp 感染的治疗药物包括抗菌药物、抑酸药和铋剂，通常采用联合治疗方案进行 Hp 根除治疗。由于我国 Hp 对某些抗菌药物，如克拉霉素、甲硝唑和左氧氟沙星（氟喹诺酮类）的耐药率呈上升趋势，同时也可发生二重、三重或更多重耐药，因此需要根据地区耐药等特点进行选择不同的联合疗法。

Hp 感染的治疗方案有多种，比如克拉霉素三联方案、铋剂四联方案，随着克拉霉素耐药率上升，前者疗效不断下降，后者重新受到重视，因此，目前推荐的根治 Hp 联合治疗方案为铋剂四联方案（即 PPI + 铋剂 + 2 种抗菌药物），疗程为 10 ~ 14d。

抗菌药物的选择，联合治疗方案中抗菌药物组合的选择应参考当地人群中监测的 Hp 耐药率和个人抗菌药物使用史，不论用于其他疾病或根除 Hp 治疗，曾经应用过克拉霉素、喹诺酮类药物和甲硝唑者，其感染的 Hp 有潜在耐药可能，如果地区克拉霉素和甲硝唑双重耐药率 >15%，经验治疗不推荐含克拉霉素和甲硝唑的非铋剂四联疗法，具体方案见表 4。

表 4　常用治疗 Hp 的抗菌药物联合方案

方案	抗菌药物 1	抗菌药物 2
1	阿莫西林 1000mg，2 次/日	克拉霉素 500mg，2 次/日
2	阿莫西林 1000mg，2 次/日	左氧氟沙星 500mg，1 次/日或 200mg，2 次/日
3	阿莫西林 1000mg，2 次/日	呋喃唑酮 100mg，2 次/日
4	四环素 500mg，3 次/日或 4 次/日	甲硝唑 400mg，3 次/日或 4 次/日
5	四环素 500mg，3 次/日或 4 次/日	呋喃唑酮 100mg，2 次/日
6	阿莫西林 1000mg，2 次/日	甲硝唑 400mg，3 次/日或 4 次/日
7	阿莫西林 1000mg，2 次/日	四环素 500mg，3 次/日或 4 次/日

抑酸剂主要推荐使用质子泵抑制剂（PPI），其在根除方案中起重要作用，选择作用稳定、疗效高、受 CYP2C19 基因多态性影响较小的 PPI，可提高根除率。可选择的标准剂量的质子泵抑制剂包括艾司奥美拉唑 20mg、雷贝拉唑 10mg（或 20mg）、奥美拉唑 20mg、兰索拉唑 30mg、潘托拉唑 40mg 和艾普拉唑 5mg，上述 PPI 按 2 次/日，餐前半小时口服。

铋剂能提高 Hp 的根除率，而且不耐药，短期应用安全性高，标准剂量铋剂为枸橼酸铋钾 220mg 按 2 次/日，餐前半小时口服。

对于妊娠期 Hp 感染的治疗，目前国内没有统一的指南与标准，目前联合治疗方案中包含至少一种含有 C 类妊娠的药物，没有数据支持在妊娠使用。FDA 推荐对无症状的 Hp 阳性孕妇，建议在产后进行治疗。然而，某些情况如妊娠剧烈呕吐，需权衡利弊选用克拉霉素三联方案进行 Hp 治疗。研究表明，在妊娠早期使用克拉霉素会增加流产的风险，但不会增加先天性畸形的风险，因此在妊娠初期接受治疗的患者应使用甲硝唑代替克拉霉素，同时将初期保守治疗疗程缩短为 7 天，可缓解症状，将风险降到最低。

第四节　妊娠期恶心呕吐

一、概述

妊娠期恶心呕吐（nausea and vomiting of pregnance，NVP）是指在妊娠期前 3 个月内出现且排除其他原因引起的恶心和呕吐。妊娠剧吐（hyperemesis gravidarum，HG）是指 NVP 延长且伴有三联症（体重减轻超过妊娠前 5%、脱水、电解质失衡）。NVP 影响超过 80% 的妊娠期妇女，是最常导致妊娠期妇女住院的疾病，住院时间一般为 3 ~ 4 天；HG 是 NVP 的严重类型，影响 0.3% ~ 3.6% 的妊娠期妇女。NVP 和 HG 可能引起低钠血症、低钾血症、低血清尿素、血细胞压积增大，伴有代谢性低氯性碱中毒。如果严重的话，甚至可能引发代谢性酸中毒。因此，应根据患者的情况给予合适的治疗。

二、妊娠期治疗药物管理

治疗 NVP 的选择有保守的措施（如在轻度症状下可静心和注意饮食），也有药物治疗，在严重的情况下如有必要可采取静脉补液及全胃肠营养等措施。

妊娠呕吐定量评分是 NVP 严重分级的客观有效指标，分为轻度、中度、重度三个等级。对于轻度呕吐，可采用合理的膳食、生活方式的调整等治疗方法。如果呕吐症状仍然持续，可选用止吐药。2018 年美国妇产科医师学会（ACOG）指南推荐单用维生素 B_6 或联合多西拉敏治疗妊娠期呕吐，中国妊娠剧吐的诊断及临床处理专家共识（2015 年）推荐维生素 B_6 是安全有效的，应考虑为一线药物。2016 年，英国妇产科协会发布了《妊娠期恶心呕吐管理》，推荐的常用止吐药及剂量参见表 5。当一线药物无效时，应该选择不同类别的药物。甲氧氯普胺是安全有效的，但是因其锥体外系的不良反应，所以作为二线治疗药物。单独给药无效时，应联合不同的药物。皮质甾醇类药物可用于标准治疗失败患者的保守治疗。

表5 推荐的止吐药及剂量

推荐级别	药物用法用量
一线用药	异丙嗪12.5~25mg q4~8h 口服/im/iv 或直肠
	氯丙嗪10~25mg q4~6h 口服/iv/im；或50~100mg q6~8h 直肠
二线用药	甲氧氯普胺5~10mg q8h 口服/im/iv（最长疗程5天）
	多潘立酮10mg q8h 口服；30~60mg q8h 直肠
	昂丹司琼4~8mg q6~8h 口服；8mg iv 超过15min，q12h，昂丹司琼单次剂量不超过16mg
三线用药	皮质类固醇类药物：氢化可的松100mg iv 每天两次，一旦临床症状改善，换为泼尼松龙40~50mg 每天口服，逐渐降低剂量至最低控制症状的维持剂量

第五节 便秘、痔疮

一、概述

据统计我国成人便秘的患病率为3%~17%，慢性便秘患病率为4%~6%。孕产妇由于特殊的生理结构，便秘患病率高于一般人群。根据 Rome Ⅱ 标准定义便秘的一项孕妇前瞻性纵向研究报告显示，妊娠中期和产后6~12周，便秘患病率为16%~39%，高于同龄未孕妇女的便秘基线率7%。

孕妇便秘可导致胎儿生长发育受影响；妊娠期用力排便可能引起流产、早产等严重不良后果；产后便秘不利于伤口愈合。

妊娠期便秘可由多种因素导致。①激素作用：孕激素、生长抑素分泌增多、促胃液素分泌减少导致结肠传输时间延长。②机械性因素：子宫增大致肠道运动障碍；膈肌、腹肌运动受限导致排便缺乏动力等。③结肠水分吸收增加：肾素 - 血管紧张素 - 醛固酮分泌增加，肠道蠕动减慢，均导致结肠水分吸收、大便秘结。④药物因素：解痉药硫酸镁以及铁剂的应用等。⑤饮食、活动因素：膳食纤维摄入不足，活动量减少，均不利于结肠蠕动。其中，激素水平变化是妊娠期便秘最主要的原因。

产后便秘主要相关因素包括：①经阴道分娩加重痔病引起痔核脱出，或因盆底功能障碍引起盆底器官脱垂等导致排便障碍；②会阴、骨盆不同程度损伤以及手术伤口疼痛，抑制排便动作；③产后排便力量减弱；④饮食结构不合理，活动量减少。其中，女性特有的盆底解剖特点以及分娩的生理特性是产后便秘的主要原因。

二、妊娠期与哺乳期治疗药物管理

便秘治疗的目的是缓解症状，恢复正常肠道动力和排便生理功能。首先应调整生活方式，合理的膳食、多饮水、运动、建立良好的排便习惯是便秘的基础治疗措施。

若通过调整生活方式无效时，可酌情给予通便药治疗以减少便秘发生，避免诱发早产、肠梗阻、痔疮以及其他肛肠疾病等，提高生活质量。选用通便药时应考虑循证医学证据、安全性、药物依赖性以及效价比。由于妊娠和哺乳的特殊性，通便药在孕产妇中的选择应以保证产妇及胎儿的安全为先。理想的通便药应满足疗效好、不被吸收入血（无致畸作用）、不被乳汁分泌以及耐受性好等特点。孕产妇常用通便药物的应用推荐如下。

（1）容积性泻药　容积性泻药（例如，小麦纤维素颗粒）服药时需补充足够液体，起效较慢，仅适用于轻度便秘患者。治疗剂量的容积性泻药常伴发腹胀、纳差等不适；服用欧车前需注意可能引起支气管哮喘以及威胁生命的过敏反应等严重不良反应。

（2）渗透性泻药　双糖渗透性泻药乳果糖口服液是目前我国治疗孕产期便秘常用的通便药，被美国 FDA 批准用于治疗孕产妇便秘，是世界胃肠病组织（WGO）认可的益生元。乳果糖治疗妊娠期便秘，平均粪便性状显著改善，治疗有效率、满意率高，无治疗后严重不良反应。乳果糖应用于产后女性，显著改善肠蠕动功能、大便性状、缩短住院时间；应用于产后会阴撕裂伤患者，显著改善首次排便疼痛，缩短住院时间。安全性方面，乳果糖不被吸收入血，不影响营养吸收，不影响胎儿发育，不影响哺乳，不会引起血糖波动。对于乳糖不耐受的人群，乳果糖同样适用。其他渗透性泻药如聚乙二醇4000，用于妊娠期的安全性有待进一步的研究。盐类渗透性泻药口服后起效快，仅适用于短期症状缓解，长期应用可引起高镁血症、高磷酸血症、脱水等严重水电解质紊乱。

（3）润滑类泻药　开塞露、蓖麻油，后者会刺激子宫收缩，禁用于妊娠期女性；过多使用矿物油会干扰脂溶性维生素的吸收，慎用于孕产妇。

（4）中药　国内文献报道中药（包括中成药制剂和汤剂，例如：六味安消胶囊）能有效缓解慢性便秘的症状，中药对妊娠便秘疗效的评估尚需更多循证医学研究的支持。

根据目前的循证证据，建议产妇治疗性用药首先进行便秘症状评估，一线通便药首选双糖类渗透性泻药（如乳果糖），次选其他渗透性泻药如聚乙二醇4000。如以上治疗无效则选用二线用药，可考虑加用复方角菜酸酯栓、多库酯钠（短期应用）等。

痔疮是肛管血管垫增粗和移位所致。痔疮在妊娠的最后三个月特别是产后尤其频繁，30%~40%的孕妇受到痔疮不适的影响。症状包括瘙痒，不适和（或）出血。而且便秘会加重这些症状。因此，建议多饮水及富含纤维的饮食。

怀孕期间的痔疮并发便秘时可以使用复方角菜酸酯栓，而禁用含麝香中药栓剂及乳膏。多库酯钠作用温和，起效慢，可短期应用于孕产妇。

第六节　胃食管反流病

一、概述

胃食管反流病（gastroesophageal reflux disease，GERD）定义为胃内容物异常反流至食管而导致的不适症状，伴有或不伴有食管损伤。当采用双倍剂量的 PPI 治疗8~12周后，胃灼热和（或）反流等症状无明显改善，这种 GERD 称为难治性 GERD。

胃食管反流病是临床常见疾病，发病率在全球不同国家和不同地区存在很大差异，西方国家患病率较高，发病率为10%~20%。我国的 GERD 发病率也呈现增加趋势。GERD 在妊娠期妇女中有较高的发生率，可能达30%~80%。妊娠期胃肠平滑肌张力降低，胃食管连接处功能和结构发生改变及雌激素的升高导致食管下段括约肌压力降低、贲门括约肌松弛，胃内容物容易逆流到食管下部产生胃烧灼感。在整个妊娠期，食管下段括约肌压力低于正常值的下限，产后恢复正常。

妊娠期 GERD 的症状与普通人群相比并无差异，总的来说症状可能会较严重，但较少发生糜烂性胃炎及其他并发症。孕前诊断有 GERD 者，症状可随妊娠期延长而逐渐加重；而从早期妊娠至晚期妊娠 GERD 症状的出现率不断增加，产后缓解。在之后的妊娠中，GERD 往往复发，在经产妇和初产妇中影响相似。

二、妊娠期与哺乳期治疗药物管理

GERD 的药物治疗主要包括抗酸剂、黏膜保护剂、H_2 受体拮抗剂（H_2RB）、质子泵抑制剂、钾离子竞争性酸阻滞剂。

针对妊娠期 GERD，一般应遵循保守治疗（生活作息和饮食习惯调整）－抗酸剂－H_2 受体拮抗剂（H_2RB）－质子泵抑制剂（PPI）的治疗次序，对症状较重者，经药物治疗无效后再考虑行胃镜检查。治疗时，应充分权衡孕妇收益和胎儿风险。

症状轻微者，一般只需生活方式和饮食调整，如应告知患者少食多餐、睡前

3 小时不再进食、抬高床头（15~20cm）以及避免可能加重症状的姿势，减少引起腹压增高的一切因素如便秘、穿着紧身衣物等，避免食用可能导致症状加重的食物，常会加重反酸的食物包括咖啡、可乐、茶、柑橘类水果、巧克力和富含脂肪的食物。上述方法效果并不佳时，可考虑采用药物治疗。

妊娠期 GERD 应以抗酸剂开始药物治疗，之后再考虑硫糖铝。如果患者仍无缓解，则与非妊娠患者一样，采用 H_2RB 来控制症状，如疗效不佳，可使用 PPI。

目前认为大多数抗酸剂都可安全用于妊娠期和哺乳期，但妊娠期应避免使用含碳酸氢钠和三硅酸镁的抗酸剂。其中钙剂抗酸剂被认为是最安全的一类，钙剂同时可预防妊娠高血压和先兆子痫；而铝镁制剂中 15%~30% 的铝、镁会被吸收，对胎儿是否有致畸性尚无动物实验，铝碳酸镁的妊娠期分级为 B 级。此类的首选是硫糖铝，因为其铝吸收很少，因此用于妊娠期和哺乳期相对是较安全的。

三硅酸镁长期使用可能会引起胎儿肾结石、呼吸窘迫、心血管损伤等疾病，应避免长期高剂量使用；而碳酸氢钠可能引起代谢性碱中毒和母婴液体负荷过重。枸橼酸铋钾等铋剂孕妇忌用，哺乳期慎用。

长期使用抗酸剂会影响铁的吸收，妊娠妇女伴随贫血时应引起重视。

铝抗酸剂和氢氧化镁不进入乳汁。虽然缺乏硫糖铝足够的哺乳期用药研究，但其在乳汁中的分布非常有限，同样可作为哺乳期首选。

经抗酸剂治疗无效后，H_2RB 应作为首选，西咪替丁、雷尼替丁、法莫替丁均为 B 级妊娠用药。其中西咪替丁和雷尼替丁在过去 30 年中已被广泛用于妊娠期消化道症状的治疗，无明显致畸报道。西咪替丁在动物实验中表现出微弱的抗雄激素效应，部分成年男性在长期服用后也会有乳腺发育表现，然而，多项对在孕前期接受过西咪替丁治疗的新生儿调查未发现有生殖畸形的风险。目前有关法莫替丁妊娠期应用和临床对照的研究很少。

H_2 受体拮抗剂可分泌入乳汁，雷尼替丁和西咪替丁在母乳中的浓度可达血清的 4~7 倍，法莫替丁摄入 6 小时后母乳中的浓度为血清的 2 倍。法莫替丁为哺乳期用药 L1 级，可作为首选。

PPI 用于妊娠期的经验比 H_2RA 更少，但就目前经验来看，PPI 用于妊娠期很可能是安全的。对于 H_2RA 治疗后仍有 GERD 症状的妊娠患者，建议使用奥美拉唑、兰索拉唑或泮托拉唑，因为这几种药物在妊娠期的应用历史更久。在一些前瞻性研究中奥美拉唑被证明是安全的。其他 PPI 都是 B 级，如埃索美拉唑和兰索拉唑，虽然动物实验证实毒性较低，但由于人群试验的缺乏，其安全性尚无明确结论。PPI 只能用于其他治疗无效，而又必须在妊娠期治疗的人群。关于 PPI 分泌进入母乳的情况，现有资料很少。奥美拉唑和泮托拉唑分泌至母乳中的浓度低。而且大多会被婴儿胃中的胃酸破坏。

钾离子竞争性酸阻滞剂伏诺拉生为国内外新上市药品，迄今为止尚未在妊娠期受试者中进行评价伏诺拉生的临床研究。在一项大鼠毒理学研究中，以暴露量超过伏诺拉生最大临床剂量（40mg/d）暴露量（AUC）约 28 倍时观察到胚胎 – 胎儿毒性。除非认为预期的治疗获益超过任何可能的风险，否则妊娠或可能妊娠的患者不应服用伏诺拉生。尚不清楚伏诺拉生是否排泄到人乳汁中。在动物研究中已经证明伏诺拉生可排泄到乳汁中。建议在哺乳期避免服用伏诺拉生，必须给药时，应首先停止哺乳。

促胃肠动力药可通过加速胃肠排空、增加食管下端括约肌压力、促进食管酸清除而缓解反流症状，在 GERD 治疗中可作为抑酸剂的辅助用药。动物实验证实甲氧氯普胺（妊娠分级为 B 级）安全、无致畸作用，临床应用也未见致畸报道；哺乳分级 L2。在动物实验中，大剂量西沙必利可引起低出生体重儿和超出常规水平的新生儿死亡，FDA 将其划分为 C 级妊娠用药，同时因其有诱发心律失常的风险，目前已基本停用。伊托必利、莫沙必利，孕妇用药安全性尚未确定，建议避免使用；动物实验中发现两者可从乳汁分泌，建议避免使用。FDA 将多潘立酮划分为 C 级妊娠用药，应避免使用；尽管婴儿通过乳汁摄入多潘立酮的量较少，但建议在哺乳期间避免使用。

第七节　消化性溃疡

一、概述

消化性溃疡（peptic ulcer disease，PUD）指在各种致病因子的作用下，黏膜发生炎症反应和坏死性病变，病变通常穿越黏膜下层，深达肌层甚至浆膜层，其中以胃、十二指肠最常见。根据溃疡发生部位分为胃溃疡（gastric ulcer，GU）和十二指肠溃疡（duodenal ulcer，DU）。

消化性溃疡近年来在我国呈现为下降趋势，可发生于任何年龄；临床上，GU 比 DU 多见，比例大概为 2∶1 ~ 3∶1，临床上年轻女性以十二指肠溃疡多见。妊娠期胃酸及消化酶水平低，对溃疡病有保护作用的孕激素、雌激素水平升高，既往有溃疡病的孕妇绝大多数症状改善。其中约半数在整个孕期无症状。只有少部分在妊娠最后 3 个月症状加重。产后由于胃酸及消化酶分泌水平升高，加之孕、雌激素水平降低，半数患者在产后 3 个月内复发。妊娠期溃疡病发生穿孔及消化道出血者少见。

消化性溃疡是一种多因素疾病，是黏膜侵袭因素和防御性因素失去平衡的结果。中上腹部痛和反酸是消化性溃疡的典型症状，GU 的腹痛常发生于餐后半小时左右，而 DU 则发生于空腹时。典型的消化性溃疡特点是：病程漫长、周期性发作、可因过劳或者心理情绪不佳而诱发，发作时上腹痛呈现出节律性，为空腹痛，进食或者服用抗酸剂可以缓解。

二、妊娠期与哺乳期治疗药物管理

（1）治疗原则　妊娠期消化性溃疡的治疗原则与非孕期基本相同，但应注意药物对胎儿的影响。治疗目标包括缓解症状、促进溃疡愈合、预防并发症、预防复发。药物治疗包括降低胃酸、保护胃黏膜、根除胃幽门螺杆菌。避免使用或者慎用可导致胃、十二指肠黏膜损害的药物：如 NSAIDs、三环类抗抑郁药、糖皮质激素等。

生活方式的调整，即提倡细嚼慢咽、规律进食，戒烟酒，避免使用刺激性食物和损伤胃黏膜的药物；避免过度紧张、劳累、情绪波动。产后哺乳期发生出血和穿孔者，应考虑停止哺乳，乳汁分泌同时伴有胃酸分泌增加，对溃疡愈合不利。

（2）治疗药物概述　主要包括抗酸剂、黏膜保护剂、H_2RB、质子泵抑制剂、抗幽门螺杆菌治疗、对症治疗药物（如解痉剂、促胃肠动力剂、抗胆汁反流剂）。

（3）妊娠和哺乳期药物治疗管理　当妊娠女性被诊断为消化性溃疡病时，治疗的重点通常是抑制胃酸。如果存在幽门螺杆菌感染，抗菌治疗通常推迟到分娩后。然而，一些观点认为幽门螺杆菌可引起妊娠期重度恶心、呕吐，包括妊娠剧吐。因此，如有指征，妊娠期也应考虑抗幽门螺杆菌治疗，抗幽门螺杆菌治疗见本书对应专题介绍。

一般在单用抗酸剂不佳时，可加用 H_2RB。PPI 作为伴有胃食管反流者且 H_2RB 无效时使用。常规剂量硫糖铝、H_2RB、大多数 PPI 等药物可在妊娠期和哺乳期安全使用。

硫糖铝 FDA 分级为 B 级，常规剂量不会增加妊娠妇女药物不良反应。通常认为在妊娠早期使用也可能是安全的。铋剂可通过胎盘屏障，有致畸风险，一般建议孕妇忌用；有铋剂涂抹乳头导致乳儿肠梗阻的报道，哺乳期慎用。铝抗酸剂和氢氧化镁不进入乳汁。虽然缺乏硫糖铝和用药研究，但其在乳汁中的分布非常有限，同样可作为哺乳期首选。

米索前列醇禁用于孕妇和哺乳期妇女。瑞巴派特妊娠期给药安全性尚未确认，应慎用；哺乳期应避免哺乳。替普瑞酮妊娠期给药安全性尚未确认，应慎用。吉法酯缺乏哺乳和妊娠期的研究资料，不宜选用。L－谷氨酰胺颗粒，FDA 妊娠分级为 C 级，应慎用；哺乳期应避免哺乳。

H_2RB、PPIs、促胃肠动力药：具体参见"胃食管反流病"相关专题。

抗胃幽门螺杆菌治疗：参见本书中"幽门螺杆菌感染"相关专题。

胃肠解痉剂：硫酸阿托品 FDA 分级为 C 级，全身给药可能导致胎儿心动过速，孕妇慎用，需充分考虑用药利弊；可分泌到乳汁中，且可抑制泌乳作用，哺乳期应避免使用或者停止哺乳。匹维溴铵，妊娠期安全使用缺乏足够证据，溴化物可能影响妊娠晚期胎儿神经系统，建议避免使用；哺乳期避免服用。

第八节　肠易激综合征

一、概述

肠易激综合征（irritable bowel syndrome，IBS）是消化道的一种功能性疾病，以慢性腹痛和排便异常为特征，且缺乏器质性的改变。本病可持续存在或者反复发作，是最常见的一种功能性肠道疾病。中青年居多，50 岁以后首次发病的少见，男女比例约为 1∶2。流行病学研究的诸多环节可对调查结果产生影响。影响 IBS 发病和患病率的因素包括心理、饮食、年龄、性别、胃肠道感染史、情绪压力、职业、服药史等。

IBS 是最常见的胃肠功能紊乱性疾病之一，病因不明。各年龄段人群都可出现 IBS。女性 IBS 患病率较男性略高，且重叠症状如焦虑、抑郁等明显增多。IBS 以慢性腹痛和排便习惯改变为主要临床特征，此外患者还通常主诉其他腹部或排便症状，例如胃胀气、胃积气、显著的胃结肠反射、肠胀气、腹胀、大便有黏液、不完全排空感以及需要排便（缓解）的绞痛。

二、妊娠期与哺乳期治疗药物管理

（1）治疗原则　建立良好的医患互动和治疗的连续性是所有 IBS 患者治疗的关键。总体来说，对于症状轻、间断发作且不影响生活质量的患者，首先推荐个体化地调整生活方式和膳食习惯，而不是特定的药物治疗。

生活方式提倡详细了解膳食史，以发现与特定食物相关的一些症状类型。调整饮食，避免摄入产气食物、高脂饮食、刺激性食物、患者不耐受的食物，避免摄入乳糖。适当体育锻炼有助于改善症状。

对于以腹胀、腹痛、腹泻为主者，建议选用低脂、高蛋白、富含维生素的饮食。对于以便秘为主要症状者，建议选用高膳食纤维的食物，在几周内逐步加到 20～25g/d。高膳食纤维并不能缓解腹痛。

对于初始治疗无效的轻度 - 中度症状患者，以及存在影响生存质量的中度 - 重度症状的患者，才建议将药物治疗作为辅助治疗，主要是以缓解主要症状为主。药品的种类主要包括泻剂、止泻剂、胃肠解痉药、抗抑郁药、肠道菌群调节剂。

（2）妊娠和哺乳期药物治疗管理　妊娠期应尽可能采纳大部分指南推荐的生活方式疗法来治疗 IBS，如饮食改变，对便秘型 IBS 患者应增加纤维和水的摄入，对腹泻型 IBS 患者应减少脂肪和牛奶的摄入。妊娠期药物的应用，应全面评估药物治疗的获益和可能带来的潜在风险，目的是缓解症状。

泻剂：对于便秘型 IBS 患者，聚乙二醇 4000 相对风险较低，酌情使用，具体参见本书"便秘"专题。

止泻剂：对于腹泻型 IBS，症状轻者可使用吸附止泻剂如蒙脱石。洛哌丁胺 FDA 妊娠分级为 B 级，由于有报道在妊娠早期使用可能与先天畸形相关，在妊娠前 3 个月内应避免使用。哺乳分级为 L2，可分泌到乳汁中，由于相对剂量（0.03%）较少，美国儿科协会认为与母乳喂养并不冲突，应监测婴儿，关注困倦、口干、恶心、便秘等症状。复方地芬诺酯 FDA 妊娠分级为 C 级，孕妇长期使用会导致新生儿戒断效应和呼吸抑制，孕妇禁用。

缓解腹胀、腹痛：对于 IBS 引起的腹胀、腹痛，可按需给予解痉挛药；曲美布汀用于改善腹泻型 IBS 患者的总体症状，妊娠和哺乳期（L3 级）慎用。阿洛司琼，FDA 分级为 B 级，尚无充分的妊娠期妇女用药的研究数据，妊娠期和哺乳期妇女仅在明确需要时方可使用本药。利福昔明，用于改善腹胀和（或）肠道产气增多等菌群失调问题，FDA 妊娠分级为 C 级，在动物实验中发现高剂量时具有致畸作用，但在人类妊娠中无报道，风险无法排除。其口服吸收非常少，血药水平很低，乳汁中浓度也很低，建议监护婴儿是否发生呕吐、腹泻、皮疹。屈他维林，用于缓解胃肠道痉挛，目前获得的妊娠期妇女临床研究数据有限，一般不用于孕妇，也不推荐哺乳期使用。西甲硅油，排气剂，缓解胀气，用药后 1 小时见效，不经胃肠道吸收，妊娠和哺乳期妇女可使用本药。包含有西甲硅油的复方制剂如复方阿尔维林，妊娠期禁用，哺乳期尽量避免使用。匹维溴铵，由于溴化物的作用可能影响新生儿神经系统（张力过低、镇静），故妊娠期妇女禁用，哺乳期避免使用。

抗胆碱能解痉药：是传统的胆碱能阻断剂，通过缓解胃肠道痉挛，发挥缓解腹痛的作用，但对于存在甲亢、胃食管反流病等情况的患者应该慎用。这一系列的药物可能会抑制乳汁分泌。阿托品，FDA 分级为 C 级，但经静脉给药可引起胎儿心动过速，故妊娠期妇女使用其静脉剂型时应权衡利弊，慎用本药眼用制剂。其可随乳汁排泄，并可抑制泌乳，哺乳期妇女慎用。东莨菪碱，FDA 分级为 C 级，可进入胎盘，且有胚胎毒性，妊娠期妇女使用可能引起呼吸抑制和（或）新生儿出血，妊娠期妇女需谨慎使用。可微量进入乳汁，注意监护婴儿是否出现便秘、口干、尿潴留症状。山莨菪碱临床上常见大剂量用于治疗妊娠期高血压疾病患者。丁溴东莨菪碱，作为胃肠道解痉剂，有长期应用的经验，可用于妊娠期，但对前 3 个月的用药应该特别关注；由于低脂溶性，母乳中分泌可能性小。

抗抑郁、抗焦虑药：通过降低内脏及脑神经敏感性，减轻腹痛和总体症状，包括肠外症状。可用于症状严重而其他治疗措施无效人群，常见为小剂量的三环类抗抑郁药和 5－羟色胺再摄取抑制剂（SSRIs）。IBS 治疗，常常小剂量谨慎使用三环类抗抑郁药（避免用于伴有便秘者）或选择性 5－羟色胺再摄取抑制剂（SSRIs）。在 SSRIs 中除帕罗西汀（D 类）外，孕期使用抗抑郁剂并未增加幼儿心脏疾病和死亡风险，但可能增加早产和低体重风险。帕罗西汀、丙咪嗪、去甲替林，应避免使用；氟西汀、阿米替林、西酞普兰使用时应全面权衡利弊，妊娠早期尽量避免使用。根据 FDA 通告，妊娠 7～9 个月服用 SSRIs，新生儿有患撤药综合征可能性。哺乳期使用时，SSRIs 作为选择，除氟西汀外，抗抑郁剂在乳汁的浓度都较低，可以谨慎使用。抗抑郁、抗焦虑药在 IBS 的治疗中日益普遍，但在妊娠期应用的安全性缺乏大型临床研究。应充分权衡利弊。其使用具体参见本书"围产期抑郁症"专题。

益生菌：虽然有研究表明益生菌可改善症状，但获益程度及最有效的益生菌菌种和菌株目前尚不确定。而美国指南也不推荐 IBS 患者常规进行益生菌治疗。

促胃肠动力药：参见本书中"胃食管反流病"相关专题。

第九节　审方案例

 处方 1：慢性乙型肝炎合并妊娠

【处方描述】

（1）患者信息

性别：女；年龄：27 岁

（2）临床诊断

孕 6$^+$ 周；HBeAg（－）慢性乙型肝炎

（3）处方

　　恩替卡韦片　　　　　　　0.5mg×28 片　　　　　0.5mg, qd, po

【处方问题】遴选药品不适宜：恩替卡韦片选用不适宜。

【处方分析】中华医学会肝病学分会，中华医学会感染病学分会《慢性乙型肝炎防治指南（2015 版）》，孕期可以推荐相对较安全的药物替诺福韦或是替比夫定抗病毒治疗。现有的证据表明，如果应用的是 FDA 药物妊娠安全分级为 B

类的药比如替比夫定或是替诺福韦酯，对母亲和婴幼儿还是比较安全的。婴幼儿的出生缺陷率并不高于普通人群。这时如果停止抗病毒治疗，母亲会面临病毒反弹、肝损伤加重的风险，一旦出现了这种情况，对婴幼儿也很不利。所以在这种情况下，要与患者做好充分的沟通，在权衡利弊的情况下选择合适的治疗方案。

该患者处于妊娠早期，处方中的恩替卡韦在孕期的安全性不明确，所以在充分沟通、权衡利弊的情况下，需换用替比夫定或是替诺福韦酯继续治疗，可以继续妊娠，按时产检。

【干预建议】换用替比夫定或是替诺福韦酯抗病毒治疗。

 处方2：慢性乙型肝炎备孕

【处方描述】

（1）患者信息

性别：女；年龄：23岁

（2）临床诊断

HBeAg（+）慢性乙型肝炎；备孕

（3）处方

聚乙二醇干扰素α-2a注射液　　180μg×2支　　180μg，qw，皮下

【处方问题】遴选药品不适宜：聚乙二醇干扰素α-2a注射液选用不适宜。

【处方分析】根据FDA药物妊娠安全分级，聚乙二醇干扰素α-2a注射液是分级为X级的药物，为孕期禁止使用的药物。因为干扰素能抑制胎儿生长，并有致畸性，所以使用期间必须避孕，停药后至少6个月才建议备孕。

该患者处于妊娠早期，正在使用聚乙二醇干扰素α-2a注射液进行抗病毒治疗，应该明确告知患者该药具有致畸性，建议停药6个月后再备孕。

【干预建议】应该明确告知患者该药具有致畸性，建议停药6个月后再备孕。

 处方3：妊娠合并肝内胆汁淤积症

【处方描述】

（1）患者信息

性别：女；年龄：35岁

（2）临床诊断

孕10$^+$周；妊娠肝内胆汁淤积症

（3）处方

熊去氧胆酸胶囊　　250mg/粒×10粒　　500mg，qd，po

复方甘草酸苷　　24粒　　2粒，tid，po

联苯双酯片　　　　　　　25mg/片×10 粒　　　　　　　50mg, tid, po

【处方问题】遴选药品不适宜：复方甘草酸苷、联苯双酯片选用不适宜。

【处方分析】妊娠期肝内胆汁淤积症（ICP）是妊娠中、晚期特有的并发症，妊娠早期也有可能发生，且一般孕早期发生胆汁淤积的孕妇后期发生重症胆汁淤积的风险也相对较高。ICP 临床上以皮肤瘙痒和胆汁酸升高为特征，特别是对胎儿影响较大，发生胎儿宫内窘迫、早产和死胎的危险性相对较高。

根据《妊娠期肝内胆汁淤积症诊疗指南（2015 年）》，熊去氧胆酸和 S－腺苷蛋氨酸（如丁二磺酸腺苷蛋氨酸）是降胆酸的基本药物。研究显示，与其他药物对照治疗相比，熊去氧胆酸在缓解皮肤瘙痒、降低血清学指标、延长孕周、改善母儿预后方面具有优势，且动物试验证明，熊去氧胆酸在羊水和脐血中的蓄积量很低，对胚胎和出生的幼仔无直接损害，也未发现熊去氧胆酸对人类胎儿的毒副作用和造成围产儿远期不良影响的报道，妊娠中晚期使用安全性良好。

而 S－腺苷蛋氨酸（如丁二磺酸腺苷蛋氨酸），腺苷蛋氨酸本身是人体内的生理活性因子，参与体内的重要生化反应，其甲基化物 S－腺苷甲硫氨酸在美国和加拿大是一种营养补充剂，目前未发现腺苷蛋氨酸存在胎儿毒性及对新生儿远期的不良影响。

复方甘草酸苷、联苯双酯片目前妊娠用药数据不多，需权衡利弊使用，另外患者为肝内胆汁淤积症，这两药无降胆酸药理作用，选用药物不适宜。

【干预建议】建议停用复方甘草酸苷、联苯双酯片，单用熊去氧胆酸或联用丁二磺酸腺苷蛋氨酸肠溶片 1000mg, qd。

 处方4：妊娠合并肝内胆汁淤积症

【处方描述】

（1）患者信息

性别：女；年龄：35 岁

（2）临床诊断

孕 29$^+$ 周；妊娠肝内胆汁淤积症

（3）处方

苯巴比妥片　　　　　　　30mg×9 片　　　　　　　30mg, tid, po

【处方问题】遴选药品不适宜：苯巴比妥片选用不适宜。

【处方分析】苯巴比妥通过刺激葡糖醛酸转移酶，促进胆汁分泌和排泄，可降低血清胆红素和胆盐的浓度，对胆汁淤积症有较满意的疗效。在 FDA 的妊娠安全性分级中，苯巴比妥为 D 级，妊娠期服用苯巴比妥与胎儿 6% ~20% 的出生缺陷发生率有一定关系。在动物试验中，高剂量苯巴比妥可使老鼠胎儿腭裂、面部畸形、心血管畸形、生殖器畸形以及其他先天畸形发生率增加，中枢神经系统和行为改变也会出现异常。在人类妊娠服用苯巴比妥的报告中，苯巴比妥的服用与胎儿畸形发生、新生儿发育异常有一定相关性，如先天性心脏病、面部畸形、外周骨骼畸形及生殖器畸形等。

另外，根据《妊娠期肝内胆汁淤积症诊疗指南（2015 年）》，熊去氧胆酸和 S－腺苷蛋氨酸（如丁二磺酸腺苷蛋氨酸）是降胆酸的基本药物，其中熊去氧胆酸是一线药物，在妊娠中晚期使用安全性良好，未发现对人类胎儿的毒副作用和造成围产儿远期不良影响的报道。患者孕 29$^+$ 周，为妊娠晚期，根据推荐，选择熊去氧胆酸治疗更合适。

【干预建议】建议改用熊去氧胆酸胶囊 500mg，qd。

处方 5：妊娠肝内胆汁淤积症

【处方描述】

（1）患者信息

性别：女；年龄：29 岁

（2）临床诊断

孕 12$^+$ 周；妊娠肝内胆汁淤积症

（3）处方

熊去氧胆酸胶囊	250mg×6 粒	500mg，qd，po
地塞米松片	0.75mg×12 片	1.5mg，bid，po

【处方问题】遴选药品不适宜：地塞米松片选药不适宜。

【处方分析】妊娠期肝内胆汁淤积症（ICP）是妊娠中、晚期特有的并发症，瘙痒是主要的首发症状。目前，胆汁淤积性瘙痒的发病机制尚不清楚，熊去氧胆酸和 S－腺苷蛋氨酸（如丁二磺酸腺苷蛋氨酸）是降胆酸的基本药物。

地塞米松属于糖皮质激素类药物，糖皮质激素可通过胎盘，动物试验研究证实孕早期给药可增加胚胎腭裂、胎盘功能不全、自发性流产和子宫内生长发育迟缓的发生率。人类使用糖皮质激素可增加胎盘功能不全、新生儿体重减少或死胎的发生率。目前，糖皮质激素在 FDA 妊娠分级为 C 级；如在妊娠早期用药为 D 级。但糖皮质激素（如地塞米松）在产前使用可以促使胎肺成熟，降低早产儿的发病率和死亡率，国内外指南也推荐使用。对于严重瘙痒的孕妇，也可考虑短期低剂量使用弱、中效糖皮质激素，特别是外用剂型。

由于 ICP 在分娩后血清总胆汁酸水平下降，瘙痒症状也会自然好转，熊去氧胆酸在治疗胆汁淤积的同时对瘙痒也有显著改善，有效率达 66.6%，且根据视觉模拟评分，患者瘙痒程度为3分，属于轻度瘙痒。患者为孕早期，权衡用药利弊，无需再使用其他控制瘙痒的药物。

【干预建议】停用地塞米松片，可适当使用保湿水、橄榄油等润肤，减少皮肤干燥。

 处方6：妊娠合并幽门螺杆菌感染

【处方描述】

（1）患者信息

性别：女；年龄：33岁

（2）临床诊断

孕12⁺周；慢性胃炎，幽门螺杆菌感染

（3）处方

　　枸橼酸铋钾/替硝唑/克拉霉素复合片　　8片/盒×1盒　　2片，qid，po

【处方问题】遴选药品不适宜：枸橼酸铋钾/替硝唑/克拉霉素复合片选用不适宜。

【处方分析】《中国幽门螺杆菌根除与胃癌防控的专家共识意见（2019年，上海）》推荐幽门螺杆菌感染的人群进行根治治疗，但根据FDA现行的妊娠标准，对无症状的幽门螺杆菌阳性孕妇，应该在产后进行治疗。开具枸橼酸铋钾/替硝唑/克拉霉素复合片治疗欠合理，同时目前国内该药说明书注明了禁用于孕妇，枸橼酸铋钾等铋剂孕妇忌用，在妊娠早期使用克拉霉素会增加流产的风险，但不会增加先天性畸形的风险，替硝唑妊娠用药资料不完全，因此该处方遴选药物不适宜。

【干预建议】对于无症状的幽门螺杆菌感染的孕妇，建议产后再进行幽门螺旋杆菌根治治疗；若有严重症状，建议权衡利弊给予阿莫西林联合甲硝唑等联合进行治疗，或其他的对症治疗。

 处方7：妊娠合并慢性胃炎

【处方描述】

（1）患者信息

性别：女；年龄：28岁

（2）临床诊断

孕7⁺周；慢性胃炎，疑似幽门螺杆菌感染

（3）处方

　　尿素［¹⁴C］胶囊　　27.8kBq（0.75mCi）/粒×1粒　　　1粒

【处方问题】遴选药品不适宜：该患者为孕 7$^+$ 周的孕妇，选用尿素 ［^{14}C］胶囊行幽门螺杆菌感染检测不适宜。

【处方分析】幽门螺杆菌（helicobacter pylori, Hp）是一种寄生于人胃黏膜的革兰阴性螺杆菌，与许多胃肠道疾病如胃癌、胃溃疡等有关。临床上常用的 Hp 感染检测有多种，比如尿素呼气试验（UBT）、粪便 Hp 抗原检测（SAT）与血清学检测等。UBT 操作简便、准确性高，是诊断 Hp 感染最常用的非侵入性试验，包括^{13}C – UBT 和^{14}C – UBT 两种不同的碳元素，但两者诊断准确性上并无差异，唯一区别是^{13}C 属于非放射性元素，而^{14}C 存在一定的放射性。目前相关医学循证证据表明，^{14}C 试验的辐射剂量约为 1μg，相当于一天的本底辐射剂量（本底辐射剂量是指在日常工作中不接触辐射性物质的人在正常环境中所受的辐射），尽管这种辐射剂量很小，但非放射性的^{13}C 测试是孕妇的首选。该处方患者为孕 7$^+$ 周的孕妇，为确诊幽门螺杆菌感染使用尿素 ［^{14}C］胶囊不合理，为遴选药物不适宜。

【干预建议】建议选用非放射性尿素 ［^{13}C］胶囊，进行幽门螺杆菌感染检查。

处方8：妊娠合并剧吐

【处方描述】

（1）患者信息

性别：女；年龄：29 岁

（2）临床诊断

孕 13$^+$ 周；妊娠呕吐，剧吐

（3）处方

铝碳酸镁片	0.5g×18 片	1g, tid, po

【处方问题】适应证不适宜：铝碳酸镁片的适应证与患者临床诊断（妊娠呕吐）不相关，可能存在诊断描述不全。

【处方分析】仅在妊娠期前 3 个月内出现且排除其他原因引起的恶心和呕吐才应该诊断为妊娠期恶心呕吐（NVP）。NVP 延长且伴有三联症（体重减轻超过妊娠前 5%、脱水、电解质失衡）即可诊断为妊娠剧吐（HG）。根据 2016 年加拿大妇产科医生协会发布的《妊娠期恶心呕吐管理》，当 NVP 和 HG 有治疗需要时，我们应该给予一些具备安全数据的一线止吐药，如抗组胺药（H$_1$ 受体阻断剂）和酚噻嗪类的药物处方。铝碳酸镁片主要用于慢性胃炎或与胃酸有关的胃部不适症状，如胃痛、胃灼热感、酸性嗳气、饱胀等。此处方用于妊娠呕吐属于适应证不适宜，或诊断描述不全。

【干预建议】建议改用止吐药异丙嗪或氯丙嗪。

处方9：妊娠合并腹泻

【处方描述】

（1）患者信息

性别：女；年龄：28岁

（2）临床诊断

孕24$^+$周；急性腹泻

（3）处方

蒙脱石散剂 　　　　3g×9袋 　　　　　3g, tid, po

【处方问题】处方合理。

【处方分析】患者无发热，血常规大便化验未见异常，提示为非感染性腹泻。大便次数十余次，需要控制腹泻次数，以免影响胎儿及造成孕妇营养不良。蒙脱石散剂是从天然蒙脱石中提取的具有双八面体层纹状结构的微粒，非均匀性电荷分布，对消化道内的病毒、病菌及其产生的毒素、气体等有极强的覆盖保护能力，具有平衡正常菌群和局部止痛作用。其不被胃肠道吸收，故不进入血液循环，对肝、肾、中枢神经及心血管等无影响，故孕妇可安全使用。

处方10：妊娠合并便秘

【处方描述】

（1）患者信息

性别：女；年龄：27岁

（2）临床诊断

早孕；便秘

（3）处方

蓖麻油 　　　　　　20ml 　　　　　　10ml, qd, po

【处方问题】遴选药物不适宜。

【处方分析】该患者因便秘口服蓖麻油，蓖麻油为刺激性泻药，作用于肠神经系统，增强肠道动力和刺激肠道分泌，增加水、电解质的交换，从而起到促进排便的作用。但研究报道指出蓖麻油与活跃分娩、胎便接触增加、羊水栓塞等不良结局可能有关；其作为偏方也被认为可以加速分娩发作。《通便药在妇产科合理应用专家共识》更指出其禁用于妊娠期女性，故考虑遴选药物不适宜。

【干预建议】建议首选双糖类渗透性泻药（如乳果糖），次选其他渗透性泻药（如聚乙二醇4000），同时配合饮食调整和规律排便。

处方 11：妊娠合并便秘

【处方描述】

（1）患者信息

性别：女；年龄：35 岁

（2）临床诊断

便秘；妊娠

（3）处方

乳果糖口服液　　　　　　15ml：667mg/ml×6 袋　　　　　10mg，tid，po

【处方问题】用法用量不适宜。

【处方分析】乳果糖口服液为双糖渗透性泻药，是目前我国应用于治疗孕产期便秘常用的通便药，为《通便药在妇产科合理应用专家共识》推荐的一线用药，被美国 FDA 批准用于治疗孕产妇便秘，是 WGO 认可的益生元，其常用起始剂量为 30ml/d，维持剂量为每日 15～30ml，疗程为 2～4 周。但该处方中用量为 10mg tid，换算后即为 0.015ml tid，用量不适宜。

【干预建议】建议用法用量改为 10ml，tid，po。

 处方 12：妊娠合并痔疮

【处方描述】

（1）患者信息

性别：女；年龄：30 岁

（2）临床诊断

痔疮；便秘；妊娠

（3）处方

乳果糖口服液　　　　　　15ml：667mg/ml×6 袋　　　　10ml，tid，po
麝香痔疮栓　　　　　　　1.5g/粒×4 粒　　　　　　　　1 粒，bid，外用

【处方问题】遴选药品不适宜：麝香痔疮栓选用不适宜。

【处方分析】麝香痔疮栓为人工麝香、珍珠、冰片、炉甘石粉等制成的流浸膏，具有清热解毒、消肿止痛、止血生肌等功效，用于大肠热盛所致的大便出血、血色鲜红、肛门灼热疼痛；各类痔疮和肛裂见上述证候者。其麝香成分中的麝香酮能明显增加子宫收缩频率和强度，并有抗早孕和抗着床作用。《通便药在妇产科合理应用专家共识》指出当孕妇有痔疮并发便秘时可以使用复方角菜酸酯栓，禁用含麝香中药栓剂及乳膏。故该处方使用麝香痔疮栓不适宜。

【干预建议】建议将麝香痔疮栓改用复方角菜酸酯栓。

 处方13：妊娠合并胃食管反流

【处方描述】

（1）患者信息

性别：女；年龄：32 岁

（2）临床诊断

孕21⁺周；胃食管反流病

（3）处方

雷尼替丁片	150mg×24 片	150mg, bid, po
多潘立酮片	10mg×42 片	10mg, tid, po
硫糖铝混悬液	120ml：24g×1 盒	1g, qid, po

【处方问题】遴选药品不适宜：多潘立酮不适宜。

【处方分析】根据世界胃肠病学组织（WGO）发布了《胃食管反流指南（2015 版）》，妊娠期 GERD 治疗在生活方式调整和单独使用抗酸剂治疗不佳时，可先采用硫糖铝抗酸＋H_2RB 抑酸的方案，促胃肠动力药多潘立酮获益不明显，且为 FDA 分级 C 级妊娠用药，应避免使用。雷尼替丁建议早、晚餐时服用，硫糖铝建议餐前 1 小时及睡前服用。

【干预建议】妊娠患者（孕21⁺周）合并胃食管反流病，建议避免使用多潘立酮。

 处方14：妊娠合并胃食管反流

【处方描述】

（1）患者信息

性别：女；年龄：29 岁

（2）临床诊断

孕15⁺周；胃食管反流病

（3）处方

| 铝碳酸镁片 | 10 片/盒×4 盒 | 2 片, tid, 嚼服 |

【处方分析】铝盐可以通过胎盘达到胎儿体内，高剂量也会导致胎儿中枢神经和肾脏功能失调。含镁抗酸药有 5%～10% 被吸收，高剂量使用可能导致微量元素代谢变化，但一般来说此类抗酸药相对是安全的，没有证据认为其可能会致畸或其他发育毒性，但应避免长期使用。

【干预建议】应避免长期使用，或换用硫糖铝。

处方15：妊娠合并胃溃疡

【处方描述】

（1）患者信息

性别：女；年龄：35 岁

（2）临床诊断

孕 24+ 周；胃溃疡

（3）处方

吉法酯片	50mg/片 ×21 片	50mg, tid, po
泮托拉唑肠溶片	10mg/片 ×7 片	10mg, qd, po

【处方问题】遴选药品不适宜：吉法酯慎用。

【处方分析】吉法酯在妊娠期应慎用；泮托拉唑妊娠期的分级是 B 级，此药的动物试验及已发表的临床研究显示其风险较低。但是 PPI 是妊娠期应用硫糖铝、雷尼替丁无效后的二线药物，其中 PPI 中最优选的是奥美拉唑，因为其应用历史最为悠久，研究数据较多，此外泮托拉唑也可选用。

【干预建议】妊娠患者（孕 24+ 周）合并胃溃疡，建议避免使用吉法酯，可以替换为硫糖铝。

处方16：妊娠合并肠易激综合征

【处方描述】

（1）患者信息

性别：女；年龄：22 岁

（2）临床诊断

孕 28+ 周；腹泻，肠易激综合征

（3）处方

蒙脱石散剂	3g/袋 ×10 袋	1 袋, tid, po
匹维溴铵片	50mg/片 ×9 片	50mg, tid, po
双歧杆菌三联活菌胶囊	24 粒/盒 ×1 盒	4 粒, bid, po

【处方问题】遴选药品不适宜：匹维溴铵禁用。

【处方分析】匹维溴铵，由于溴化物的作用可能影响新生儿神经系统（张力过低、镇静），妊娠期禁用。蒙脱石不经过胃肠道吸收，不进入血液循环，所以对于孕妇腹泻适用。适当益生菌补充，可以调节肠道内的菌群平衡。

【干预建议】建议禁用匹维溴铵。可以通过优化饮食，减少高脂高蛋白及产气食物的饮食，避免食用乳糖、牛奶、刺激性食物等生活方式来改善。胀气可尝试使用二甲硅油改善，一般并不常规使用解痉药物。

 处方 17：哺乳期胃食管反流

【处方描述】

（1）患者信息

性别：女；年龄：30 岁

（2）临床诊断

产后哺乳期；胃食管反流

（3）处方

雷贝拉唑肠溶片	10mg/片×7 片	10mg，qd，po
硫糖铝混悬液	120ml∶24g×1 盒	5ml，qid，po

【处方问题】遴选药品不一定适宜：雷贝拉唑可以有其他替代品。

【处方分析】雷贝拉唑，哺乳分级为 L3，动物研究中其乳汁/血浆比值较高，但是其在婴儿胃酸中并不稳定，成人生物利用度为 52%，所以理论上可能并不容易被婴儿吸收，同时基于 PPI 中奥美拉唑、兰索拉唑、泮托拉唑在乳汁中的分布更少，哺乳期的使用研究更充分，是更好的 PPI 选择。同时哺乳期作为抑酸剂一线推荐的是法莫替丁。

【干预建议】哺乳期患者合并胃食管反流病，硫糖铝和法莫替丁组合作为一线推荐，如果无效，需选用 PPI 作为抑酸剂时，奥美拉唑、兰索拉唑、泮托拉唑是更合适的 PPI 选择。

（雷露雯　张　杰）

第七章 泌尿生殖系统疾病

第一节 尿 路 感 染

尿路感染（urinary tract infection，UTI）是指病原微生物侵及尿路（肾脏、输尿管、膀胱和尿道）引起的炎症。可分为复杂性和非复杂性尿路感染，非复杂性尿路感染是女性常见的感染性疾病之一，年发病率近10%。大肠埃希菌、肺炎克雷伯菌、变形杆菌等革兰阴性杆菌是我国女性UTI的常见致病菌。

一、概述

妊娠期UTI是指发生于妊娠期间的特殊类型UTI。欧洲泌尿外科协会（EAU）将其归类于复杂性UTI。由于怀孕导致的尿路生理、结构和功能性改变、尿液的生化变化以及伴随的免疫功能相对低下，妊娠期女性更加容易罹患UTI，UTI同样也是妊娠期间最常见的非产科并发症。妊娠期UTI可能会严重影响母婴健康，如增加母亲绒毛膜羊膜炎、脓毒血症、先兆子痫、流产、早产以及胎儿出生低体重、宫内感染甚至胎死宫内的风险。

妊娠期UTI主要表现为无症状性菌尿（ASB，感染局限于尿液中的细菌繁殖）以及急性膀胱炎和急性肾盂肾炎（此时细菌侵犯尿路组织产生炎症反应）。ASB患者无UTI的症状和体征，仅清洁中段尿培养病原菌菌落计数≥10^5 CFU/ml。急性膀胱炎患者多数会有尿频、尿急、尿痛、排尿不畅等典型尿路刺激征，部分伴有尿道烧灼感、下腹痛、耻骨上膀胱区痛或会阴区不适等；体温正常或仅有低热。妊娠期急性肾盂肾炎80%～90%发生于妊娠中晚期，具有典型的急性肾盂肾炎的表现，如腰痛、发热、寒战、恶心、呕吐、肾区叩击痛、肋脊角压痛等。

二、妊娠期治疗药物管理

治疗包括一般性治疗及药物治疗。对不存在明显膀胱刺激征的患者，目前没有足够的证据支持碱化尿液作为常规治疗。抗感染药物方案需同时兼顾母婴安全和治疗的有效性，综合考虑患者自身情况、致病菌、感染部位以及药物的药代药动学特征，实现个体化治疗。

　　审方药师需特别注意的是药物代谢动力学特征，如下尿路感染，应选择能够在尿液中达到有效浓度的抗菌药物。如果尿液中药物浓度不足，即使体外药敏结果是敏感，临床效果仍可能欠佳。而上尿路感染，因不能除外血流感染，故所选用的抗菌药物不仅需要在尿液中有高浓度，也需要保证较高的有效血药浓度。

　　目前抗感染药物的选择和疗程并无统一意见，最佳疗程取决于使用抗菌药物的种类，优选短疗程以减少胎儿抗菌药物的暴露。国内外指南推荐整个孕期可以使用的药物是 B 级的青霉素类以及头孢菌素类抗菌药物，尤其是蛋白结合力低的药物，如：阿莫西林 0.5g 口服，q8h，5~7 天；头孢氨苄 0.5g 口服，q6h，5~7天或磷霉素氨丁三醇 3g 口服，单剂。而蛋白结合力高的药物（如头孢曲松）不建议在孕晚期（主要是分娩前 1 周）使用，因为其可以从血浆蛋白中置换出胆红素，从而诱发新生儿黄疸甚至核黄疸。呋喃妥因以及甲氧苄啶/磺胺甲噁唑（TMP－SMZ）在孕中晚期（不包括分娩前最后 1 周，理由同头孢曲松）使用是相对安全的。但使用这两种药物需要对患者加强监测：磺胺甲噁唑是叶酸拮抗剂，使用 TMP－SMZ 期间必须考虑监测血清叶酸的浓度以及给予叶酸的额外补充，特别是妊娠前 3 个月；对于葡萄糖－6－磷酸脱氢酶（G－6－PD）缺乏症的孕妇，呋喃妥因理论上来说可能导致其胎儿或新生儿发生溶血性贫血，不常规用于这部分孕妇。

　　妊娠期急性肾盂肾炎需要住院治疗，推荐初始经验治疗即静脉滴注广谱青霉素或第三代头孢菌素。症状改善后 48 小时，可考虑更换为口服给药以继续完成10~14 天的总疗程。根据病情轻重，推荐的静脉使用抗菌药物方案不同。

　　若患者合并尿路结构和功能异常，权衡利弊的前提下积极纠正尿路异常和（或）潜在的复杂因素，尽量减少在妊娠前 3 个月用药。根据病情选择广谱头孢菌素类抗菌药物，经肾排泄的氨苄西林/β 内酰胺酶抑制剂或碳青霉烯类。初始经验治疗可选用氨基青霉素加酶抑制剂、第二/三代头孢菌素；初始治疗失败或病情严重的病例可选用哌拉西林加酶抑制剂、第三代头孢菌素或者碳青霉素类等。考虑到阿莫西林、阿莫西林克拉维酸钾以及 TMP－SMZ 的高耐药率，推荐不用于该人群的初始经验性治疗。在产 ESBLs 菌株高发地区，建议经验性用药时应使用可覆盖 ESBLs 的抗菌药物。

　　妊娠期反复发生尿路感染（rUTI）的患者，在其无症状间期，建议长期低剂量预防性使用抗菌药物（3~6 个月），如头孢氨苄、头孢克洛及呋喃妥因；对孕前即有 rUTI 病史的孕妇应考虑性交后的单次预防用药。一旦查出菌尿，则转换为治疗用药。

三、哺乳期治疗药物管理

哺乳期 UTI 是指发生于哺乳期间的 UTI。哺乳期女性免疫功能较低下、低雌激素状态以及产褥期尤其分娩后产褥早期，恶露及阴道分泌物刺激、膀胱敏感度和膀胱充盈度的快速变化都会增加 UTI 的风险。哺乳期 UTI 的治疗原则基本同妊娠期女性 UTI。实际工作中，《抗菌药物临床应用指导原则（2015 版）》和哺乳用药的风险分级 L 分级均可为哺乳期女性抗菌药物的使用提供参考。

第二节　泌尿系结石

一、概述

泌尿系结石是肾脏、输尿管、膀胱及尿道等部位结石的统称，是最常见的泌尿外科疾病，也是导致泌尿外科患者住院的首位原因。泌尿系结石多数原发于肾脏和膀胱。根据结石所在位置，泌尿系结石分为上尿路结石和下尿路结石。肾结石及输尿管结石属于上尿路结石，其常见临床表现为肾绞痛、血尿、梗阻引起的继发感染及伴随症状等；膀胱和尿道结石属于下尿路结石，主要表现为急性尿潴留或排尿突然中断伴疼痛、排尿困难、膀胱刺激征等。症状性泌尿系结石在妊娠期罕见，发病率 <0.1%，妊娠中、晚期较妊娠早期多见。与普通人群以草酸钙为最常见结石成分相反，高达 75% 的肾结石孕妇的结石成分为磷酸钙。数据显示：肾绞痛与母婴不良结局可能存在潜在关系，如早产，未足月胎膜早破，复发性流产和轻度先兆子痫等。泌尿系结石应根据结石的大小、部位和密度、原发或继发、是否合并感染、有无肾实质损害以及临床症状等综合考虑治疗方案，治疗主要包括保守治疗、排石治疗和外科干预。

二、妊娠期治疗药物管理

妊娠合并结石首选保守治疗。若孕妇确实需要使用镇痛药，从安全性的角度考虑，建议首选对乙酰氨基酚、曲马多及可待因。另外，我国实际临床工作中也会单次肌注黄体酮注射液 20mg 以缓解平滑肌痉挛，从而促进疼痛缓解和结石排出（超适应证用药）。α 受体阻滞剂坦索罗辛属于 FDA 妊娠分级 B 级的药物，用于有症状妊娠患者的辅助治疗可能会最终有益（超适用人群用药），但美国 Micromedex 数据库认为其不能排除胎儿危险。

三、哺乳期治疗药物管理

治疗原则同一般人群。在 NSAIDs 止痛药物方面，因布洛芬、对乙酰氨基酚进入乳汁的量非常少，且在哺乳期使用安全数据最多，故布洛芬、对乙酰氨基酚是哺乳期女性首选的 NSAIDs。

若 NSAIDs 无法有效止痛，可考虑改用阿片类药物甚至两者联用。对于哺乳期女性，美国儿科学会药物委员会推荐的阿片类药物为布托啡诺、氢吗啡酮和吗啡，特别强调应使用能够有效控制急性疼痛的最低剂量和最短疗程。一旦疼痛缓解，应立即停用或改用非阿片类镇痛药物，如 NSAIDs。

用于缓解结石并发急性肾绞痛时，医生可能仅处方一次阿片类药物。对于单次使用常规推荐剂量的阿片类药物，WHO 认为一般情况下可能与母乳喂养相适应。目前并无坦索罗辛在哺乳期使用的可靠数据，但其蛋白结合率高、分子量较大，因此临床相关数据中，在母乳中不大可能检测到该药。

第三节　阴　道　炎

一、概述

阴道炎，是指感染、炎症或阴道内正常菌群失调导致的阴道黏膜炎性疾病的总称。阴道炎的临床症状主要表现为异常阴道分泌物、瘙痒和异味。感染是导致阴道炎常见的因素，多数女性一生中都至少发生过一次阴道感染。滴虫性阴道炎（trichomonal vaginitis，TV）、细菌性阴道病（bacterial vaginosis，BV）和外阴阴道假丝酵母菌病（vulvovaginal candidiasis，VVC）是三大最常见的阴道感染。

二、妊娠期治疗药物管理

（一）滴虫性阴道炎

TV 是由阴道毛滴虫引起的阴道感染，属于性传播疾病之一。无论有无症状，所有明确诊断为 TV 的患者均需要治疗。因滴虫往往同时侵犯尿道、尿道旁腺、宫颈、膀胱等泌尿生殖系统其他部位，TV 的治疗推荐全身用药。妊娠期 TV 与妊娠不良结局存在相关性，包括胎膜早破、早产以及新生儿低出生体重等。治疗目的是缓解孕妇症状，也有助于预防后续新生儿呼吸道和生殖道感染。妊娠期 TV 治疗首选方案包括顿服甲硝唑片 2g，或口服甲硝唑片 0.4~0.5g，bid，连用 7

天。目前国内主要采用的是《妇产科学》（第9版）根据国人情况建议的口服甲硝唑片 0.4g，bid，连用 7 天的给药方案。无论处于妊娠的哪个阶段，出现症状的 TV 患者均应进行检测并考虑治疗。

（二）细菌性阴道病

BV 是一种正常阴道内菌群失调导致的内源性混合性阴道感染，病因主要为阴道内正常优势菌乳杆菌的减少及其伴随的如阴道加德纳菌、其他厌氧菌、人形支原体等病原微生物的增多。BV 与妇科手术并发症和不良妊娠结局有关，但是治疗 BV 并没有降低相关妇产科并发症的发生率。目前推荐对所有有症状的女性进行治疗。近期需要妇科手术的无症状 BV 患者，也需要药物治疗。妊娠期 BV 治疗仅可改善阴道感染的局部症状和体征。所有有症状的妊娠期 BV 患者都应接受治疗；妊娠期 BV 即使无症状，也需要在妊娠终止前用药以预防感染。基于有数据显示口服给药能够更好地治疗亚临床上生殖道感染，尽管口服或阴道给药疗效相当，部分专家倾向于口服给药治疗妊娠期 BV。国外常用的治疗方案包括口服甲硝唑片 0.5g bid 或甲硝唑片 0.25g tid 或克林霉素 0.3g bid，均是 7 天的标准疗程，我国甲硝唑片常用给药剂量为 0.4g bid。

（三）外阴阴道假丝酵母菌病

VVC 是由假丝酵母菌感染所致的阴道局部炎症，其中 80% 以上的病原菌为白假丝酵母菌。假丝酵母菌为条件致病菌，超过 60% 的正常育龄期女性存在阴道假丝酵母菌的定植，而妊娠期女性这一比例更高。VVC 包括单纯性感染（九成）和复杂性感染，妊娠期 VVC 属于复杂性 VVC。与非妊娠期 VVC 相比，妊娠合并 VVC 有时可能表现为更加明显的临床局部症状和体征或病程延长，但与产科不良结局无关。妊娠期 VVC 的治疗目的是改善孕妇的局部症状。对明确有阴道假丝酵母菌定植的孕妇，妊娠晚期积极阴道内抗假丝酵母菌治疗会明显减少此类真菌在经阴道分娩健康足月新生儿体内的定植，进而降低其鹅口疮和尿布皮炎的发生率。局部应用咪唑类为有症状妊娠期 VVC 的首选治疗方案，常用药物有克霉唑阴道片/栓或咪康唑阴道栓/乳膏，总疗程 7 天。妊娠期间避免口服唑类抗真菌药物，尤其是妊娠前 3 个月。

甲硝唑属于 FDA 妊娠分类 B 类的药物，尽管可以通过胎盘，但目前尚无证据证明甲硝唑会增加胎儿致畸、致突变的风险，整个孕期都可以较安全使用。然而国内甲硝唑片的药品说明书仍然标识其为妊娠期禁用或者怀孕前 3 个月禁用。各医疗机构可提前备案或列入超说明书用药目录，用药前与患者充分知情同意。需要注意的是，使用甲硝唑期间直到用药结束后的 1 天内，不可摄入酒精，以避免发生双硫仑样反应。

三、哺乳期治疗药物管理

（一）滴虫性阴道炎

常见治疗方案是口服制剂甲硝唑或替硝唑 2g 顿服。甲硝唑属于哺乳药物风险等级 L2 级药物。顿服 2g 甲硝唑方案的乳母，建议 12~24 小时后才进行哺乳。而长疗程较低剂量使用时，乳汁中甲硝唑浓度较顿服给药方案更低，服药同时可继续母乳喂养。而使用替硝唑的乳母在末次服药后应暂停哺乳 3 天。

（二）细菌性阴道病

有症状的哺乳期 BV 推荐局部用药，用药方案包括甲硝唑阴道制剂 0.2g qn 或者 2% 克林霉素软膏 5g qn，疗程都是 7 天。用药期间可继续母乳喂养。

（三）外阴阴道假丝酵母菌病

阴道局部用药乳母全身吸收很少，因此局部用药是哺乳期 VVC 比较适宜的选择。常用药物为克霉唑阴道片/栓或咪康唑阴道栓/乳膏，总疗程 7 天。氟康唑属于哺乳药物风险等级 L2 级药物，虽然可分泌至乳汁，但乳汁中药物浓度较低，通常认为乳母用药不影响哺乳。氟康唑胶囊的说明书明确标示，单次使用氟康唑 0.15g 或更低的乳母可继续哺乳。若多次用药或使用大剂量氟康唑，建议停止哺乳。

第四节　审方案例

 处方 1：妊娠期尿路感染

【处方描述】

（1）患者信息

性别：女；年龄：22 岁

（2）临床诊断

孕 10⁺ 周；急性膀胱炎

（3）处方

呋喃妥因片	50mg×20 片	100mg, q12h, po

【处方问题】选药品不适宜：呋喃妥因不适宜。

【处方分析】妊娠期急性膀胱炎多为经验性用药，后续如果有病原学结果时再根据治疗效果和药敏数据进行调整。呋喃妥因应避免在妊娠早期使用，可透过胎盘屏障，而胎儿酶系尚未发育完全，因此禁用，以避免发生胎儿溶血性贫血的可能。一般情况下，整个孕期都能使用的抗菌药物为 β-内酰胺类抗菌药物。经验性治疗可以选择头孢泊肟或者磷霉素等。该患者无 β-内酰胺类抗菌药物的使用禁忌，首选此类药物。

【干预建议】妊娠患者（孕10⁺周）合并急性膀胱炎，首选 β-内酰胺类抗菌药物或者磷霉素氨丁三醇片。

 处方2：妊娠期尿路感染

【处方描述】

（1）患者信息

性别：女；年龄：31 岁

（2）临床诊断

孕38⁺周；急性膀胱炎；G-6-PD 缺乏症

（3）处方内容

呋喃妥因片	50mg×20 片	100mg, q12h, po
热淋清颗粒	4g×12 袋/盒	4g, tid, po

【处方问题】遴选药品不适宜：呋喃妥因不适宜。

【处方分析】妊娠合并急性膀胱炎的患者，其初始经验性抗菌药物的选择包括 β-内酰胺类抗菌药物和磷霉素。通常情况下，β-内酰胺类抗菌药物在整个孕期都可以安全使用，一般情况下单剂磷霉素在妊娠期的使用也是安全的。呋喃妥因不建议在孕早期使用，同时已经有文献报道，呋喃妥因在 G-6-PD 缺乏的母亲和胎儿中也会导致溶血性贫血，尽管其发生率极低，指南建议在接近足月分娩时也应避免使用。

该患者目前孕晚期，首选 β-内酰胺类抗菌药物作为初始经验性抗菌药物，其后可根据治疗效果及尿培养药敏结果调整用药。

【干预建议】G-6-PD 缺乏的妊娠患者（孕38⁺周）合并急性膀胱炎，优选经肾脏排泄的 β-内酰胺类抗菌药物。

 处方3：妊娠期尿路感染

【处方描述】

（1）患者信息

性别：女；年龄：22 岁

（2）临床诊断

孕26⁺周；急性肾盂肾炎

（3）处方内容

| 头孢哌酮舒巴坦粉针 | 3g×15 瓶 | 3g, q8h, ivgtt |
| 热淋清颗粒 | 4g×12 袋/盒 | 4g, tid, po |

【处方问题】遴选药品不适宜：头孢哌酮舒巴坦不适宜。

【处方分析】抗菌药物的选择，需要考虑药物本身的特点。上尿路感染因不能除外血流感染，故所选用的抗菌药物需要在尿液和血液中均可保持较高浓度。头孢哌酮舒巴坦静脉给药后，仅25%的头孢哌酮经肾脏排泄，在尿液中的浓度相对较低，因此头孢哌酮舒巴坦不是泌尿系感染的首选药物。

根据指南推荐，该患者可考虑药敏，使用其他主要经肾脏排泄的β-内酰胺类抗菌药物，如哌拉西林他唑巴坦、头孢吡肟或碳青霉烯类。

【干预建议】妊娠患者（孕26⁺周）合并肾盂肾炎，优选经肾脏排泄的β-内酰胺类抗菌药物，总疗程10~14天。

 ## 处方4：妊娠期尿路感染

【处方描述】

（1）患者信息

性别：女；年龄：19 岁

（2）临床诊断

急性单纯性肾盂肾炎；孕10⁺周；青霉素皮试阳性

（3）处方

| 左氧氟沙星氯化钠注射液 | 150ml×3 袋 | 150ml, q24h, ivgtt |

【处方问题】遴选药品不适宜：左氧氟沙星不适宜。

【处方分析】妊娠期使用抗菌药物需要兼顾疗效和母婴安全。左氧氟沙星的FDA妊娠分级为C级，动物实验研究发现，氟喹诺酮类药物对发育中的软骨有毒性作用。虽然2014年发表的一项前瞻性队列研究证实并未在人类发现自然流产或重大出生缺陷的风险增加，但目前尚缺乏人类妊娠期用药的足够数据。一般情况下，左氧氟沙星禁用于妊娠期女性。

妊娠合并急性肾盂肾炎，建议住院治疗，初始静脉使用抗菌药物。轻中度肾盂肾炎首选广谱青霉素或者三代头孢，重度肾盂肾炎优选青霉素类联合加酶抑制剂或者碳青霉烯类。

该患者本次青霉素皮试阳性，建议可以考虑使用磷霉素氨丁三醇片或者美罗培南等碳青霉烯类抗菌药物。

【干预建议】妊娠患者（孕10⁺周）合并肾盂肾炎，若出现青霉素皮试阳性，根据患者病情轻重可以考虑使用磷霉素氨丁三醇片、氨曲南，甚至美罗培南等碳青霉烯类。

 处方5：妊娠期尿路感染

【处方描述】

（1）患者信息

性别：女；年龄：27岁

（2）临床诊断

急性肾盂肾炎；孕11$^+$周

（3）处方

  亚胺培南西司他丁钠   0.5g×12支   0.5g，q6h，ivgtt

【处方问题】遴选药品不适宜：亚胺培南西司他丁钠选用不适宜。

【处方分析】急性肾盂肾炎的孕妇，建议住院接受初始静脉抗菌药物。指南建议轻中度肾盂肾炎首选广谱青霉素或者三代头孢，重度肾盂肾炎优选青霉素类联合加酶抑制剂或者碳青霉烯类。亚胺培南西司他丁钠FDA妊娠分级为C级，动物实验研究发现，亚胺培南西司他丁对胎仔产生不良影响。因此妊娠期尤其是妊娠早期优选其他碳青霉烯类抗菌药物，如美罗培南、厄他培南或多尼培南。

【干预建议】妊娠患者（孕11$^+$周）合并急性肾盂肾炎，若病情严重可以考虑使用美罗培南、厄他培南或多尼培南，体温正常48小时后可根据药敏结果转为口服治疗并出院，总疗程10~14天。

 处方6：妊娠期尿路感染

【处方描述】

（1）患者信息

性别：女；年龄：34岁

（2）临床诊断

急性肾盂肾炎；孕13$^+$周；青霉素过敏史

（3）处方

  庆大霉素注射液   8万U×3支   24万U，ivgtt

  0.9%氯化钠注射液   500ml×1袋   500ml

【处方问题】遴选药品不适宜：庆大霉素注射液不适宜。

【处方分析】庆大霉素属于氨基糖苷类抗菌药物，可通过胎盘，在FDA妊娠分级中属于D级。FDA说明书黑框警告指出：氨基糖苷类药物用于妊娠女性，可能会影响其胎儿发育（耳聋）。因此，除非没有其他更适合的药物，一般不建议庆大霉素注射液用于妊娠期女性，尤其是国内。

在详细询问患者过敏史后，根据指南推荐，从母婴安全的角度考虑，轻中度病情患者初始经验性抗菌药物治疗可选择静脉使用单环β‑内酰胺类药物氨曲南；重度患者可考虑静脉使用美罗培南、厄他培南和多尼培南等。注意用药监护。

【干预建议】妊娠女性合并急性肾盂肾炎，存在青霉素过敏史，接受初始经验性抗菌药物治疗的轻中度病情患者可考虑选用氨曲南，重症患者可考虑静脉使用美罗培南等。

 处方7：哺乳期尿路感染

【处方描述】

（1）患者信息

性别：女；年龄：23岁

（2）临床诊断

急性膀胱炎；产后14天复查

（3）处方

TMP‑SMZ	0.48g×12片	0.96g, q12h, po

【处方问题】遴选药品不适宜：TMP‑SMZ不适宜。

【处方分析】TMP‑SMZ可分泌至乳汁，乳汁中的药物浓度可达母体血药浓度50%~100%。数据显示，使用推荐剂量TMP‑SMZ的患者可以母乳喂养满月的足月健康新生儿。我国药品说明书标注为哺乳期禁用。

该患者目前产后14天，应首选口服β‑内酰胺类抗菌药物作为初始经验性抗菌药物，如头孢呋辛片等，其后可根据治疗效果及尿培养药敏结果调整用药。

【干预建议】产后14天的哺乳期女性合并急性膀胱炎，首选经肾脏排泄的β‑内酰胺类抗菌药物。

 处方8：哺乳期尿路感染

【处方描述】

（1）患者信息

性别：女；年龄：34岁

（2）临床诊断

急性肾盂肾炎；哺乳期；顺产后10天

（3）处方

莫西沙星注射液	0.4g×3瓶	0.4g, qd, ivgtt

【处方问题】遴选药品不适宜：莫西沙星注射液不适宜。

【处方分析】首先莫西沙星注射液说明书中规定的适应证中未包括泌尿系感染，药动学参数显示其在尿液中药物浓度低，常规不作为泌尿性感染的首选用药；其次莫西沙星属于新一代喹诺酮类抗菌药物，其哺乳期用药危险等级为 C 级。动物实验已经证明莫西沙星可造成未成年试验动物负重关节的软骨损伤，临床前研究也证实有少量的莫西沙星可以分布到人类乳汁中。我国莫西沙星注射液说明书明确建议莫西沙星禁用于乳母。

该患者顺产后 10 天，要求母乳喂养，应首选广谱 β－内酰胺类抗菌药物作为初始经验性抗菌药物，其后可根据治疗反应及尿培养药敏结果（如果有）调整用药。一般开始静脉使用广谱 β－内酰胺类抗菌药物，然后使用口服剂型的 β－内酰胺类抗菌药物完成 10~14 天的总疗程。

【干预建议】产后 28 天内的哺乳期女性合并急性肾盂肾炎，初始治疗首选静脉使用经肾脏排泄的 β－内酰胺类抗菌药物。

 ## 处方 9：哺乳期尿路感染

【处方描述】

(1) 患者信息

性别：女；年龄：27 岁

(2) 临床诊断

急性肾盂肾炎；哺乳期

(3) 处方

左氧氟沙星片	0.2g×10 片	0.2g, bid, po
碳酸氢钠片	0.5g×12 片	1g, tid, po
热淋清颗粒	4g×12 袋/盒	4g, tid, po

【处方问题】1. 遴选药品不适宜：左氧氟沙星片不适宜。

2. 用法用量不适宜：左氧氟沙星片一日 2 次给药不适宜。

3. 合并用药不适宜：左氧氟沙星片和碳酸氢钠片联用不适宜。

【处方分析】左氧氟沙星为喹诺酮类抗菌药物，可经乳汁排泄。左氧氟沙星的哺乳期用药等级为 L2 级，但药品说明书规定哺乳期女性禁用，如必须使用，应暂停哺乳。因此，除非特定疾病或没有其他更合适的药物，左氧氟沙星不常规用于哺乳期女性。另外，喹诺酮类抗菌药物为浓度依赖性抗菌药物，消除半衰期为 6~8 小时，该患者采用一天剂量单次给药（0.4g qd）的模式可获得更好的抗感染效果。碳酸氢钠片可碱化尿液，与左氧氟沙星片同时使用，前者可降低后者在尿中的溶解度，导致结晶尿和肾毒性。因此不建议两者同时使用。

该患者要求母乳喂养，应首选广谱 β－内酰胺类抗菌药物作为初始经验性抗菌药物，其后可根据治疗反应及尿培养药敏结果（如果有）调整用药。一般开始静脉使用广谱 β - 内酰胺类抗菌药物，然后使用口服剂型的 β - 内酰胺类抗菌药物完成 10~14 天的总疗程。

【干预建议】产后 28 天内的哺乳期女性合并急性肾盂肾炎，初始治疗首选静脉使用经肾脏排泄的 β - 内酰胺类抗菌药物。

 处方 10：妊娠期尿路结石

【处方描述】

（1）患者信息

性别：女；年龄：25 岁

（2）临床诊断

肾绞痛；孕 34$^+$周

（3）处方

吲哚美辛片	25mg×1 片	25mg, st, po

【处方问题】遴选药品不适宜：吲哚美辛不适宜。

【处方分析】通常情况下，建议缓解初次发作肾绞痛的药物选用 NSAIDs，常用药物为双氯芬酸钠和吲哚美辛等。FDA 对吲哚美辛的妊娠安全性分级为 C 级（妊娠早期和中期）和 D 级（妊娠晚期），尽管吲哚美辛经常用于孕 32 周前抑制宫缩，然而在妊娠后 3 个月使用吲哚美辛可导致胎儿出现动脉导管收缩甚至闭锁，进而引起持续性肺动脉高压。虽然这一效应可能同时取决于孕龄和药物暴露持续时间，指南并不建议吲哚美辛首选用于妊娠期镇痛，即使可能只是小剂量单次给药。数据显示，目前用于妊娠期镇痛最为安全的药物为对乙酰氨基酚。

【干预建议】合并肾绞痛的孕晚期患者，首选对乙酰氨基酚作为镇痛药。

 处方 11：妊娠期尿路结石

【处方描述】

（1）患者信息

性别：女；年龄：25 岁

（2）临床诊断

肾绞痛；孕 16$^+$周

（3）处方

黄体酮注射液	20mg×1 支	20mg, st, im

【处方问题】超说明书用药：黄体酮注射液。

【处方分析】目前国际指南推荐用于肾绞痛的解痉药有三大类：M 受体阻滞

剂（如山莨菪碱、硫酸阿托品）、钙离子拮抗剂（如硝苯地平）、α_1 受体拮抗剂（如坦索罗辛）。我国指南有提到黄体酮注射液作为解痉药有助于缓解肾绞痛和促进排石。《外科学》（第 9 版）同时也提及可以使用的解痉药中包含黄体酮。我国文献报道，黄体酮可使输尿管平滑肌松弛而缓解痉挛，可抑制交感神经活性以减少痛觉冲动传入，还有溶质性利尿作用，因此用于肾绞痛可发挥镇痛和促排石的作用。目前使用黄体酮治疗肾绞痛的文献多来自国内，证据等级相对较低，且属于超说明书用药。

【干预建议】黄体酮用于治疗肾绞痛属于超说明书用药，使用前必须在本院作超说明书用药备案并患者充分知情同意。

 处方 12：哺乳期尿路结石

【处方描述】

（1）患者信息

性别：女；年龄：25 岁

（2）临床诊断

肾绞痛；产后 7 天

（3）处方

双氯芬酸钠栓　　　　　　50mg×1 片　　　　　　50mg，st，肛门用药

【处方问题】遴选药品不适宜：双氯芬酸钠不适宜。

【处方分析】通常情况下，建议缓解初次发作肾绞痛的药物首选 NSAIDs。然而大多数 NSAIDs 在哺乳期应用的安全性资料有限。数据显示：双氯芬酸栓剂的半衰期较短（短于 6 小时），婴儿接受的相对剂量低于 1%，多数情况下其可用于哺乳期女性。然而当乳儿为早产儿和新生儿时，建议乳母使用安全数据更多的NSAIDs。

布洛芬半衰期短，在母乳中的含量极低，并且能以比分泌至母乳中的剂量高得多的剂量安全使用，因此布洛芬是产后坚持母乳喂养女性首选的 NSAIDs。

【干预建议】产后早期合并肾绞痛的乳母，首选布洛芬作为镇痛药。

 处方 13：哺乳期尿路结石

【处方描述】

（1）患者信息

性别：女；年龄：21 岁

（2）临床诊断

急性肾绞痛；产后 42 天；哺乳期

（3）处方

曲马多注射液	0.1g×1 支	0.1g, im, st

【处方问题】无。

【处方分析】美国儿科学会药物委员会推荐布托啡诺、氢吗啡酮和吗啡用于需要使用阿片类药物的乳母。用于缓解急性肾绞痛时，阿片类药物可能会单用一次。WHO 认为，一般情况下单次使用常规推荐剂量的阿片类药物可能与母乳喂养相适应。曲马多注射液说明书也明确指出：哺乳期使用曲马多，仅有 0.1% 的剂量分泌入乳汁，因此单次使用无需中断哺乳。

 ### 处方 14：妊娠期阴道炎

【处方描述】

（1）患者信息

性别：女；年龄：24 岁

（2）临床诊断

滴虫性阴道炎；孕 13^+ 周

（3）处方

替硝唑片	0.5g×4 片	2g, qd, po
除湿止痒洗液	150ml×1 瓶	10ml, qd, 外洗

【处方问题】遴选药品不适宜：替硝唑不适宜。

【处方分析】2015 年美国疾病预防与控制中心（CDC）发布的《性传播疾病治疗指南》、2015 年加拿大妇产科医师协会（SOGC）《临床实践指南：外阴阴道炎－阴道滴虫病，外阴阴道念珠菌病和细菌性阴道病的筛查和管理》、2018 年《欧洲国际性病控制联盟/世界卫生组织关于阴道分泌物（阴道炎症）管理指南》均推荐妊娠合并滴虫性阴道炎首选甲硝唑片口服。而替硝唑在妊娠期使用的安全性尚未确定，应避免使用。

国内厂家生产的甲硝唑片说明书上目前仍标注为"孕妇禁用"或"怀孕前 3 个月禁止服用"。审方药师应特别关注本单位药品说明书的情况，做好超说明书用药备案及知情同意。

【干预建议】妊娠患者（孕 13^+ 周）合并滴虫性阴道炎，建议改用甲硝唑片口服。

 ### 处方 15：妊娠期阴道炎

【处方描述】

（1）患者信息

性别：女；年龄：35 岁

（2）临床诊断

细菌性阴道病；孕 30 周

（3）处方

| 阿奇霉素片 | 0.25g×4 片 | 1g，qd，po |

【处方问题】遴选药品不适宜：阿奇霉素片不适宜。

【处方分析】BV 的治疗主要针对厌氧菌。国内外指南公认的妊娠期 BV 首选药物为甲硝唑或者克林霉素。阿奇霉素的治疗效果明显低于上述两种药物，不建议作为首选用药。

【干预建议】妊娠患者合并 BV，建议改用甲硝唑或者克林霉素口服。

 处方 16：妊娠期阴道炎

【处方描述】

（1）患者信息

性别：女；年龄：27 岁

（2）临床诊断

外阴阴道假丝酵母菌病；孕 21⁺ 周；G6PD 缺乏症

（3）处方

硝呋太尔制霉菌素阴道软胶囊

500mg/20 万单位×1 盒

1 片，qn，阴道给药

【处方问题】遴选药品不适宜：硝呋太尔制霉菌素阴道软胶囊不适宜。

【处方分析】国内外指南均建议妊娠期 VVC 应阴道内局部使用咪唑类药物，如克霉唑或咪康唑。硝呋太尔制霉素阴道软胶囊说明书中明确指出 G6PD 缺乏症患者禁用。

【干预建议】妊娠患者（孕 21⁺ 周）合并 VVC，建议改用克霉唑阴道片或者克霉唑阴道栓每晚睡前阴道给药。

 处方 17：哺乳期阴道炎

【处方描述】

（1）患者信息

性别：女；年龄：34 岁

（2）临床诊断

外阴阴道假丝酵母菌病；哺乳期

（3）处方

| 制霉素片 | 50 万单位 ×18 片 | 100 万单位，tid，口服 |

【处方问题】遴选药品不适宜：制霉素剂型不适宜，给药途径不适宜。

【处方分析】制霉素片口服后肠道不吸收，几乎全部自粪便排出。由于包衣的存在，局部外用也不被皮肤和黏膜吸收。数据显示，口服制霉素降低胃肠道的假丝酵母菌定植不能预防症状性 VVC 的复发。为减少乳儿的被动给药，哺乳期 VVC 可以局部给药。制霉素不进入母乳，乳母可安全使用。

【干预建议】哺乳期合并外阴阴道假丝酵母菌病患者，建议可使用含有制霉素的阴道剂型，如硝呋太尔制霉菌素阴道软胶囊、制霉素栓等。

（鲁　培）

第八章 | 常见皮肤病

第一节 荨 麻 疹

一、概述

荨麻疹是妊娠和哺乳期常见的皮肤病之一，临床表现与普通荨麻疹类似，急性荨麻疹可以表现为单独出现的风团、血管性水肿，或者风团与血管性水肿同时出现，可伴瘙痒。风团可发生于全身任何部位，而血管性水肿则好发于面部口唇、耳廓、眼睑等组织相对疏松的部位。皮疹多可于 24 小时内自行消退，病情可反复发作。

二、妊娠期与哺乳期治疗药物管理

荨麻疹的治疗应注意去除诱因，包括避免可疑致敏食物、药物，避免接触过敏原，穿宽松棉质衣物、注意适宜温度及环境卫生等。

1. 妊娠期荨麻疹药物治疗 2018 年发布的由欧洲变态反应和临床免疫学会、全球变态反应和哮喘联盟等组织共同制定的荨麻疹管理指南指出，孕早期应尽量避免系统用药，应避免使用第一代抗组胺药，必要时可使用第二代抗组胺药，如氯雷他定、西替利嗪、地氯雷他定和左西替利嗪等。奥马珠单抗对抗组胺药物抵抗的难以控制的荨麻疹具有较好治疗作用，安全性较为可靠，可以作为三线治疗药物使用。奥马珠单抗和第二代抗组胺药均为妊娠 B 类用药。

霉酚酸酯、甲氨蝶呤因具有致畸作用或有胚胎毒性，而禁止用于妊娠期患者。环孢素尽管无致畸性，但在动物模型中有胚胎毒性，可能导致早产和低体重儿的出现，使用时需个性化分析。

2. 哺乳期荨麻疹药物治疗 第一代抗组胺药苯海拉明、马来酸氯苯那敏，第二代抗组胺药物氯雷他定、地氯雷他定、西替利嗪、左西替利嗪、依巴斯汀均可以通过乳汁排泄，其分泌量小，氯雷他定、西替利嗪、地氯雷他定、左西替利嗪等属于 L2 级，哺乳期可推荐使用。奥马珠单抗属于大分子蛋白，较少通过乳汁排泄，且容易在婴儿的消化道内被分解，故对婴儿的伤害性较小，可以作为哺乳期用药的另一选择。霉酚酸酯、甲氨蝶呤可能导致哺乳期婴儿发生严重不良反应，禁止用于哺乳期妇女。

第二节 痤 疮

一、概述

痤疮是毛囊皮脂腺单位的一种慢性炎症性皮肤病，临床表现以好发于面部的粉刺、丘疹、脓疱、结节等多形性皮损为特点。痤疮的发生主要与雄激素水平增高、皮脂分泌过多、毛囊皮脂腺导管异常角化、细菌感染与炎症反应等诸多因素相关，也是妊娠期常见的皮肤疾患。

二、妊娠期治疗药物管理

1. 痤疮的系统用药 在《欧洲痤疮治疗指南》中认为，痤疮在妊娠期间应继续治疗，口服糖皮质激素泼尼松（C 类）或红霉素（B 类）在孕中期可用于重度痤疮患者，而维 A 酸类和四环素类药物禁用，如多西环素（D 类）、米诺环素（D 类）等可使胎儿的骨骼、牙齿发生异常。异维 A 酸（X 类）可使胎儿面部、中枢神经系统、心血管等多处发生畸形，审核处方时要重视育龄期妇女服用异维 A 酸的风险，对于育龄期妇女或其配偶服药前后 3 个月与服药期间内应严格避孕，万勿妊娠。

2. 痤疮的局部用药 痤疮在妊娠期可以采用局部外用治疗，其中推荐使用壬二酸（B 类）、过氧苯甲酰（C 类），可单独应用或用于维持治疗。局部使用的抗菌药物如红霉素（B 类）、甲硝唑（B 类）、克林霉素（B 类）等被认为是相对安全的，但不建议长期使用，以免耐药。局部使用的维 A 酸类药物，如维 A 酸（C 类）、阿达帕林（C 类）及异维 A 酸（X 类）等应禁用，也不应在孕期使用化学剥脱剂如水杨酸、苯酚等药物。

第三节 感染性皮肤病

一、概述

妊娠期细菌感染对母体及胎婴儿的致病作用，与致病菌的毒力、侵入机体的数量、侵入途径及孕妇的免疫状态等密切相关。临床风险主要表现为感染对孕妇的影响及因孕妇感染导致的全身症状对胎儿影响。

二、妊娠期治疗药物管理

1. 细菌感染 药物选用应根据细菌类型选用敏感的抗菌药物，如毛囊炎、脓疱疮的病原菌多为金黄色葡萄球菌或乙型溶血性链球菌，口服药物可选用青霉素类或头孢菌素类药物如阿莫西林（B 类）、头孢氨苄（B 类）等；对支原体、衣原体感染可选用口服红霉素（B 类）、阿奇霉素（B 类）等，慎用克拉霉素（C 类），禁用喹诺酮类药物（X 类）、四环素类药物（D 类）；外用抗菌药物可选用红霉素（B 类）、莫匹罗星（B 类）等，夫西地酸可通过胎盘，也可分泌到乳汁，妊娠期和哺乳期妇女应慎用。

2. 真菌感染 主要由皮肤癣菌侵犯皮肤、毛发及指（趾）甲引起的皮肤癣菌病。在妊娠期感染的手足癣、体股癣等浅部真菌病中，咪唑类和丙烯胺类外用药物一般是安全的，如特比萘芬（B 类）、克霉唑（B 类）等；对局部治疗效果欠佳、皮损广泛或反复发作者，可选用系统抗真菌药物，如口服特比萘芬（B 类），一般不用伊曲康唑（C 类）、氟康唑（C 类）；对外阴阴道念珠菌病，可选用安全性好的克霉唑（B 类）、制霉菌素（C 类）外用无吸收，也相对安全，而选用咪康唑（C 类）应权衡利弊。

第四节　银　屑　病

一、概述

银屑病是一种常见的慢性复发性炎症性皮肤病，特征性损害为皮肤上出现红色丘疹或斑块上覆有多层银白色鳞屑的皮损。

二、妊娠期与哺乳期治疗药物管理

药物治疗的目的在于控制病情，减轻红斑、鳞屑、局部斑片增厚等症状，延缓皮损向全身发展的进程。

1. 银屑病的系统用药 包括维 A 酸类药物、免疫抑制剂、抗感染药物、免疫调节剂。在妊娠期，应禁止维 A 酸类药物如口服阿维 A（X 类）、甲氨蝶呤（X 类），慎用环孢素 A（C 类），英夫利昔单抗在孕期使用被认为是安全的；因病原微生物可能是银屑病发病的重要诱因之一，抗感染药物可选用对溶血性链球菌有效的药物，如青霉素、红霉素、头孢菌素药物等；免疫调节剂转移因子、胸腺肽对孕妇及哺乳期妇女用药尚不明确，不宜选用。

2. 银屑病的局部用药 包括润肤剂、角质促成剂、维生素 D$_3$ 衍生物、维 A 酸类、焦油类等各种外用制剂。在妊娠期，甘油、维生素 E 等润肤剂可以增加皮肤角质层的含水量，角质促成剂尿素可以促进皮肤角化功能正常，临床应用较为安全；维生素 D$_3$ 衍生物卡泊三醇（C 类）在动物实验中未发现有致畸作用，外用仅吸收 1% ~ 5%，孕妇可权衡利弊，谨慎使用于小面积皮损，在剂型选择上以软膏剂为主。外用维 A 酸类药物有致畸性，焦油类药物如煤焦油可致癌，这两类药物应禁止使用。

第五节 审方案例

 处方 1：妊娠期特异型皮炎

【处方描述】

（1）患者信息

性别：女；年龄：26 岁

（2）临床诊断

孕 10$^+$ 周；特异型皮炎

（3）处方

左西替利嗪片	5mg×7 片	5mg, qd, po
曲安奈德软膏	10g×1 支	外用, bid
米诺环素胶囊	50mg×14 片	50mg, bid, po

【处方问题】遴选药品不适宜：米诺环素不适宜。

【处方分析】妊娠期特异性皮肤病，如妊娠性类天疱疮、妊娠肝内胆汁淤积症、疱疹样脓疱病对胎儿有影响，可导致死胎、早产、胎儿呼吸窘迫综合征。皮质类固醇激素是治疗妊娠性类天疱疮和疱疹样脓疱病的一线药物，对一些良性妊娠期皮肤病，可局部和系统应用皮质类固醇激素或合用抗组胺药治疗。米诺环素（D 类）等可使胎儿的骨骼、牙齿发生异常，在孕期不宜使用。

【干预建议】妊娠患者孕 10$^+$ 周，患特异型皮炎，不宜使用米诺环素。

 处方 2：妊娠期痤疮

【处方描述】

（1）患者信息

性别：女；年龄：30 岁

（2）临床诊断

孕 20$^+$ 周；痤疮

（3）处方

异维 A 酸胶囊	10mg×7 片	10mg, qd, po
克林霉素凝胶	10g×1 支	外用, bid

【处方问题】遴选药品不适宜：异维 A 酸不适宜。

【处方分析】痤疮在怀孕期间维 A 酸类药物禁用，异维 A 酸（X 类）可使胎儿面部、中枢神经系统、心血管等多处发生畸形，审核处方时要重视育龄期妇女服用异维 A 酸的风险。对于育龄期妇女或其配偶服药前后 3 个月与服药期间内应严格避孕，万勿妊娠。

【干预建议】妊娠患者孕 20$^+$ 周，痤疮，不宜使用异维 A 酸，可换用过氧苯甲酰软膏外用。

 ## 处方 3：妊娠期肝内胆汁淤积症

【处方描述】

（1）患者信息

性别：女；年龄：28 岁

（2）临床诊断

孕 25$^+$ 周；皮肤瘙痒；肝内胆汁淤积症

（3）处方

熊去氧胆酸	50mg×84 片	200mg, tid, po
腺苷蛋氨酸	500mg×14 片	500mg, bid, po
复方甘草酸苷	42 片/盒×1 盒	2 片, tid, po
谷胱甘肽片	0.1g×84 片	0.4mg, tid, po

【处方问题】遴选药品不适宜：复方甘草酸苷、谷胱甘肽片不适宜。

【处方分析】《妊娠期肝内胆汁淤积症诊疗指南（2015 版)》指出熊去氧胆酸推荐作为 ICP 治疗的一线药物，安全性和有效性均得到证实，在缓解皮肤瘙痒、降低血清学指标、延长孕周、改善母儿预后方面具有优势，也未发现熊去氧胆酸对人类胎儿的毒副作用和造成围产儿远期不良影响的报道，妊娠中晚期使用安全性良好。腺苷蛋氨酸在国内就其治疗 ICP 疗效的荟萃分析显示，该药可以改善某些妊娠结局，如降低剖宫产率、延长孕周等，停药后存在反跳。建议其作为临床二线用药或联合治疗，尚未发现腺苷蛋氨酸存在对胎儿的毒副作用和对新生儿远期的不良影响。而复方甘草酸苷、谷胱甘肽片无此适应证，且对孕妇安全性尚不明确，缺少相关资料。

【干预建议】患者孕 25⁺ 周，皮肤瘙痒，肝内胆汁淤积症，不宜使用复方甘草酸苷、谷胱甘肽片。

 处方 4：妊娠期真菌性阴道炎

【处方描述】

（1）患者信息

性别：女；年龄：27 岁

（2）临床诊断

孕 20⁺ 周；真菌性阴道炎

（3）处方

克霉唑栓剂	0.15g×10 支	外用，bid
氟康唑片	150mg×21 片	300mg，qd，po

【处方问题】遴选药品不适宜：氟康唑不适宜。

【处方分析】克霉唑（B 类）属于咪唑类抗真菌药，局部应用效果较制霉菌素更好，复发率更低，是局部抗真菌的首选药物，在整个妊娠期均可使用。克霉唑局部治疗阴道真菌感染，未发现其有胚胎毒性。氟康唑（C 类）为三唑类抗真菌药，有证据显示，口服氟康唑具有剂量依赖的致畸效应，妊娠早期长期大剂量（≥400mg/d）使用可能会导致畸形。低剂量（≤150mg/d）氟康唑治疗阴道念珠菌感染，未发现其增加胎儿畸形的风险。

【干预建议】患者孕 20⁺ 周，真菌性阴道炎，不宜使用大剂量氟康唑片。

 处方 5：妊娠期银屑病

【处方描述】

（1）患者信息

性别：女；年龄：27 岁

（2）临床诊断

孕 20⁺ 周；银屑病

（3）处方

布地奈德软膏	10g×2 支	bid，外用
阿维 A 酸胶囊	10mg×7 片	10mg，qd，po
卡泊三醇软膏	10g×2 支	bid，外用

【处方问题】遴选药品不适宜：阿维 A 酸不适宜。

【处方分析】银屑病的治疗首选外用药物。外用皮质类固醇激素是治疗银屑病的一线药物。为了避免吸收过量，建议不要涂抹过量或涂抹面积过大。只要给药时间短暂，给药面积适当，可局部使用糖皮质激素。当在大面积皮肤上规律地使用糖皮质激素时，要考虑药物经皮肤吸收并转移给胎儿的可能性，一些研究发现吸收过量有低体重新生儿风险。外用卡泊三醇（类）为二线治疗药物，用于替代外用皮质类固醇，防止外用皮质类固醇吸收过量。一些动物研究表明，使用卡泊三醇会出现胎儿骨骼异常，但是在人类研究中并未发现这种现象。阿维 A 酸属于 X 类，孕妇及准备怀孕的妇女禁用。

【干预建议】患者孕 20⁺ 周，银屑病，不宜使用阿维 A 酸，可口服环孢素或注射生物制剂英夫利西单抗等。

 处方 6：妊娠期痤疮

【处方描述】

（1）患者信息

性别：女；年龄：30 岁

（2）临床诊断

孕 15⁺ 周；痤疮

（3）处方

| 克林霉素凝胶 | 10g×1 支 | bid，外用 |
| 阿达帕林凝胶 | 30g×1 支 | qn，外用 |

【处方问题】遴选药品不适宜：阿达帕林不适宜。

【处方分析】痤疮局部使用的维 A 酸类药物如阿达帕林（C 类）等应重视，经口给药进行的动物实验显示，高剂量阿达帕林全身给药有生殖毒性作用。妊娠期间外用阿达帕林的临床经验有限，现有的少量数据没有显示对早期妊娠的患者有任何不良作用，考虑到有限的临床证据以及阿达帕林的透皮吸收（虽然非常低），不推荐在妊娠期间使用阿达帕林凝胶。

【干预建议】妊娠患者孕 15⁺ 周，痤疮，不宜使用阿达帕林，可换用过氧苯甲酰软膏外用。

 处方 7：妊娠期痤疮

【处方描述】

（1）患者信息

性别：女；年龄：25 岁

（2）临床诊断

孕 18⁺ 周；痤疮

（3）处方

克林霉素凝胶	10g×1 支	bid，外用
过氧苯甲酰软膏	10g×1 支	qn，外用
多西环素片	0.1×12 片	0.1g，bid，po

【处方问题】遴选药品不适宜：多西环素片不适宜。

【处方分析】多西环素（D 类）、米诺环素（D 类）等可使胎儿的骨骼、牙齿发生异常。

【干预建议】妊娠患者孕18⁺周，痤疮，不宜使用多西环素片。

 处方 8：妊娠期银屑病

【处方描述】

（1）患者信息

性别：女；年龄：34 岁

（2）临床诊断

孕22⁺周；银屑病

（3）处方

甲氨蝶呤片	2.5mg×18 片	7.5mg，qw，口服
卡泊三醇软膏	10g×2 支	bid，外用

【处方问题】遴选药品不适宜：甲氨蝶呤片不适宜。

【处方分析】对于中度至重度银屑病孕妇而言，需加用口服药物。甲氨蝶呤（X 类）除了可以引起流产外，还可引起畸形、颅缝早闭、发育迟缓等，妊娠期禁用。

【干预建议】患者孕22⁺周，银屑病，不宜使用甲氨蝶呤片，可口服环孢素或注射生物制剂英夫利西单抗等。环孢素（C 类）在孕妇器官移植患者中进行的研究未见引起出生缺陷，但缺乏长期观察数据，对胎儿似乎比较安全。生物制剂如英夫利西单抗、依那西普及阿达木单抗均属于 B 类，可以选用。

 处方 9：妊娠期特应性皮炎

【处方描述】

（1）患者信息

性别：女；年龄：27 岁

（2）临床诊断

孕10⁺周；特应性皮炎

（3）处方

左西替利嗪片	5mg×7 片	5mg，qd，po

曲安奈德软膏	10g×1 支	bid, 外用
霉酚酸酯片	0.5g×14 片	1.0g, bid, po

【处方问题】遴选药品不适宜：霉酚酸酯不适宜。

【处方分析】霉酚酸酯属于 D 类药物，是用于治疗中重度特应性皮炎的免疫抑制剂，但不应在妊娠期使用，因有先天性异常包括唇腭裂、肾、心、食管、远端肢体异常等致畸案例报道。

【干预建议】妊娠患者孕 10⁺ 周；特应性皮炎，不宜使用霉酚酸酯。

（许　静　罗子玲）

第九章 | 妇产科疾病

第一节 早 产

一、概述

早产是指妊娠达到 28 周但不足 37 周分娩。早产分为自发性早产和治疗性早产，而自发性早产又分为胎膜完整早产和未足月胎膜早破，其中胎膜完整早产为最常见的类型。治疗性早产是指由于母体或胎儿的健康原因不允许继续妊娠，在未达到 37 周时采取引产或剖宫产终止妊娠。

二、治疗药物管理

早产的治疗原则是若胎膜完整，在母胎情况允许时尽量保胎至 34 周，监护母胎情况，适时停止早产的治疗。早产的治疗除了恰当的休息外，还包括促胎肺成熟治疗、抑制宫缩治疗、抗感染治疗。

1. 促胎肺成熟治疗　妊娠 <35 周，1 周内有可能分娩的孕妇，应使用糖皮质激素促进胎儿肺成熟。可用地塞米松 6mg 肌内注射，每 12 小时一次，共 4 次；或倍他米松注射液 12mg 肌内注射，24 小时后再重复一次。如果用药后超过 2 周，仍存在 <34 周早产可能者，可重复一个疗程。

2. 抑制宫缩治疗　先兆早产患者，通过适当控制宫缩，能延长妊娠时间；早产临产者，宫缩抑制剂虽不能阻止早产分娩，但可能延长妊娠 3 ~ 7 天，为促胎肺成熟治疗和宫内转运赢得时机。常用的宫缩抑制剂有如下几种。

（1）钙通道阻滞剂　常用药物为硝苯地平，口服，建议方案为起始剂量 20mg，然后每次 10 ~ 20mg，每日 3 ~ 4 次，根据宫缩情况调整。应密切注意孕妇心率及血压变化。已用硫酸镁者慎用，以防血压急剧下降。

（2）前列腺素合成酶抑制剂　该类药物仅在妊娠 32 周前短期选用。常用药物为吲哚美辛，初始剂量 50 ~ 100mg，经阴道或直肠给药，也可口服，然后每 6 小时予 25mg 维持 48 小时。用药过程中需密切监测羊水量及胎儿动脉导管血流。

（3）β肾上腺素能受体激动剂　常用药物有利托君，用药期间需密切观察孕妇主诉及心率、血压、宫缩变化，并限制静脉输液量（每日不超过 2000ml），以防肺水肿。如患者心率 >120 次/分，应减少滴速；如心率 >140 次/分，应停药；如出现胸痛，应立即停药并行心电监护。长期用药应监测血钾、血糖、肝功能和超声心动图。

（4）缩宫素类似物　阿托西班。用法：起始剂量为 6.75mg 静滴注射 1 分钟；继之 18mg/h 滴注，维持 3 小时；接着 6mg/h 缓慢滴注，持续 45 小时。

（5）硫酸镁　用于早产治疗尚有争议。但硫酸镁可以降低妊娠 32 周前早产儿的脑瘫风险和严重程度，推荐妊娠 32 周前早产者常规应用硫酸镁作为胎儿中枢神经系统保护剂。用法：硫酸镁 4～5g 静脉注射或快速滴注，随后 1～2g/h 缓慢滴注 12 小时，一般用药不超过 48 小时。

3. 控制感染　感染是早产的重要原因之一。阴道分泌物细菌学检查（包括 B 族链球菌）或羊水感染指标阳性者可选用对胎儿安全的抗菌药物，对胎膜早破早产者，必须预防性使用抗菌药。

第二节　胎儿生长受限

一、概述

胎儿生长受限（fetal growth restriction，FGR）是指胎儿应有的生长潜力受损，估测的胎儿体重小于同孕龄第 10 百分位的新生儿。

二、治疗药物管理

对于既往有 FGR 和子痫前期病史的孕妇，建议从孕 12～16 周开始口服低剂量的阿司匹林至 36 周，除可预防子痫前期外，也可以预防 FGR。存在两项高危因素以上的孕妇，也建议在孕早期服用低剂量的阿司匹林进行预防。高危因素包括肥胖、年龄大于 40 岁、孕前高血压、孕前糖尿病、辅助生殖技术受孕史、多胎妊娠、胎膜早剥病史、胎盘梗死病史。

对于预计在孕 34 周之前分娩的 FGR，建议产前使用糖皮质激素促胎肺成熟；对于孕 24～37 周，预计在 7 天内有早产风险，且孕期未接受过糖皮质激素治疗的，也建议产前使用糖皮质激素。对于孕 32 周之前分娩的 FGR，应使用硫酸镁保护胎儿和新生儿的中枢神经系统。

第三节 黄体功能不全

正常的黄体功能是维持妊娠所必需的。黄体功能不全会导致正常妊娠难以维持。

一、概述

黄体功能不全是指排卵后黄体发育不良，分泌孕酮不足或黄体过早退化，致子宫内膜分泌反应性降低；临床以内膜发育与胚胎发育不同步为主要特征，与不孕或流产密切相关。

在自然月经周期里，育龄期女性黄体功能不全发病率为 3% ~ 10%；在超促排卵周期，由于多个黄体同时发育，合成并分泌超生理量的雌、孕激素，负反馈抑制下丘脑 – 垂体轴，抑制 LH 分泌，从而引起黄体功能不全，其发生率几乎 100%。

二、黄体支持的方案

黄体支持的适应证：①应用超促排卵方案行体外受精/卵泡质内单精子注射 – 胚胎移植（IVF/ICSI – ET）等助孕治疗，ET 后存在一定程度的内源性黄体功能不足；②自然周期排卵后实施冻融胚胎移植（FET）时，部分妇女存在自身黄体功能不全的可能；③促排卵周期实施 FET 时，存在潜在的内源性黄体功能不足；④雌、孕激素药物替代周期（人工周期）FET，完全使用外源性雌、孕激素药物替代黄体功能；⑤既往有复发性流产病史；⑥先兆流产；⑦先兆早产。

黄体支持的禁忌证：①存在或疑似发生动、静脉血栓的患者，有静脉炎、脑中风等既往病史患者应慎用；②乳腺恶性肿瘤或生殖器激素依赖性肿瘤等有明确孕激素治疗禁忌证患者；③黄体酮过敏者。

黄体支持常用药物有：①黄体酮类，包括肌内注射黄体酮、阴道用黄体酮、口服黄体酮；②人绒毛膜促性腺激素（HCG）。③雌激素，主要用戊酸雌二醇和微粒化雌二醇，并可经口服、经阴道及经皮三种不同方式给药。④促性腺激素释放激素激动剂（GnRH – a）。

第四节 激素避孕

一、概述

激素避孕是指女性使用甾体药物达到避孕的目的。激素避孕药包括雌激素 –

孕激素的复方制剂以及仅含孕激素的避孕药。目前上市的激素避孕药有多种剂型，我国常用的有口服避孕药（OC）、雌孕激素贴膏/环、单孕激素注射液（DMPA，我国应用极少）、孕激素皮下埋植剂和含左炔诺孕酮的宫内节育器（LNG－IUS）。激素避孕药主要通过抑制排卵、改变宫颈黏液性状、改善子宫内膜容受性以及改变输卵管的功能等多重机制来发挥避孕作用。激素避孕药对于健康成年女性还具有除避孕外其他的健康益处（如改善痛经、月经过多、治疗子宫内膜异位症和子宫腺肌症，以及减少卵巢癌和子宫内膜癌风险等）。

口服避孕药包括复方口服避孕药（COC）以及纯孕激素的口服避孕药（POP）。COC 分为长效和短效两种，短效更为常用，主要是雌激素（炔雌醇）与不同类型、剂量孕激素的搭配，不同类型复方口服避孕药的避孕效果并无明显差距。目前我国常见的复方口服避孕药有去氧孕烯炔雌醇片、屈螺酮炔雌醇片、炔雌醇环丙孕酮片等，用于避孕目的时，均为每日口服一片。纯孕激素的口服避孕药主要指炔诺酮片，主要用于哺乳期或者不愿意/不能使用含雌激素避孕方法的女性。目前左炔诺孕酮宫内缓释系统（LNG－IUS）是我国最常用的长效可逆避孕法（LARC），宫腔放置后，左炔诺孕酮可直接在子宫内膜发挥孕激素的作用，进而抑制排卵起到避孕的作用。

我国已上市的专用紧急避孕药（ECP）是左炔诺孕酮，1.5mg po 的单次给药方案即可有效降低近 90% 的意外妊娠率，但对已妊娠女性无效。我国常用的另一种紧急避孕药是米非司酮。米非司酮常规作为终止妊娠药，只能从医疗机构开具处方获得。尽管已有足够的数据证明其用于紧急避孕的有效性和安全性，米非司酮用于紧急避孕时仍属于超说明书用药（超适应证），且其最佳剂量尚未确定，常用剂量为 25～50mg。国外常用的另一种紧急避孕药为醋酸乌利司他，是选择性孕激素受体调节剂，能够抑制或者推迟排卵。紧急避孕药需要在性交后尽快单剂量使用一次，性交后 12 小时内使用紧急避孕药避孕效果最好，但有报道其避孕保护作用最长可达 120 小时。

二、口服避孕药对胎儿的影响

紧急避孕药对于已经存在的妊娠并不会导致流产，但有可能避孕失败而发生妊娠，或服药后再次发生无保护性生活而妊娠。一般来说，从紧急避孕药服用时间来说，避孕失败时，对胚胎的影响遵循"全或无"理论。现有关于口服避孕药特别是左炔诺孕酮紧急避孕失败的研究表明，即使已经怀孕而误服单剂紧急避孕药，与未用药者相比，在胎儿先天性畸形、出生体重、性别比、流产率、早产和围产期并发症等方面没有差异，也不影响后代体格和智力发育。因此，国际妇产科联盟、紧急避孕国际协作组的指南明确指出，使用紧急避孕药（包含左炔诺孕酮、醋酸乌利司他和米非司酮）后怀孕，目前尚无任何证据表明紧急避孕失败会给胎儿带来不利影响，不管是选择继续妊娠还是流产，均无需针对紧急避孕药的影响作出任何举措。美国妇产科医师协会也认为使用左炔诺孕酮紧急避孕失败后，胎儿可以正常生长发育，不会产生明显的不良影响。

针对复方口服避孕药的长期使用安全性显示，正确使用 COC 期间可避免妊娠，停药第 1 个月经周期就可以恢复排卵，恢复生育功能，而且对妊娠无影响，无需等待 3~6 个月。使用 COC 期间妊娠或妊娠期间误服了 COC，并不增加胎儿先天性畸形的风险，不会导致新生儿致畸。

三、哺乳期治疗药物管理

WHO 和美国 CDC 将 LNG - IUS 以及 POP 列为哺乳期女性避孕的 1 类或 2 类使用方法，因为这些药物并不会减少母乳分泌量、改变母乳成分或对乳儿成长产生有害影响。美国 CDC 推荐包括乳母在内所有女性产后可以立即使用 POP，无论静脉血栓栓塞（VTE）风险情况（包括年龄 ≥35 岁、BMI ≥30、吸烟、既往 VTE 史、易栓症、卧床、分娩时输血、剖宫产、产后出血、先兆子痫）；LNG - IUS 也是产后可以选择的高效避孕措施，其国内外说明书均明确提出，不得早于产后 6 周使用。产后 6 周前使用 LNG - IUS，均为超适用人群用药。我国常用的两种紧急避孕药，左炔诺孕酮和米非司酮，均为哺乳药物风险等级 L3 级药物。产后任何时期，乳母均可以使用左炔诺孕酮作为紧急避孕药。而米非司酮用于紧急避孕属超说明书用药，其对乳儿的影响尚无定论，不建议作为首选。WHO 哺乳期激素避孕方法的选择见表 6。

表 6　WHO 哺乳期激素避孕方法的选择和风险分类

	产后情况	雌孕激素药/贴膏/环	孕激素片	长效孕激素注射液	孕激素皮下埋植	LNG - IUS
哺乳期女性	a）<21 天	4	2	2	2	
	b）21~<30 天					
	Ⅰ. 无其他 VTE 危险因素	3	2	2	2	
	Ⅱ. 存在其他 VTE 危险因素	3§	2	2	2	
	c）30~42 天					
	Ⅰ. 无其他 VTE 危险因素	2	1	1	1	
	Ⅱ. 存在其他 VTE 危险因素	3§	1	1	1	
	d）>42 天	2	1	1	1	

续表

产后情况		雌孕激素药/贴膏/环	孕激素片	长效孕激素注射液	孕激素皮下埋植	LNG - IUS
所有产后女性包括剖宫产	a) 胎盘娩出10分钟内					2
	b) 胎盘娩出后10分钟至4周					2
	c) 大于4周					1
	d) 产后败血症					4

§ 说明：如合并其他 VTE 危险因素（如吸烟、深静脉血栓/肺栓塞、易栓症基因突变和围产期心肌病），风险分类可能增加到 4。1. 使用无限制；2. 益处大于风险；3. 风险大于益处；4. VTE 风险太高，不宜使用。

第五节　审方案例

处方1：先兆早产

【处方描述】

（1）患者信息

性别：女；年龄：28 岁

（2）临床诊断

正常妊娠监督；先兆早产

（3）处方

硝苯地平片　　　　　　　10mg×50 片　　　　　　　10mg, qd, po

【处方问题】用法用量不适宜。

【处方分析】根据《早产临床诊断与治疗指南（2014）》，先兆早产患者通过适当控制宫缩，能延长妊娠时间；硝苯地平为钙离子通道阻滞剂，为常用的宫缩抑制剂。硝苯地平起始剂量为 20mg 口服，然后每次 10～20mg，每天 3～4 次，根据宫缩情况调整，可持续 48 小时。服药中注意观察血压，防止血压过低。硝苯地平普通片作用持续仅为 4～8 小时，所以应一天多次给药。

【干预建议】用法用量改为硝苯地平片 10mg，每天 3 次。

处方2：高危妊娠

【处方描述】

（1）患者信息

性别：女；年龄：40 岁

（2）临床诊断

高危妊娠监督；先兆早产

（3）处方

盐酸利托君注射液	100mg	ivdrip（15滴/分）
氯化钠注射液	500ml	ivdrip

【处方问题】用法用量不适宜。

【处方分析】根据《早产临床诊断与治疗指南（2014）》，先兆早产患者通过适当控制宫缩，能延长妊娠时间；早产临产者宫缩抑制剂虽不能阻止早产分娩，但可能延长妊娠3~7天，为促胎肺成熟治疗和宫内转运赢得时机。

利托君为β肾上腺素能受体激动剂，为常用的宫缩抑制剂。用法用量为：可取本品2支共100mg用静滴溶液500ml稀释为100mg/500ml（0.2mg/ml）的溶液，静滴时应保持左侧姿势，以减少低血压危险。密切观察滴注速度，使用可控制的输注装置或调整分钟滴数。开始时应控制滴速使剂量为0.05mg/min（5滴/分，每毫升20滴），每10分钟增加0.05mg/min（增加5滴/分），直至达到预期效果，通常保持在0.15~0.35mg/min（15~35滴/分），待宫缩停止，继续输注至少12~18小时。用药期间需密切观察孕妇主诉及心率、血压、宫缩变化，并限制静脉输液量（每日不超过2000ml），以防肺水肿。如患者心率>120次/分，应减少滴速；如心率>140次/分，应停药；如出现胸痛，应立即停药并行心电监护。长期用药应监测血钾、血糖、肝功能和超声心动图。

【干预建议】起始滴速应调整为5滴/分，每分钟增加5滴/分，直至达到预期效果，如该患者维持15滴/分，待宫缩停止，继续输注至少12~18小时。

处方3：高危妊娠

【处方描述】

（1）患者信息

性别：女；年龄：21岁

（2）临床诊断

高危妊娠监督；先兆早产

（3）处方

醋酸阿托西班注射液	75mg	18ml/h 持续3h
氯化钠注射液	90ml	ivdrip
醋酸阿托西班注射液	75mg	继续以6ml/h静滴维持
氯化钠注射液	90ml	ivdrip

【处方问题】用法用量不适宜。

【处方分析】根据《早产临床诊断与治疗指南（2014）》，先兆早产患者通过适当控制宫缩，能延长妊娠时间；早产临产者宫缩抑制剂虽不能阻止早产分娩，但可能延长妊娠3～7天，为促胎肺成熟治疗和宫内转运赢得时机。

阿托西班为缩宫素类似物，与缩宫素受体结合后可降低子宫的收缩频率和张力，抑制子宫收缩用法为：起始剂量为6.75mg静脉滴注1分钟；继之18mg/h滴注，维持3小时；接着6mg/h缓慢滴注，持续45小时。该处方未给予第一步的起始负荷剂量。

【干预建议】增加起始负荷剂量阿托西班6.75mg静脉滴注1分钟。

 处方4：子痫前期（重度）胎儿生长受限

【处方描述】

（1）患者信息

性别：女；年龄：30岁

（2）临床诊断

子痫前期（重度）；胎儿生长受限；孕1产0；孕32^{+6}周臀位单活胎

（3）处方

地塞米松磷酸注射液	5mg×8支	6mg, q12h, im

【处方问题】无。

【处方分析】对于预计在孕34周之前分娩的FGR，建议产前使用糖皮质激素促胎肺成熟。可用地塞米松6mg肌内注射，每12小时一次，共4次。如果用药后超过2周，仍存在<34周早产可能者，可重复一个疗程。

【干预建议】无。

 处方5：女性不孕症

【处方描述】

（1）患者信息

性别：女；年龄：36岁

（2）临床诊断

女性不孕症

（3）处方

地屈孕酮片	10mg×28粒	10mg, bid, po
黄体酮软胶囊	0.2×45粒	0.2g, bid, 阴道用

【处方问题】临床诊断不清晰。

【处方分析】根据《黄体支持与孕激素补充共识（2015）》在辅助生殖技术

中如存在内源性黄体功能不全的情况，可进行黄体支持。黄体支持常用药物有：①黄体酮类，包括肌内注射黄体酮、阴道用黄体酮、口服黄体酮；②人绒毛膜促性腺激素（HCG）；③雌激素，主要用戊酸雌二醇和微粒化雌二醇，并可经口服、经阴道及经皮三种不同方式给药；④促性腺激素释放激素激动剂（GnRH－a）。

该处方是联合使用了阴道用黄体酮和口服地屈孕酮片来进行黄体支持。经阴道途径给予黄体酮，由于靶向作用于子宫，子宫局部孕酮浓度高，可减少全身的不良反应。地屈孕酮并非真正的天然孕激素，属逆转黄体酮，该结构使其对孕激素受体具有高度选择性，不良反应小，口服易吸收，口服地屈孕酮不改变原血清孕酮水平，但目前尚缺乏地屈孕酮在辅助生殖技术黄体支持中单独应用有效性的循证医学证据。

【干预建议】完善诊断，补充黄体支持治疗。

 处方6：女性不孕症

【处方描述】

（1）患者信息

性别：女；年龄：37岁

（2）临床诊断

女性不孕症

（3）处方

戊酸雌二醇片	mg×56片	mg，bid，po
地屈孕酮片	0mg×28粒	0mg，bid，po
黄体酮阴道缓释凝胶	8%（90mg）×14支	90mg，qd，阴道用

【处方问题】诊断不全。

【处方分析】根据《黄体支持与孕激素补充共识（2015）》在辅助生殖技术中如存在内源性黄体功能不全的情况，可进行黄体支持。黄体支持常用药物有：①黄体酮类，包括肌内注射黄体酮、阴道用黄体酮、口服黄体酮；②人绒毛膜促性腺激素（HCG）；③雌激素，主要用戊酸雌二醇和微粒化雌二醇，并可经口服、经阴道及经皮三种不同方式给药；④促性腺激素释放激素激动剂（GnRH－a）。

该处方使用的是联用阴道用和口服黄体酮类，及口服戊酸雌二醇。经阴道途径给予黄体酮，由于靶向作用于子宫，子宫局部孕酮浓度高，可减少全身的不良反应。阴道用黄体酮较肌内注射黄体酮在黄体期阴道出血发生率高，但不影响体外受精的妊娠结局，补充雌激素可减少阴道出血发生率。地屈孕酮并非真正的天然孕激素，属逆转黄体酮，该结构使其对孕激素受体具有高度选择性，不良反应小，口服易吸收，口服地屈孕酮不改变原血清孕酮水平，但目前尚缺乏地屈孕酮在辅助生殖技术黄体支持中单独应用有效性的循证医学证据。

口服戊酸雌二醇用量为 2~8mg/d，至妊娠第 7~8 周开始减量，该处方用量合适。雌激素的黄体支持作用存在争议，对于高龄患者有血栓形成风险，大剂量使用有肝功能异常的报道。不推荐新鲜周期、自然周期 FET 及自然妊娠患者应用雌激素行黄体支持治疗，除非有明确的使用指征。

【干预建议】完善诊断，补充黄体支持治疗。

 ### 处方 7：哺乳期使用激素避孕

【处方描述】

（1）患者信息

性别：女；年龄：41 岁

（2）临床诊断

要求长期避孕；剖宫产术后 30 天；哺乳期；既往月经过多；吸烟史

（3）处方

| 屈螺酮炔雌醇片 | 3mg：0.03mg x 1 盒 | 1 片，qd，po |

【处方问题】遴选药品不适宜：屈螺酮炔雌醇片不适宜。

【处方分析】无论是否哺乳，对于仅存在 VTE 危险因素但无其他使用联合激素避孕禁忌的女性，联合避孕均应推迟至产后 6 周开始。该患者存在 VTE 危险因素（41 岁，吸烟史，剖宫产），就诊时为产后 4 周，不建议使用 COC。屈螺酮炔雌醇片属于短效 COC，需要每日服药，对需要长期避孕的女性而言容易发生错服、漏服等，可能会影响避孕效果。该患者可以考虑使用内置含 52mg 左炔诺孕酮的 LNG－IUS，其在宫腔局部发挥作用，除了避孕作用外，同时也有避孕外的益处，可以明显缓解该患者月经过多等症状。目前尚没有观察到乳母使用纯孕激素会影响乳汁数量及成分，也没有观察到产后 6 周后使用 LNG－IUS 对婴儿生长发育的不利影响。

【干预建议】该患者产后 4 周，要求长期避孕，既往月经过多，可以优先考虑使用宫内放置 LNG－IUS，有效期 5 年，但要注意 LNG－IUS 可能存在脱落问题。

（谭湘萍）

第十章

神经精神系统疾病

第一节　癫　痫

一、概述

癫痫是多种原因导致的脑部神经元高度同步化异常放电所致临床综合征，临床表现具有发作性、短暂性、重复性和刻板性的特点。癫痫是妊娠期常见的神经系统疾病之一，发生率为0.5%～1%。女性癫痫患者妊娠期间，绝大多数都需要继续服用抗癫痫药物，以避免因癫痫发作给妊娠及胎儿带来不良影响。

二、妊娠期治疗药物管理

目前癫痫治疗仍以药物治疗为主，药物治疗应达到控制发作或最大限度减少发作次数，长期治疗无明显不良反应及使患者保持或恢复其原有的生理、心理和社会功能状态。癫痫需根据癫痫发作类型、癫痫及癫痫综合征类型选择用药。抗癫痫药物（antiepileptic drugs，AEDs）是常见的致畸剂，使用后严重先天性畸形的发生率为普通妊娠妇女的2～3倍，严重先天畸形的发生与抗癫痫药物的种类和剂量相关。如果停用抗癫痫药物，难以控制妊娠期癫痫发作，可能增加母胎不良结局，因此抗癫痫药物需要权衡利弊，合理使用。

与AEDs相关的先天性畸形最常见为神经管缺陷、先天性心脏病、尿道及骨骼发育异常以及唇腭裂。丙戊酸钠作为治疗癫痫全面发作的首选用药，是抗癫痫单药治疗研究最为广泛，致畸性最为肯定的药物。丙戊酸钠的致畸性呈剂量相关性，总体致畸率为6%～9%，但是如果每日用量超过700mg，其剂量相关性致畸作用可显著增加到20%甚至更高。除丙戊酸钠外，苯妥英钠致畸性也较为显著。应尽量避免在妊娠早期使用丙戊酸钠和苯妥英钠。卡马西平是癫痫部分性发作的首选药物，因其干扰叶酸代谢，也可导致脊柱裂，但概率仅为丙戊酸钠的五分之一，与拉莫三嗪、氯硝西泮、左乙拉西坦、丙巴比妥等相似。有限的证据表明，妊娠期服用卡马西平和拉莫三嗪对胎儿远期神经发育并无影响，但尚缺乏大规模的临床研究证据支持。托吡酯在孕早期的单药治疗增加面部裂、唇裂、腭裂、尿道下裂等风险，仅在肯定对孕妇有益的情况下使用。

妊娠期癫痫患者原则上采用副作用最小且最有效的抗癫痫药物，左乙拉西坦、拉莫三嗪、托吡酯、奥卡西平、加巴喷丁等新一代 AEDs 可能会改善妊娠期药物的耐受性，较传统 AEDs 对胎儿的致畸性小，但尚缺乏大规模的临床研究证据支持，左乙拉西坦是目前应用范围最广泛的新型抗癫痫药物之一。卡马西平、奥卡西平、苯巴比妥、苯妥英钠、托吡酯等肝微粒体酶诱导的 AEDs，可透过胎盘促进胎儿体内维生素 K_1 氧化降解，导致新生儿出血性疾病的风险增加。建议患者在妊娠最后 1 个月，每日口服 20mg 维生素 K_1，以减少胎儿发生出血性疾病的风险。

三、哺乳期治疗药物管理

如果在妊娠期调整了抗癫痫药的剂量，应考虑在分娩后几周内将剂量恢复到妊娠前的水平。在产后第 1 周，拉莫三嗪的清除率迅速下降，因此应尽快调整其剂量。

所有抗癫痫药均能在母乳中检测到。据报道，母乳药物浓度与母体血浆药物浓度的比值，丙戊酸盐为 5% ~ 10%，乙琥胺则达 90%。尚无证据确定这种形式的抗癫痫药暴露是否对新生儿有临床影响。一般不会将抗癫痫药治疗视为母乳喂养的禁忌证，因为益处很可能大于风险，但临床上使用镇静类药物如苯巴比妥、扑米酮或苯二氮䓬类药物，可能使儿童变得易激惹、开始哺乳后不久就入睡或生长迟滞。若发生这类情况，应停止母乳喂养，同时观察婴儿有无药物戒断症状。与透过胎盘屏障的药物浓度相比，丙戊酸、苯巴比妥、苯妥英钠、卡马西平、拉莫三嗪、托吡酯等药物在母体乳汁内的药物浓度较低，对胎儿的影响相对较小，但左乙拉西坦在乳汁内浓度较高，相关风险有待进一步临床研究证实。

第二节　围产期抑郁症

一、概述

围产期抑郁症（peripartum depression，PPD）并不是一个独立的疾病，而是特发于女性产后这一特殊时段的抑郁症，有时也包括延续到产后或在产后复发的抑郁症。PPD 的主要表现是抑郁，多在产后 2 周内发病，产后 4 ~ 6 周症状明显。流行病学资料显示，PPD 患病率为 10% ~ 16%。临床上表现为心情压抑、沮丧、感情淡漠、不愿与人交流和对自身和婴儿健康过度担忧，常失去生活自理及照料婴儿的能力。

二、妊娠期治疗药物管理

围产期抑郁症的治疗包括心理治疗、物理治疗和药物治疗，采用分级治疗原则。①轻度抑郁发作可以首选单一心理治疗，但产妇必须被监测和反复评估，如果症状无改善，就必须要考虑药物治疗；②中度以上的抑郁发作应该进行药物治疗或药物联合心理治疗，并建议请精神科会诊；③重度抑郁发作并伴有精神病症状、生活不能自理或出现自杀及伤害婴儿的想法及行为时，务必转诊至精神专科医院。

PPD 需根据临床情况选择抗抑郁药，考虑患者的耐受性及药物相互作用，选择并应用一线药物。一线药物包括西酞普兰、艾司西酞普兰、舍曲林、文拉法辛、度洛西汀、氟西汀、氟伏沙明及安非他酮等。对于进行抗抑郁药治疗的妊娠女性，建议临床医生通过使用有效治疗范围内的最低剂量进行单药治疗，尝试使胎儿的暴露最小化，特别是在妊娠早期。妊娠前使用某种抗抑郁药治疗成功的患者，在妊娠期间通常应接受该药物。尚无充分的证据表明不同抗抑郁药对胎儿的安全性有差异。但在妊娠期间不推荐使用单胺氧化酶抑制剂（monoamine oxidase inhibitors，MAOIs），动物研究表明 MAOIs 可能导致先天性异常，且 MAOIs 与推迟临产的抗宫缩剂联用时可能导致高血压危象。如果患者既往未使用过抗抑郁药，在选择性 5 - 羟色胺再摄取抑制剂（selective serotonin reuptake inhibitors，SSRIs）中，通常建议选择西酞普兰、艾司西酞普兰和舍曲林，这几个药物在妊娠期抑郁患者中应用和研究得更多。这些研究发现早期妊娠时暴露于舍曲林、西酞普兰或艾司西酞普兰几乎没有致畸风险。对于既往未使用过抗抑郁药的产前抑郁患者，我们通常不选用氟伏沙明作为初始治疗，因为与其他 SSRIs 相比，氟伏沙明的研究较少。对于既往未使用过抗抑郁药的重度抑郁妊娠患者，通常避免将帕罗西汀作为初始治疗。多项观察性研究提示，帕罗西汀可能与先天性心脏缺陷的微小绝对风险有关。

三、哺乳期治疗药物管理

PPD 产妇若坚持母乳喂养，在使用药物治疗前需要进行全面的个体化的获益及风险评估。虽然没有研究显示抗抑郁剂对胎儿或新生儿的安全剂量和使用期限，但哺乳期使用抗抑郁剂使孩子暴露于药物的危险绝对低于子宫的药物暴露。在选择性 5 - 羟色胺再摄取抑制剂（SSRIs）中，舍曲林、帕罗西汀、西酞普兰和氟伏沙明是行母乳喂养产妇的首选药物。

第三节 审方案例

 处方 1：妊娠合并癫痫

【处方描述】

（1）患者信息

性别：女；年龄：35 岁

（2）临床诊断

高危妊娠监督（孕 9⁺ 周）；癫痫

（3）处方

丙戊酸钠缓释片	0.5g×90 片	0.5g, tid, po
叶酸片	5mg×60 片	5mg, qd, po

【处方问题】遴选药品不适宜：丙戊酸钠不适宜。

【处方分析】丙戊酸钠作为治疗癫痫全面发作的首选用药，是抗癫痫单药治疗研究最为广泛、致畸性最为肯定的药物。丙戊酸钠的致畸性呈剂量相关性，当药物总剂量＞每日 1.0g 时，胎儿罹患神经管缺损、脊柱裂、泌尿生殖系统先天畸形的概率相对较高。妊娠合并癫痫的治疗，原则上采用副作用最小且最有效的抗癫痫药物，左乙拉西坦、拉莫三嗪、托吡酯、奥卡西平等新一代抗癫痫药可能会改善妊娠期药物的耐受性，较传统抗癫痫药对胎儿的致畸性小。

【干预建议】妊娠（孕 9⁺ 周）患者合并癫痫，建议根据患者的癫痫类型及病情，尽可能改用致畸性较小的新型抗癫痫药左乙拉西坦。

 处方 2：妊娠合并焦虑和抑郁

【处方描述】

（1）患者信息

性别：女；年龄：33 岁

（2）临床诊断

高危妊娠监督（孕 8 周）；混合性焦虑和抑郁障碍；非器质性失眠症

（3）处方

乌灵胶囊	0.33g×180 粒	3 粒, tid, po
帕罗西汀片	20mg×30 片	20mg, qd, po

【处方问题】遴选药品不适宜：帕罗西汀不适宜。

【处方分析】抗抑郁药中，目前的资料显示西酞普兰或艾司西酞普兰几乎没有致畸风险。对于既往未使用过抗抑郁药的重度抑郁妊娠患者，通常避免将帕罗西汀作为初始治疗；多项观察性研究提示，帕罗西汀可能与先天性心脏缺陷的微小绝对风险有关。

【干预建议】妊娠（孕8周）患者合并抑郁，孕8周为致畸的敏感期，建议改用西酞普兰或艾司西酞普兰。

 ### 处方3：妊娠合并高血压和抑郁

【处方描述】

（1）患者信息

性别：女；年龄：29岁

（2）临床诊断

妊娠合并高血压（孕37周）；抑郁障碍

（3）处方

阿米替林片	25mg×100片	25mg, tid, po
拉贝洛尔片	100mg×60片	100mg, bid, po

【处方问题】遴选药品不适宜：阿米替林不适宜。

【处方分析】在妊娠期间不推荐使用单胺氧化酶抑制剂（monoamine oxidase inhibitors，MAOIs）阿米替林属于此类。动物研究表明MAOIs可能导致先天性异常，且MAOIs与推迟临产的抗宫缩剂联用时可能导致高血压危象。该患者合并高血压疾病且妊娠37周，有随时生产的可能，与宫缩剂联用时可导致高血压危象。

【干预建议】妊娠（孕37周）患者合并抑郁，建议改用5-羟色胺再摄取抑制剂西酞普兰或艾司西酞普兰。

 ### 处方4：癫痫备孕

【处方描述】

（1）患者信息

性别：女；年龄：29岁

（2）临床诊断

癫痫；备孕期

（3）处方

丙戊酸钠缓释片	0.5g×30片	1g, bid, po

【处方问题】遴选药品不适宜：丙戊酸钠不适宜。

【处方分析】丙戊酸钠作为治疗癫痫全面发作的首选用药，是抗癫痫单药治疗研究最为广泛，致畸性最为肯定的药物。丙戊酸钠的致畸性呈剂量相关性，当药物总剂量＞每日 1.0g 时，胎儿罹患神经管缺损、脊柱裂、泌尿生殖系统先天畸形的概率相对较高。妊娠合并癫痫的治疗，原则上采用副作用最小且最有效的抗癫痫药物，左乙拉西坦、拉莫三嗪、托吡酯、奥卡西平等新一代抗癫痫药可能会改善妊娠期药物的耐受性，较传统抗癫痫药对胎儿的致畸性小。

【干预建议】患者为备孕期，建议咨询神经内科，考虑是否可以把丙戊酸钠换成妊娠期相对安全的新型抗癫痫药左乙拉西坦、拉莫三嗪或托吡酯。改为新型抗癫痫药后同时口服叶酸每天 0.4～0.8mg。

 ## 处方 5：妊娠合并难治性癫痫

【处方描述】

（1）患者信息

性别：女；年龄：31 岁

（2）临床诊断

高危妊娠监督（孕 7+ 周）；难治性癫痫

（3）处方

| 卡马西平片 | 0.2g×30 片 | 0.2g, bid, po |
| 叶酸片 | 0.4mg×30 片 | 0.4mg, qd, po |

【处方问题】药品用量不适宜：叶酸片用量不适宜。

【处方分析】妊娠合并癫痫的治疗，原则上采用副作用最小且最有效的抗癫痫药物，左乙拉西坦、拉莫三嗪、托吡酯、奥卡西平等新一代抗癫痫药可能会改善妊娠期药物的耐受性，较传统抗癫痫药对胎儿的致畸性小。但该患者为难治性癫痫，其他药物效果欠佳，且换药时易诱导癫痫发作，虽然孕妇使用该药需告知可能的危险，但预防癫痫发作较潜在的胎儿风险更为重要。对于确定妊娠的患者除非使用丙戊酸钠，一般建议不要为了致畸风险而改变抗癫痫药物治疗方案。已知妊娠期间可出现叶酸缺乏。有报告称卡马西平可能会加重叶酸缺乏。这种缺乏可能使癫痫治疗的孕妇所生婴儿先天性缺陷的发病率升高，因此，建议妊娠前或妊娠期间的妇女应补充高剂量叶酸。

【干预建议】患者为妊娠早期合并难治性癫痫，现口服卡马西平抗癫痫治疗并同时口服小剂量叶酸。建议叶酸的剂量改为每天 5mg。

 ## 处方 6：妊娠合并混合性焦虑和抑郁障碍

【处方描述】

（1）患者信息

性别：女；年龄：23 岁

（2）临床诊断

混合性焦虑和抑郁障碍；哺乳期

（3）处方

| 氯硝西泮片 | 2mg×100 片 | 2mg，qd，po |
| 维 D$_2$ 磷葡钙片 | 60 片/瓶×1 瓶 | 2 片，tid，po（咀嚼服用） |

【处方问题】遴选药品不适宜：氯硝西泮不适宜。

【处方分析】氯硝西泮为长效苯二氮䓬类药物，哺乳期分级为 L3 级，可分泌至乳汁中，母亲服用氯硝西泮偶尔会对母乳喂养的婴幼儿产生镇静作用，且长期使用会引起婴幼儿的戒断反应。一项前瞻性研究纳入 124 例哺乳期应用苯二氮䓬类镇静安眠药（主要是劳拉西泮和氯硝西泮）的母亲，2 例（1.6%）婴幼儿出现中枢神经系统抑制。该患者服用剂量较大且长期服用，乳儿的风险不能排除。抑郁产妇若坚持母乳喂养，在使用药物治疗前需要进行全面的个体化的获益及风险评估。在选择性 5－羟色胺再摄取抑制剂（SSRIs）中，舍曲林、帕罗西汀、西酞普兰和氟伏沙明是需行母乳喂养产妇的首选药物。多研究发现，舍曲林对被哺乳婴儿极少存在不利影响，安全性较高，但尚缺乏远期影响资料的研究结果。

【干预建议】哺乳期患者合并抑郁，建议权衡利弊后若坚持母乳喂养，将氯硝西泮改为舍曲林、帕罗西汀、西酞普兰或氟伏沙明抗抑郁，以减少药物对乳儿的影响，由于抗抑郁药的说明书均标明为哺乳期禁用，该类药用于哺乳期可能属于超说明书用药，建议使用该类药物时按超说明书用药规范管理，患者须知情同意。

 处方7：哺乳期合并癫痫

【处方描述】

（1）患者信息

性别：女；年龄：33 岁

（2）临床诊断

癫痫；哺乳期

（3）处方

| 苯巴比妥片 | 30mg×100 片 | 30mg，tid，po |
| 维 D$_2$ 磷葡钙片 | 60 片/瓶×1 瓶 | 2 片，tid，po（咀嚼服用） |

【处方问题】遴选药品不适宜：苯巴比妥不适宜。

【处方分析】苯巴比妥为巴比妥类抗癫痫药，哺乳期分级为 L4 级。哺乳期应用可引起婴儿的中枢神经系统抑制，也可能使儿童变得易激惹、开始哺乳后不久就入睡或生长迟滞。美国儿科学会认为苯巴比妥可能对某些新生儿产生严重副作用，哺乳期妇女应慎用。该患者服用剂量较大且长期服用，乳儿的风险不能排除。卡马西平哺乳期分级为 L2 级，在母体乳汁内的药物浓度较低，对胎儿的影响相对较小。在一项研究中，卡马西平单药治疗期间的母乳喂养似乎不会对婴儿的生长发育产生不利影响，母乳喂养的婴儿在 6 岁时比非母乳喂养的婴儿具有更高的智商和更强的语言能力。

【干预建议】哺乳期患者合并癫痫，建议权衡利弊后若坚持母乳喂养，将苯巴比妥改为卡马西平抗癫痫，以减少药物对乳儿的影响，由于卡马西平的说明书标明为哺乳期禁用，该药用于哺乳期可能属于超说明书用药，建议使用该药时按超说明书用药规范管理，患者须知情同意。

（梅峥嵘）

第十一章 微量营养素缺乏与补充

妊娠期对微量营养素的摄入量的需求大大增加，如叶酸、维生素 B_1、维生素 B_2、维生素 B_6、碘、铁、锌等。相比妊娠期或非妊娠期女性，哺乳期女性对多种营养素的需求量会更大。所以针对妊娠哺乳期的母亲和胎儿乳儿的营养需求，以及一些微量营养素缺乏症补充微量营养素是妊娠哺乳期重要治疗措施。

第一节 概 述

一、妊娠期微量营养素补充与缺乏

妊娠期全面的营养摄入，可保证胎儿的生长；而妊娠期间的营养不良（即便是营养物质的储存和大量营养素/微量营养素的摄入少于实现最佳孕产妇和新生儿结局所需的营养水平），可能是导致目前母亲及其未出生婴儿不良后果的危险因素，因此识别妊娠期间营养素的缺乏，提前预防，并进行管理是实现最佳妊娠结局的重要保证。

营养良好的女性不需要通过额外补充多种微量营养素补充剂（multiple micronutrient supplements，MMS）来满足这些每日需求，如我国 2016 年居民膳食营养指南认为，除铁以外，日常情况下都可以通过均衡饮食来保证。WHO 并不建议妊娠期间常规额外使用多种微量营养素粉来替代铁和叶酸的补充以改善孕产妇和婴儿健康状况。

若营养素缺乏，推荐采取 MMS 或在产前营养专业的指导下针对性地补充微量营养素，可以预防许多特定的微量营养素缺乏症。另外，对于妊娠期剧吐患者还应治疗性补充维生素 B_1、B_2、B_6 及 C。同时使用 MMS 和单种营养素补充剂时，需予特别谨慎，确保不应过量补充。妊娠期女性一般需要每天额外补充这些仅靠日常饮食经常不能满足的关键维生素/微量元素，如铁、钙、碘、叶酸、维生素 D。

妊娠期各微量营养素缺失可导致一些严重的后果，例如：维生素 A 缺乏症可能导致夜盲症。补充维生素 A 与其他微量营养素可以降低低出生体重（low body weight，LBW）婴儿的风险。钙的缺乏症与妊娠期高血压、早产及骨质疏松相关，而日常习惯低钙饮食的孕妇大剂量补钙（ >1g/d）可能降低先兆子痫和早产的风险。锌缺乏与产后出血、早产等有关。妊娠期的缺铁性贫血可能源于日常饮食中的铁摄入不足、肠内铁吸收不足以及肠道蠕虫或疟疾引起的失血。补充铁可减少孕产妇发生妊娠贫血的风险。围孕期补充叶酸可减少胎儿神经管缺陷的发生和复发。叶酸补充剂还可降低发生贫血的风险，因为妊娠期红细胞产生的增加导致叶酸需求增加。补充铁的同时补充叶酸可降低贫血的风险。

一些维生素在一般情况下不需要额外补充，如 WHO 不建议妊娠女性一般情况下额外补充维生素 B_6、C 和 E，因为目前还没有足够证据支持常规使用这些微量营养素补充的益处。

二、哺乳期微量营养素补充与缺乏

对于哺乳期女性来说，乳母能够保质保量地产生乳汁以滋养乳儿的成长，乳汁生成通常会影响母亲的身体成分和营养状态。相比妊娠期或非妊娠期女性，哺乳期女性对多种营养素的需求量会更大。例如，哺乳期女性对维生素 A、C、E、B_6、B_{12}、叶酸、碘、硒和锌的需求量均增加；但对维生素 D 和 K 以及微量矿物质如钙、氟、镁和磷的需求量无差异。同时，由于哺乳期闭经，哺乳期对铁的需求量较低。每日平衡膳食的女性可通过全面增加食物摄入量来满足微量营养素需求量的增加。在一些限制性膳食的情况下，则可能有必要使用微量营养素补充剂。

另一方面，脂溶性和水溶性维生素会分泌进入乳汁。因此，在哺乳期，大多数维生素的膳食需求量明显增加。膳食中长期缺乏某些维生素会使母体贮备耗尽，日常均衡膳食的女性可通过增加食物摄入总量来满足营养需求增加，一些日常膳食不均衡者可能需要使用微量营养素补充剂。

1. 脂溶性维生素　哺乳期女性对维生素 D 和 K 的需求量并未增加。不过，母乳中的维生素 D 和 K 无法满足婴儿需求，因此婴儿需要相应补充。母亲缺乏维生素时，母乳中的脂溶性维生素浓度降低，而补充维生素还可以升高该浓度。

（1）维生素 D　母乳中的维生素 D 含量较低，而婴儿都需要额外补充维生素 D 来预防佝偻病。应适当增加哺乳母亲的维生素 D 摄入量，使母乳中维生素 D 含量满足婴儿需求。但应注意过量维生素 D 摄入导致的中毒。

（2）维生素 K　乳汁中维生素 K 浓度随母亲膳食摄入量而异，一般较低，由于新生儿可能发生维生素 K 缺乏性出血，所以出生时常规补充维生素 K 以预防。

2. 水溶性维生素　水溶性维生素也取决于膳食，但母乳中水溶性维生素浓度存在天花板效应，即使母亲摄入量很高，母乳中的浓度也不会超过上限。维生素缺乏时，乳汁中维生素含量减少；补充维生素后，其含量增加。例如，缺乏维生素 B_1 时（脚气病），母乳中维生素 B_1 含量较低。

3. 微量矿物质　母乳中多数无机成分的水平与母亲膳食及其血清浓度无关。如钙、磷和镁在乳汁中的浓度与母亲血清浓度无关，并且受膳食摄入变化的影响不大，增加钙摄入量无法预防哺乳诱导的骨量减少，而且断奶后减少的骨量就会恢复，在哺乳期，骨质吸收增加以及磷和镁的尿排泄减少也与膳食摄入无关；而母乳中铁、铜和锌的水平也与母体营养素状况无关。母乳中碘的浓度取决于膳食摄入量，但如果妊娠期和哺乳期局部使用了含有碘的药物，或者过量摄入了其他来源的碘，就可能造成新生儿甲状腺功能减退。

第二节　维生素缺乏与补充

一、维生素 D 的缺乏与补充

维生素 D 是脂溶性维生素，对体内钙稳态及肌肉骨骼健康至关重要，因为它促进肠道钙吸收，使新形成的骨样组织矿化，并在肌肉功能中起重要作用；同时其也参与维持女性妊娠期的免疫功能、神经功能。充足的日光照射促进其内源性合成；25 - 羟基维生素 D 是其体内活性形式。老年人和孕妇、日光暴露不足或缺乏的人群是维生素 D 缺乏症高危人群，同时肝分解代谢增加、内源性合成减少（通过减少肝脏 25 - 羟基化或肾脏 1 - 羟基化）也可能导致维生素 D 缺乏。妊娠期的维生素 D 缺乏可引起许多不良妊娠结局。

对于我国的妊娠和哺乳女性，维生素 D 在《中国居民膳食指南（2016 年）》推荐的日摄入量（RNI）为：孕早期、孕中期、孕晚期孕妇及乳母都是推荐 $10\mu g/d$（$400IU/d$）。可供参考的《美国围产期保健指南（第七版）》里阐述的对于孕妇或乳母维生素 D 推荐的日摄入量为 $15\mu g/d$（$600IU/d$），日极量为 $100\mu g/d$，与美国内分泌协会 2011 版本指南一致。AAP 建议的纯母乳喂养的婴儿的补充剂量为 $400IU/d$。

对于高风险孕妇（素食者、深色皮肤及日照少者），因为富含维生素 D 的天然食物有限，常规补充 $400IU$ 维生素 D。饮食和补充剂的维生素 D 总摄入量为每日 $1000 \sim 2000IU$。妊娠期常规补充超过日推荐量维生素 D 的价值还处于争议中。哺乳期女性对维生素 D 的需求量并未增加。母乳中的维生素 D 无法满足婴儿需求，因此婴儿需要相应补充。有研究表明，哺乳期妇女每天补充 $2000IU$ 维生素 D 可使婴儿维生素 D 水平升高到正常范围。

二、维生素 E 的缺乏与补充

维生素 E（VE）是脂溶性维生素，系一组 8 种天然存在的生育酚。仅有 α -生育酚具有生物学意义，可以被肝脏选择性利用。1mg 天然 VE = 1.49IU，1mg 合成 VE = 2.2IU。

对于我国的妊娠和哺乳女性，维生素 E（VE）在《中国居民膳食指南（2016 年)》推荐的日摄入量（RNI）为：孕早期、孕中期、孕晚期孕妇都是推荐给予 14mg/d，乳母为 17mg/d。可供参考的《美国围产期保健指南（第七版)》里阐述的对于 18～50 岁孕妇的 VE 推荐的日摄入量为 15mg/d（22.4IU），乳母为 19mg/d（28.4IU），18 岁以上的日极量为 1000mg/d。

不建议补充超过推荐的膳食摄入量，也不推荐直接将维生素 E 应用于乳头的用法。

三、维生素 C 的缺乏与补充

对于我国的妊娠和哺乳女性，维生素 C 在《中国居民膳食指南（2016 年)》推荐的日摄入量（RNI）为：孕早期推荐给予 100mg/d，孕中期、孕晚期孕妇都是推荐给予 115mg/d，乳母为 150mg/d。可供参考的《美国围产期保健指南（第七版)》里阐述的对于 18～50 岁孕妇的维生素 C 推荐的日摄入量为 85mg/d，乳母为 120mg/d，18 岁以上的日极量为 2000mg/d。

无论摄入多少维生素 C，血浆中的维生素 C 水平一般保持在 0.4～1.5mg/dl。但妊娠期女性不宜过量补充维生素 C，因为会诱导孕妇或者胎儿的肝脏代谢，导致新生儿发生代谢反跳性维生素 C 缺乏。静脉给予维生素 C 应避免用于已有肾功能不全、肾结石、葡萄糖 - 6 - 磷酸脱氢酶（glucose - 6 - phosphate dehydrogenase，G6PD）缺乏症、阵发性夜间血尿的母亲。若婴儿患有肾功能不全和 G6PD 缺乏症，母亲应避免使用过量维生素 C。哺乳期不宜给予过高的口服剂量；应避免静脉给予维生素 C，如已经使用，应暂停母乳喂养 12～24 小时。

维生素 C 日剂量超过 1g 时易导致腹泻、皮肤红亮、头痛、尿频、恶心、呕吐、胃痉挛、胃酸增多、胃液反流、皮疹，偶见泌尿系结石、尿内草酸盐与尿酸盐排出增多、深静脉血栓形成、血管内溶血或凝血、白细胞吞噬能力降低。日剂量超过 5g 时可致溶血。

四、叶酸的缺乏与补充

叶酸（维生素 B_9）是某些食物的天然成分，包括牛肝、叶类蔬菜、豌豆和豆类、牛油果、蛋类和奶类；而叶酸则是叶酸盐的合成形式。叶酸的来源还包括多种维生素、产前维生素以及纯叶酸补充剂。

围妊娠期补充叶酸可减少神经管缺陷（neural tube defect，NTD）的发生和再发。推荐对所有计划妊娠或能够妊娠的女性在围妊娠期补充叶酸，国内建议孕妇备孕前三个月至怀孕后前三个月补充叶酸；此外，还能够预防因停止补充而导致的血清叶酸水平下降和同型半胱氨酸浓度升高，以预防巨幼细胞性贫血。所有产前维生素及多数多种维生素补充剂产品含至少 0.4mg 叶酸。《中国居民膳食指南（2016 年）》一般情况在每天食用富含叶酸的食物如 400g 各种蔬菜以外，还应额外补充 0.4mg/d 叶酸。

对于我国的妊娠和哺乳女性，叶酸在《中国居民膳食指南（2016 年）》推荐的日摄入量（RNI）为：孕早期、孕中期、孕晚期孕妇都是推荐给予 600μg/d，乳母为 550μg/d。《美国围产期保健指南（第七版）》指出对于 14～50 岁孕妇的叶酸推荐的日摄入量为 600μg/d，乳母为 500μg/d，日极量为 18 岁以下为 800μg/d，19～50 岁为 1000μg/d。

体内高浓度叶酸会掩盖维生素 B_{12} 缺乏的早期症状，导致神经系统受到损害，也延误对维生素 B_{12} 缺乏所导致的贫血的确诊。对于患有巨幼红细胞性贫血的女性，应当在给予叶酸前排除维生素 B_{12} 缺乏症，因为叶酸治疗可能延误维生素 B_{12} 缺乏症的诊断，导致神经系统异常和某些血液系统异常的进展。普通的叶酸片（每片 5mg）属于治疗用药，只对既往生育过神经管缺陷胎儿或长期服用抗癫痫药物的特殊情况孕妇才建议每日补充叶酸建议 4～5mg，可选择普通叶酸片，提高患者用药依从性。叶酸增补剂（每片 0.4mg）是预防性用药，正常育龄期妇女规律服用叶酸增补剂，可有效降低神经管缺陷胎儿出生率。育龄期孕妇长期服用大剂量叶酸，不但起不到预防胎儿畸形的作用，还可能对孕妇和胎儿造成不良反应。

一般来说孕妇不需要通过使用各样孕前多种维生素剂来达到大剂量叶酸补充，因为有可能摄入的其他维生素（如维生素 A）达到有害水平。后代患 NTD 风险较高的女性适合补充更大剂量的叶酸（1～4mg）。应在受孕前 1～3 个月开始补充该剂量的叶酸，并在妊娠期前 12 周内维持该剂量，之后将剂量降至 0.4mg。

对于有 NTD 妊娠史的女性或夫妻某一方患 NTD 的女性，建议受孕前至少 1 个月开始每日补充叶酸 4mg，并在整个早期妊娠期持续使用。早期妊娠后将剂量减少至 0.4mg/d。而有一级或二级亲属患 NTD 的家族史的女性孕前 1-3 个月开始补充 1mg/d 的叶酸，并在妊娠期前 12 周内维持该剂量。

对正在使用丙戊酸钠、卡马西平、奥卡西平、苯妥英钠等抗癫痫药物并计划妊娠的女性，应在围妊娠期/早期妊娠补充 4mg/d 的叶酸，以降低 NTD 风险。对于使用其他抗癫痫药（与 NTD 高风险无关的药物）的女性及目前未积极计划妊娠但有性生活的育龄期女性，建议补充 0.4mg/d 的叶酸。

除抗癫痫药以外的其他药物（如柳氮磺砒啶、二甲双胍）会使机体中可用的叶酸减少，因此可能增加患 NTD 的风险。这些药物不常用于妊娠女性，但可能抑制叶酸吸收、降低其活性或有其他相互作用，建议补充 1mg/d 的叶酸。对于糖尿病合并妊娠的女性也建议补充 1mg/d。

五、维生素 B_{12} 的缺乏与补充

维生素 B_{12}（氰钴胺，$VitB_{12}$）是一类含有金属元素的维生素，是身体正常生长和红细胞生长所必需的物质，可协同维生素 B_6 及胆碱降低血中同型半胱氨酸水平。维生素 B_{12} 和（或）叶酸缺乏可导致妊娠期巨幼细胞贫血，表现为红细胞无效生成。与叶酸一样，妊娠早期补充维生素 B_{12} 可预防胎儿神经管畸形的发生。

维生素 B_{12} 主要存在于动物性食品（动物内脏、鱼、牛乳及蛋黄）中，素食者容易缺乏维生素 B_{12}。维生素 B_{12} 未达最佳水平最常是由吸收不良和含维生素 B_{12} 的食物源（如肝脏、奶类、鱼类和肉类）摄入不足所致。秋水仙碱、口服避孕药、考来烯胺、对氨基水杨酸、二甲双胍的长期使用容易导致维生素 B_{12} 的缺乏。

对于我国的妊娠和哺乳女性，维生素 B_{12} 在《中国居民膳食指南（2016 年）》推荐的日摄入量（RNI）为：孕早期、孕中期、孕晚期孕妇都是推荐给予 2.9μg/d，乳母为 3.2μg/d。《美国围产期保健指南（第七版）》指出对于 14～50 岁孕妇的维生素 B_{12} 推荐的日摄入量为 2.6μg/d，乳母为 2.8 μg/d。

维生素 B_{12} 的家族成员主要包括氰钴胺、羟钴胺、腺苷钴胺和甲钴胺。甲钴胺和腺苷钴胺，二者是体内维生素 B_{12} 的两种活性辅酶形式。其他钴胺素则要在细胞的细胞器中转化为这两种形式后才能被人体利用。甲钴胺和腺苷钴胺见光不稳定，必须严格避光储存和使用，最好避光推注使用以缩短使用时间。因此，使用维生素 B_{12} 类注射液一定要避光。

六、维生素 B_6 的缺乏与补充

妊娠期临界维生素 B_6（吡哆醇，$VitB_6$）缺乏主要表现为皮炎、舌炎和小红细胞性贫血。维生素 B_6 中毒表现为周围神经病变、皮肤病、光敏感、头晕和恶心等。严重缺失会导致脂溢性皮炎、小红细胞性贫血和痫性发作。推荐妊娠期女性采用地中海型饮食结构，以保证足够的维生素 B_6 及其他维生素 B 复合物的摄入。某些药物如异烟肼、青霉胺、肼屈嗪和左旋多巴/卡比多巴与维生素 B_6 缺乏

有关，因为它们可能干扰了吡哆醇的代谢。

对于我国的妊娠和哺乳女性，维生素 B_6 在《中国居民膳食指南（2016 年)》推荐的日摄入量（RNI）为：孕早期、孕中期、孕晚期孕妇都是推荐给予 2.2mg/d，乳母为 1.7mg/d。《美国围产期保健指南（第七版)》指出 14 ~ 50 岁孕妇的维生素 B_6 推荐的日摄入量为 1.9mg/d，乳母为 2mg/d，18 岁以上的日极量为 100mg/d。

维生素 B_6 是妊娠剧吐（NVP）一线的止吐药物，维生素 B_6 可以改善恶心及呕吐病状，其安全性好、副作用很小。维生素 B_6 的推荐剂量为每 6 ~ 8 小时口服 10 ~ 25mg，对妊娠女性的最大治疗剂量为 200mg/d。《中国 2015 年妊娠剧吐的诊断及临床处理专家共识》建议，任何需要水化和呕吐超过 3 周的患者静脉输液补充维生素 B_6 100mg、维生素 C 2 ~ 3g，及每日补充维生素 B_1 100mg，连续 2 ~ 3d（视呕吐缓解程度和进食情况而定）。维生素 B_6 摄入不能超量，长期摄入大于 500mg/d 的维生素 B_6 引起感觉性神经病的情况。英国皇家妇产科医师学院（RCOG）2016 指南则认为多西拉敏和维生素 B_6 联用比单一维生素 B_6 更有效。缺乏维生素 B_6 的哺乳期母亲补充剂量应小于 40mg/d。

七、维生素 B_1 的缺乏与补充

维生素 B_1（硫胺素，$VitB_1$）与三磷酸腺苷结合形成的维生素 B_1 焦磷酸盐，是糖类代谢时所必需的辅酶。此辅酶缺乏时可导致氧化代谢受阻而形成丙酮酸及乳酸堆积，影响机体的能量供应。维生素 B_1 广泛存在于谷类、肉类、豆类、干果等食物中，粗粮比精白米、面粉中的含量多。因罕见单一维生素缺乏，故如出现维生素 B_1 缺乏时（维生素 B_1 一般可从正常食物中摄取，较少发生单一维生素 B_1 缺乏），宜补充复合维生素 B 制剂。在治疗轻度慢性维生素 B_1 缺乏时可考虑每日口服补充，日剂量 10 ~ 25mg。

Wernicke 脑病一般在妊娠剧吐持续 3 周后发病，为严重呕吐引起维生素 B_1 严重缺乏所致。约 10% 的妊娠剧吐患者并发该病，主要特征为眼肌麻痹、躯干共济失调和遗忘性精神症状。在治疗 Wernicke 脑病注射葡萄糖前，应先补充维生素 B_1，因为葡萄糖代谢消耗维生素 B_1。

中国 2015 版相关专家共识，建议任何需要水化和呕吐超过 3 周的患者静脉输液补充维生素 B_6 100mg、维生素 C 2 ~ 3g，及建议每日补充维生素 B_1 100mg，连续 2 ~ 3d（视呕吐缓解程度和进食情况而定）。

维生素 B_1 注射液大量肌内注射时，可能引起过敏反应，表现为吞咽困难、皮肤瘙痒，面部、唇部、眼睑水肿，喘鸣，皮疹。

我国此产品说明书来自不同厂家，对是否需要皮试存在不一致，提示需要进

行皮肤过敏试验的一般表达为：本药注射液肌内注射前，应先将本药稀释 10 倍，再取此稀释液 0.1ml 做皮试，以防止发生过敏反应。

关于维生素 B_1 的非口服给药方式是一直存有争议的，一般建议除急需补充维生素 B_1，本药较少采用注射给药，且不宜采用静脉注射。我国批准的说明书上维生素 B_1 注射剂的用法是肌肉注射，但是实际上在国外神经内科学及目前许多国外指南中对维生素 B_1 的给药方式推荐是紧急情况下静脉注射首次 100mg，随后肌内注射一次 50~100mg，一日 1 次，直至患者饮食平衡；中外的差异很可能是静脉制剂的药物制剂纯度问题。当然基于我国国情，也可以考虑使用维生素 B_1 的衍生物，如"甲硫氨酸维 B_1 注射液"这个剂型，此说明书是可以使用静脉通路给药的，当然这种剂型的不足之处是单支剂量里维生素 B_1 的含量比较低，仅每支 10~20mg，且对维生素 B_1 过敏的患者禁用。

八、维生素 K 的缺乏与补充

脂溶性维生素 K 是肝脏合成凝血因子 Ⅱ、Ⅶ、Ⅸ、Ⅹ 所必需的物质，维生素 K（VitK）缺乏可引起这些凝血因子合成障碍或异常，临床可见出血倾向和 PT 延长，通常称这些因子为维生素 K 依赖性凝血因子。

天然的维生素 K_1 为脂溶性，胆汁缺乏时口服吸收不良，不可穿过胎盘屏障；K_2 由肠道菌群中合成。正常情况下，孕期女性不需要服用维生素 K，因为肠道菌群可以产生足够的维生素 K。但服用特定的药物（抗惊厥药、利福平、异烟肼）或抗菌药物［含有 N - 甲基硫代四氮唑（NMTT）侧链的头孢哌酮、拉氧头孢、头孢孟多］可能会导致维生素 K 降解或者肠道菌群失衡，造成维生素 K 不足，这类女性需要补充一些维生素 K。哺乳期女性对维生素 K 的需求量并未增加。不过，母乳中的维生素 K 无法满足婴儿需求，因此婴儿需要相应补充。婴儿出生时需要常规补充维生素 K。

维生素 K 注射液进行稀释和缓慢注射也可能引起严重不良反应，典型的类似于超敏反应或过敏反应，包括休克、心跳和（或）呼吸停止。有些患者在接受其给药后第一时间就出现反应。因此静脉给药途径仅在皮下给药途径不可行且必要时，才可使用，应缓慢输注；肌内注射易导致血肿，应尽量避免。

维生素 K 缺乏性出血（Vitamin K deficiency bleeding，VKDB）是维生素 K 缺乏所导致的出血，是引起新生儿、婴儿出血症的主要原因。据估计，在未接受维生素 K 预防的婴儿中，经典型 VKDB 的发病率可能为 0.25%~1.70%。其风险可能有：孕妇产前使用某些影响维生素 K 代谢的药物，如华法林、抗惊厥药物、利福平、异烟肼等。胎盘对维生素 K 的透过率较低。另外，胎儿维生素 K 合成不足，导致新生儿的维生素 K 储存有限，血清维生素 K 依赖因子水平低至成人的

50%。母乳中维生素 K 水平（5~15μg/L）相比于配方奶粉（50~60μg/L）非常低，且母乳喂养儿的肠道中双歧杆菌占主要比例，维生素 K 合成能力极差，因此，母乳喂养儿的发病率较高。新生儿肠道内可合成维生素 K 的菌群缺乏，维生素 K 合成不足。慢性腹泻、广谱抗菌药物的长期应用干扰肠道菌群的建立和繁殖，会加剧维生素 K 的缺乏。存在肝炎综合征、胆汁淤积或先天性胆道闭锁等肝胆疾患时，胆汁分泌减少、肝细胞受损，维生素 K 的代谢也会受到影响。

维生素 K 补充是纠正维生素 K 缺乏最合适的方法，可在 4~6h 纠正 PT 和 APTT 延长。治疗 VKDB 可选用维生素 K 1~3mg。英国国家药典（BNF）建议维生素 K 静脉注射治疗 VKDB，6 个月以下婴幼儿 VKDB 可完全治愈。我国采用维生素 K₁，一般建议有高风险因素的产妇在分娩前 2~4 周额外口服维生素 K；对于新生儿，常规应注射维生素 K，预防维生素 K 缺乏性出血，其使用剂量是 1mg（对体重 <1500g 的早产儿用 0.5mg），肌内注射。有严重凝血功能异常、常规剂量维生素 K 替代治疗疗效欠佳或由于维生素 K 拮抗剂，如华法林造成凝血功能异常的 VKDB 患儿可给予较高剂量维生素 K。

目前也建议乳母口服维生素 K 5mg/d，乳汁中维生素 K 水平可升高至配方奶水平。同时乳母可适当增加富含维生素 K 的绿叶蔬菜、水果的摄入，以提高母乳中维生素 K 水平。

九、维生素 A 的缺乏与补充

总维生素 A 是脂溶性维生素，由已形成的维生素 A（视黄醇）和类胡萝卜素（如 β-胡萝卜素）组成。视黄醇仅存在于动物产品和补充剂中，而水果和蔬菜中则存在可转化成维生素 A 的类胡萝卜素（维生素 A 原类胡萝卜素）。维生素 A 对妊娠期女性的视力、免疫功能和生育能力，以及胎儿的生长发育都十分重要。

维生素 A 水平过高和过低都会导致新生儿出生缺陷，特别是眼、头颅和心肺的异常。女性妊娠期维生素 A 缺乏可导致夜盲症和不良妊娠结局，如早产、胎儿生长受限和低出生体重儿等。深颜色的蔬菜水果、含植物油多的食物及红棕榈油中维生素 A 原类胡萝卜素的含量较高，而维生素 A（视黄醇和视黄醇酯）的前体物质多来源于动物脂肪酸。

对于我国的妊娠和哺乳女性，维生素 A 在《中国居民膳食指南（2016 年）》日推荐摄入量（recommended nutrient intake, RNI）为：孕早期、孕中期、孕晚期孕妇都是推荐给予 770μg/d（2566.7 IU/d），乳母为 1300μg/d。《美国围产期保健指南（第七版）》里阐述的对于 18~50 岁孕妇的维生素 A 推荐的日摄入量为 770μg/d，乳母为 1300μg/d，18 岁以上的日极量为 3000μg/d（10000IU/d）。

《中国居民膳食指南（2016 年）》推荐每周通过膳食增选使用 1 ~ 2 次猪肝（总量85g）或鸡肝（总量40g）就可以达到哺乳期维生素 A 增加 600μg/d 的需求。一般情况下成熟乳汁中富含维生素 A，达 2800 IU/d。在哺乳 6 个月后，其需求量回到非哺乳期水平。

妊娠期充足且均衡的膳食均含有足量的视黄醇和类胡萝卜素。不建议妊娠期女性额外补充维生素 A。但应重视维生素 A 过度摄入的问题。若没有重度缺乏维生素 A，妊娠女性应该避免摄入含有超过 5000 IU（1500μg）维生素 A 的复合维生素或产前补充剂。大多数补充剂含 β - 胡萝卜素而非视黄醇，尚未发现大量摄入 β - 胡萝卜素与出生缺陷相关。摄入含有大剂量维生素 A 超过 3000μg/d 的维生素补充剂则可能有致畸性。

有些食物则富含维生素 A（如，肝脏），因此芬兰食品安全局和英国国民健康服务（national health service），推荐在妊娠期间应避免食用肝脏。常见的维生素 A 补充剂为维生素 AD 合剂，应关注避免重叠剂量。AD 合剂的制造原料常来自于鱼肝油（cod/fish - liver oil），这是一种从鳕鱼等海洋鱼类肝脏中提取的油，富含维生素 A 和维生素 D，也含 ω - 3 脂肪酸，过度摄取高剂量维生素 A，会有潜在风险。

第三节　微量元素缺乏与补充

一、铁的缺乏与补充

育龄妇女是铁缺乏和缺铁性贫血患病率较高的人群，从备孕期开始就应该保证每日铁摄入，铁缺乏或缺铁性贫血者应纠正了贫血后再怀孕。

妊娠期由于母体血容量和红细胞量的增加，铁对胎儿/胎盘发育和母体，是必不可少的营养素。妊娠期贫血患病率颇高，90% 以上为缺铁性贫血。来自世界孕妇贫血患病率统计中，发达国家18%，我国孕妇缺铁性贫血（Iron deficiency anemia，IDA）整体患病率为 19.1%，妊娠早、中、晚期 IDA 患病率分别为9.6%、19.8%和33.8%。

对母体来说，孕期缺铁性贫血可导致体力和精神能力下降，对失血耐受性变低，易发生休克，影响心血管系统；对胎儿来讲，可导致早产、死亡率增加、大脑发育迟缓、听觉障碍、童年期认知和行为问题。

铁有两种形式：血红素铁和非血红素铁。生物利用度最高的形式是血红素铁，可见于肉类、家禽类和鱼类。植物性食物、强化谷物及补充剂中全部的铁均为非血红素铁，其生物利用度较低。另外，二价铁的溶解度大，易被人体吸收，三价铁在体内吸收仅相当于二价铁的 1/3，因此补充剂一般首选二价形式的亚铁制剂。

对于妊娠和哺乳女性，铁在《中国居民膳食指南（2016 年）》推荐的日摄入量（RNI）为：孕早期孕妇 20mg/d，孕中期孕妇 24mg/d，孕晚期孕妇 29mg/d，哺乳期妇女是 24mg/d。美国儿科学会（American Academy of Pediatrics，AAP）和美国妇产科医师学会（American College of Obstetricians and Gynecologists，ACOG）联合发表的《美国围产期保健指南（第七版）》里阐述普通孕妇摄入元素铁的日极量为 45mg/d，过多铁摄入会导致孕期的免疫损伤和肠道负担。

妊娠期根据贫血程度，可以分为轻度贫血 100～109g/L，中度贫血 70～99g/L，重度贫血 40～69g/L，极重度贫血 <40g/L。中国的指南定义的妊娠合并贫血是指妊娠期 Hb 浓度 <110g/L。最常见的是轻度和中度贫血，而重度和极重度贫血在产科还是比较少见。

治疗缺铁性贫血的主要方法是补充铁剂。建议怀孕 16 周后应常规补铁，至产后 3 个月，防止贫血的发生，保证母胎健康。临床常用铁剂治疗剂量是安全的。富含维生素 C 的食物或肌肉组织（肉类、家禽类和海产品）可促进非血红素铁的吸收，而乳制品和咖啡、茶、可可的摄入则会抑制其吸收。铁剂治疗无效者需进一步检查吸收差、失血及叶酸缺乏等，并鉴别诊断地中海贫血。

我国 2014 指南没有明确妊娠期预防性补铁的规范，建议血清铁蛋白 <30μg/L 的非贫血妊娠妇女口服补铁 60mg/d。欧洲研究显示，从妊娠初期到生产每日小剂量应用元素铁 30～40mg/d 可有效预防 IDA 的发生，美国 CDC 推荐所有妊娠女性在首次产前检查前每日服用 30mg 的铁补充剂。间断性补铁（1～3 次/周）对于预防足月时贫血的效果可能与每日补铁相同。

ID 和轻中度贫血者以口服铁剂治疗为主，并改善饮食结构，进食富含铁的食物。重度贫血者口服铁剂或注射铁剂治疗，还可以少量多次输注浓缩红细胞。极重度贫血者首选输注浓缩红细胞，待 Hb 达 70 g/L、症状改善后，可改为口服铁剂或注射铁剂治疗。

铁剂可分为无机铁与有机铁，也可分为口服铁剂和静脉铁剂。口服铁剂分类可分为：第一代无机铁剂—硫酸亚铁，该类铁剂铁含量较高，价格低廉，但性质不稳定，生物利用度差且肠道刺激明显。第二代小分子有机铁剂—葡萄糖酸亚铁、富马酸亚铁、琥珀酸亚铁、右旋糖酐铁、蛋白琥珀酸铁口服溶液，相较于第一代铁剂，刺激作用大大减少。第三代—多糖铁复合物，第三代铁剂生物利用度高，吸收明显，且口感较好，胃肠道副作用小，但价格较为昂贵。口服铁剂不宜与抗酸药、抑酸药（质子泵抑制剂、H_2 受体拮抗剂）、抗菌药、碱性药等药联用。

口服补铁有效、价廉且安全。诊断明确的 IDA 妊娠妇女应补充元素铁 100 ~ 200mg/d。血清蛋白 < 30μg/L 的孕妇需要口服补铁。Hb < 100g/L 的无症状孕妇需要终止妊娠或临产时，胎儿娩出后需要补充元素铁 100 ~ 200mg/d，持续 3 个月，治疗结束时复查 Hb 和血清铁蛋白。随着剂量的增加，铁的吸收下降，因此最好将较大的补充量分成多次给药在 1 日内补充，并在进食前 1 小时口服铁剂，最宜与维生素 C 同服。若有较强胃肠道反应，应小剂量起始，每 2 ~ 3 天逐渐加量。

注射铁剂可更快地恢复铁储存，升高 Hb 水平，用于不能耐受口服铁剂、依从性不确定或口服铁剂无效者。研究显示，妊娠中晚期应用静脉铁剂治疗是安全的，目前还缺乏妊娠早期应用静脉铁剂的相关经验。

注射铁剂的剂量取决于妊娠妇女体重和 Hb 浓度，目标使 Hb 浓度达到 110g/L。注射铁剂可依据以下公式：总注射铁剂量（mg）= 体重（kg）×（Hb 目标值 − Hb 实际值）（g/L）× 0.24 + 储存铁量（mg），储存铁量 = 500mg。注射铁的禁忌证为注射铁过敏史、妊娠早期、急慢性感染和慢性肝病，使用时应在有处理过敏反应设施的医院，由有经验的医务人员操作。

静脉铁剂在国内主要是蔗糖铁和右旋糖酐铁，两者改善贫血的疗效相似，但不良反应发生率有所不同，蔗糖铁与右旋糖酐铁相比，前者总体不良反应率、严重不良反应率、病死率均明显降低，一般推荐使用蔗糖铁。国内外对妊娠期补铁的推荐见表 7。

表 7　国内外对妊娠期补铁的推荐

孕期	世界卫生组织	美国疾病控制中心	中华医学会
早期	Hb < 110g/L	Hb < 110g/L	Hb < 110g/L SF < 30μg/L
中期		Hb < 110g/L	
晚期		Hb < 110g/L	
常规补铁	孕前 3 个月至产后 6 个月	SF < 30μg/L	孕妇口服补铁
补铁剂量	60mg/d	预防：30mg/d 治疗：60 ~ 120mg/L	100 ~ 200mg/L

二、钙的缺乏与补充

胎儿生长发育需要大量钙，孕期需储备元素钙 40g，妊娠末期需储备钙 30g，主要在妊娠末 3 个月由母体供给。补充钙元素也可以降低不良妊娠结局，如对于钙摄入量低（< 600mg/d）的女性，补充钙剂（1.5 ~ 2g/d，口服）可预防子痫。《中国居民膳食指南（2016 年）》推荐妊娠和哺乳女性钙的日摄入量（RNI）

为：孕早期妇女 800mg/d，孕中期、孕晚期妇女及乳母 1000mg/d。《美国围产期保健指南（第七版）》里阐述的对于 14～18 岁孕妇或乳母，钙推荐的日摄入量为 1300mg/d，日极量为 3000mg/d；对于 19～50 岁孕妇或乳母钙推荐的日摄入量为 1000mg/d，日极量为 2500mg/d。哺乳期女性本身身体需求量与非哺乳女性相同，但每日约有 200mg 钙进入乳汁。由于骨动员增加和尿钙排泄减少满足了泌乳所需的钙，哺乳母亲的钙摄入量不会影响乳汁中的钙含量。

围孕期女性钙摄入量低的青少年女性可以补充钙元素来改善骨骼健康。另外，对于元素钙摄入不足、远低于基线膳食钙的摄入值的妊娠女性人群，WHO 也推荐从孕 20 周至分娩每日补充元素钙 1500～2000mg，以降低子痫前期风险。对于基线膳食钙摄入量充足的健康女性，钙补充剂这一效果有限。膳食中牛奶是非常优良的钙源，但一般建议牛奶摄入和钙剂服用间隔开来，以减少发生高钙血症的风险。

三、锌的缺乏与补充

锌元素参与胎儿的生长发育、免疫功能和神经系统发育。女性在妊娠期对锌元素的需求量较非妊娠期增加 40%。锌元素缺乏往往伴随蛋白质/能量营养不良，也见于饮食质量不佳者。妊娠期女性应规律地摄入富含锌元素或强化锌元素的食物，以满足对锌元素的需求。

对于我国的妊娠和哺乳女性，锌在《中国居民膳食指南（2016 年）》推荐的日摄入量（RNI）为：孕早期、孕中期、孕晚期孕妇都是推荐给予 9.5mg/d，乳母为 12mg/d。《美国围产期保健指南（第七版）》指出对于 19 岁及以上孕妇元素的锌推荐的日摄入量为 11mg/d，乳母为 12mg/d，日极量为 40mg/d。相比非哺乳非妊娠女性，哺乳女性的锌需求增高，以弥补分泌入乳汁的量。

四、碘的缺乏与补充

甲状腺是富集碘元素能力最强的器官，血液中的碘被甲状腺摄取后，在甲状腺滤泡上皮细胞内生成甲状腺激素。人体内的碘主要通过肾脏从尿中排出。通过乳汁分泌的碘，对母体向婴儿供碘有重要的作用。

对于我国的妊娠和哺乳女性，碘在《中国居民膳食指南（2016 年）》推荐的日摄入量（RNI）为：孕早期、孕中期、孕晚期孕妇都是推荐 230μg/d，乳母为 240μg/d，可耐受的日最高摄入量 600μg/d。《美国围产期保健指南（第七版）》里阐述的对于 19 岁及以上孕妇碘推荐的日摄入量为 220μg/d，乳母为 290μg/d，日极量为 1100μg/d。WHO 推荐妊娠期和哺乳期的碘摄入量均为 250μg。

碘缺乏导致的流产、早产、死产、先天畸形等。碘摄入过多可增加妊娠晚期亚临床甲减风险，导致流产、死产、胎儿发育迟缓等。此外，妊娠期过量的碘摄入还会损伤胎儿的甲状腺功能，造成新生儿甲减。食盐加碘是世界卫生组织等国际组织推荐的控制碘缺乏病最安全、最有效的措施。

妊娠期女性需碘量高于正常成人，应摄入足够的碘。为达到良好的碘营养状态，备孕阶段则应食用加碘食盐。怀孕后应选用妊娠妇女加碘食盐或碘含量较高的加碘食盐，并鼓励摄入含碘丰富的海产食物，补碘的关键时间是在孕前及孕早期3个月，若孕后5个月再补碘，已作用甚微。《中国居民膳食指南（2016年）》建议，孕期在日常摄入含碘盐6g（120μg碘）的基础上，建议每周在摄入1~2次富含碘的海产食物如海带（100g），紫菜，贝类或者鱼，即可以满足碘需求。妊娠期患有甲状腺疾病的患者也要摄取足够的碘。

哺乳期妇女因乳汁消耗碘，需求量增加，是碘缺乏的高危人群，其碘摄入量与乳汁中的碘含量呈正相关。为保证婴幼儿的正常发育，哺乳妇女每天大约分泌乳汁500-800ml，而乳汁中碘的浓度应维持在100~200μg/L。建议哺乳期妇女应同妊娠期一样继续选用妊娠妇女加碘食盐或含碘量较高的加碘食盐，并鼓励摄入含碘丰富的海产食物，但应该适量，因为海藻和海带含碘量非常高。碘特别容易在乳汁里富集。哺乳期使用富含碘的药物或者补充剂应当特别谨慎。

碘过量的主要原因有水源性碘过量、食源性碘过量和药物性碘过量。WHO建议妊娠妇女MUI（尿碘中位数）≥250μg/L为碘的超足量，≥500μg/L为碘过量。引起碘甲亢的药物主要为口服用药，如胺碘酮（每片含碘75mg）、含碘维生素（每片含碘0.15mg）、碘甘油（每片含碘15mg）、碘化钾（每片含碘145mg）等，以及放射造影剂泛影葡胺、碘海醇和碘克沙醇等。

在众多可能引起碘甲亢的药物中，胺碘酮则更为常见，在我国，胺碘酮的常规剂量为100~600mg/d，按10%的脱碘作用计算，患者每日需负荷3~22mg的碘。妊娠和哺乳期期间应当避免使用胺碘酮。碘化钾在妊娠和哺乳期应当避免使用，碘造影剂如碘海醇和碘克沙醇分别属于 L_2、L_3 级，其经乳汁入婴儿胃肠道内几乎不吸收，因此哺乳期可以应用。

第四节　审方案例

 ### 处方1：妊娠合并阴道炎

【处方描述】

（1）患者信息

性别：女；年龄：25岁

（2）临床诊断

孕23$^+$周；阴道炎

（3）处方

聚维酮碘溶液	5%溶液×1瓶	外用，冲洗阴道
克林霉素片	150 mg×28 片	300mg, tid, po

【处方问题】遴选药品不适宜：聚维酮碘溶液具有一定风险。

【处方分析】聚维酮碘溶液说明书中有标注其为妊娠哺乳期禁用。在妊娠期使用碘时应充分考虑到其对婴儿甲状腺功能的影响。碘化物很容易透过胎盘到达胎儿体内。用于阴道冲洗的5%聚维酮碘溶液，其碘含量达0.05g/ml，长期持续使用或临近足月时使用，特别容易通过阴道黏膜吸收入体内；碘化物的积累可能影响胎儿或新生儿甲状腺功能。特别是分娩前，在阴道和会阴局部使用的吸收会明显增加，导致部分新生儿出现一过性的甲状腺功能低下。

【干预建议】妊娠患者（孕23$^+$周）合并阴道炎，聚维酮碘溶液说明书中标注为妊娠、哺乳期禁用，因其可能影响胎儿的甲状腺功能，但多为一过性，短期应用或远离足月使用更为安全，所以仅在医生认为利大于弊时可使用。

处方2：早期妊娠维生素补充

【处方描述】

（1）患者信息

性别：女；年龄：29 岁

（2）临床诊断

孕6$^+$周；确认妊娠状态

（3）处方

复合维生素片（爱乐维）	30 片	1 片，qd，po
叶酸片	0.4mg×4 片	1 片，qd，po

【处方问题】处方中叶酸剂量重复，导致日累计剂量过大。

【处方分析】复合维生素片（爱乐维）是多种维生素复方制剂，每片含有12种维生素和7种矿物质等。其中叶酸每片含量0.8mg。而普通叶酸片中每片含有0.4mg 叶酸。对于一般身体康健的孕早期孕妇，每天小剂量0.4~0.8mg 叶酸即可以满足需求。而如果超过这个摄入量，长期服用，会导致叶酸摄入量过多，会阻碍维生素 B_{12} 的吸收，所以不建议处方中重复开具叶酸。

只有具有高风险因素如曾经生育过神经管畸形儿或有家族史的母亲或同时在服用抗癫痫药物的孕妇，应在医生指导下增加补充量到达4mg（我国仅有剂型是每片5mg）服用并同时补充适量维生素 B_{12}。

【干预建议】妊娠患者（孕6⁺周），如果非高风险人群或同时在服用抗癫痫药物的孕妇，建议只用处方复合维生素片（爱乐维）即可，不需额外开具小剂量叶酸的片剂。

 ## 处方3：妊娠合并缺铁性贫血

【处方描述】

（1）患者信息

性别：女；年龄：34岁

（2）临床诊断

孕28⁺周，缺铁性贫血；便秘

（3）处方

琥珀酸亚铁片	100mg×20片	200mg, bid, po
小麦纤维素颗粒	3.5g×10包	1包, tid, po

【处方问题】存在药物相互作用。

【处方分析】铁剂的最佳服用时间是两餐之间，若胃肠反应强烈可在饭后服用。服用时应取站位，并同时适量多饮水，防止滞留在食管内壁上造成刺激而导致食管溃疡的发生。不宜与大剂量膳食纤维同时服用，会减少铁剂的生物利用度；而且长期或者过量补铁也容易导致便秘，多糖铁复合物制剂较少导致便秘，对于这位患者可能更为合适。

【干预建议】应用药宣教患者琥珀酸亚铁宜饭后服用；因为患者合并有便秘，更换为多糖铁制剂更为合适。小麦纤维素颗粒建议与琥珀酸亚铁间隔2小时服用，也可改用乳果糖治疗便秘。

 ## 处方4：妊娠合并巨幼细胞贫血

【处方描述】

（1）患者信息

性别：女；年龄：37岁

（2）临床诊断

孕32⁺周；巨幼细胞贫血

（3）处方

叶酸片	0.4mg×30片	1片, qd, po
维生素B₁₂注射液	1ml：0.1mg×1支	100μg, q3d, iv
多糖铁复合物胶囊	150mg×50粒	2粒, qd, po

【处方问题】给药剂量不足，给药途径错误。

【处方分析】妊娠期的巨幼红细胞性贫血大多由于叶酸和维生素 B_{12} 缺乏导致，后者缺乏常伴有神经系统症状，需要同时补充两种维生素并同时补给铁剂。维生素 B_{12} 注射液即氰钴胺仅可以用于肌肉注射，不可静注；叶酸治疗剂量应采用正常普通片剂量而非妊娠期的预防性剂量，即 5~10mg 口服，每日三次，血象恢复正常后转为预防性治疗量维持疗效，如叶酸 5~10mg qd。

【干预建议】维生素 B_{12} 注射液应采取肌注给药；而叶酸片应采用每天 5mg 的剂型，每日处方剂量 5~10mg 口服，每日 3 次。

 ## 处方 5：妊娠合并骨质疏松

【处方描述】

（1）患者信息

性别：女；年龄：36 岁

（2）临床诊断

孕 36^+ 周；妊娠期相关骨质疏松

（3）处方

复合维生素片（爱乐维）	30 片	1 片，qd，po
维生素 AD 胶丸	（每粒含有维生素 A 3000IU 和维生素 D_2 300IU）×21 粒	1 粒，tid，po
葡萄糖酸钙口服液	每支 10ml（相当于元素钙 90mg）×10 支	1 支，bid，po

【处方问题】处方中维生素 A 日累计补充剂量过高，而元素钙的补充不足。

【处方分析】复合维生素片（爱乐维）是多种维生素复方制剂，每片含有 12 种维生素和 7 种矿物质等。其中维生素 A 每片含量 400IU，维生素 D_3 每片含有 500IU，元素钙 125mg。此处方中为了补充维生素 D，选用了维生素 AD 胶丸，导致与复方维生素（爱乐维）里的维生素 A 出现剂量叠加，维生素 A 日累计剂量超过 12000IU，超过了一般日极量，远超过需求量，一般不建议妊娠期额外补充维生素 A。而对于妊娠期维生素 D 缺乏高危孕妇建议饮食和补充摄入的总量应在每日 1000~2000IU 之间，可以考虑采用钙和维生素 D 合剂补充，而非维生素 A 和 D 的补充剂。另外，葡萄糖酸钙的含钙量较低，一般不作为补钙推荐，碳酸钙是更好的选择。

【干预建议】妊娠患者（孕 36^+ 周）合并妊娠相关骨质疏松，可以考虑在基础的孕前复合维生素配方的基础上，额外处方钙及维生素 D 复方制剂，而不是采用处方维生素 AD 合剂的方式补充维生素 D。大多数情况，维生素 A 不需要妊娠期额外补充。

 ## 处方6：哺乳期合并产后贫血

【处方描述】

（1）患者信息

性别：女；年龄：39岁

（2）临床诊断

产后贫血，哺乳期

（3）处方

腺苷钴胺片	0.25mg×100片	0.75mg，tid，po
多糖铁复合物胶囊	150mg×14粒	2粒，qd，po
维生素C泡腾片	1g×7片	1片，qd，冲服

【处方问题】 存在药物相互作用。

【处方分析】 腺苷钴胺片是体内维生素B_{12}的两种活性辅酶形式之一，其口服片剂对于母乳喂养的母亲和婴儿都是安全的，并不影响哺乳。同时补充维生素C，可以改善铁剂的生物利用度，但体外试验表明，维生素C可破坏维生素B_{12}。两者合用或长期大量摄入维生素C时，可使维生素B_{12}体内浓度降低，所以一般不建议同时大剂量补充维生素C。

【干预建议】 哺乳期服用腺苷钴胺片较为安全，但应先评估乳母体内维生素B_{12}水平。不建议腺苷钴胺片和大剂量维生素C同时使用；如果仅仅是为了同服来改善铁剂生物利用度，建议不开具维生素C，或者建议与腺苷钴胺片间隔开来服用。

 ## 处方7：备孕补充叶酸

【处方描述】

（1）患者信息

性别：女；年龄：32岁

（2）临床诊断

备孕；有神经管缺陷生育史

（3）处方

叶酸片	0.4mg×30片	0.4mg，qd，po

【处方问题】 补充剂量不足

【处方分析】 孕早期体内叶酸水平不足，胎儿神经管闭合可能导致出现障碍，从而导致神经管缺陷。针对低风险或者一般风险妇女，建议孕妇备孕前三个月起补充 0.4 ~ 0.8mg 日剂量的叶酸。而对于夫妻一方患有神经管缺陷或既往有神经管缺陷生育史的女性，应孕前至少一个月开始每日补充 4mg 叶酸（但我国仅有 5mg 的叶酸片剂型，所以以增补 5mg 为一般做法），高危妇女服用叶酸的结束时间为妊娠满 12 周或 3 个月。而有一级或二级亲属患 NTD 的家族史的女性孕前 1 ~ 3 个月应开始补充 1mg/d 的叶酸，并在妊娠期前 12 周内维持该剂量。

【干预建议】患者孕早期，有神经管缺陷生育史，建议从可能怀孕或者孕前至少 1 个月，每日增补叶酸 4mg，可以选择 5mg 剂型的叶酸片制剂而不是 0.4mg 剂型。在补充叶酸的同时也建议同时补充适量的维生素 B_{12}。

处方 8：孕吐

【处方描述】

（1）患者信息

性别：女；年龄：25 岁

（2）临床诊断

孕 11^+ 周；轻度孕吐

（3）处方

昂丹司琼片	8mg × 6 片	8mg, bid, po
维生素 B_6 片	10mg × 15 片	10mg, tid, po
维生素 C 泡腾片	1g × 10 片	1 片，bid，冲服
琥珀酸亚铁片	100mg × 20 片	200mg, bid, po

【处方问题】遴选药品与剂量不适宜：琥珀酸亚铁选用不适宜；维生素 C 剂量不适宜。

【处方分析】早孕期轻度恶心、呕吐是一种生理性反应；中度（和）或重度或病情迁延和（或）加重的妊娠期恶心、呕吐，会严重影响孕妇的生活质量，乃至危及母胎生命安全。对于需要药物治疗的补充维生素 B_6 作为一线药物；而对于严重的妊娠期恶心、呕吐，《中国妊娠剧吐的诊断及临床处理专家共识（2015 年）建议》任何需要水化和呕吐超过 3 周的患者，应静脉输液补充维生素 B_6 100mg、维生素 C 2 ~ 3g，及每日补充维生素 B_1 100mg，连续 2 ~ 3 天（视呕吐缓解程度和进食情况而定）。对于妊娠期恶心呕吐而言，5 - 羟色胺受体 3 抑制剂（昂丹司琼）的安全性和有效性的证据是有限的，需谨慎其母体并发症和胎儿的致畸性。口服铁剂的胃肠刺激较大，妊娠期恶心、呕吐可考虑停用铁剂改由饮食调整来补充或者选用胃肠刺激相对较小的多糖铁复合物。大剂量维生素 C 口服给药，其胃肠反应较大，仅严重妊娠期恶心、呕吐时需通过静脉途径给予大剂量维生素 C。

【干预建议】妊娠患者（孕 11^+ 周），轻度孕吐，建议避免口服铁剂改以饮食摄入血色素铁或者酌情选用多糖铁复合物，对于胃肠反应较大患者，大剂量维生素 C 口服给药应该避免。

 处方 9：哺乳期合并室性心动过速

【处方描述】

（1）患者信息

性别：女；年龄：33 岁

（2）临床诊断

哺乳期；室性心动过速

（3）处方

胺碘酮片	200mg×7 片	200mg, qd, po

【处方问题】胺碘酮在哺乳期应禁用

【处方分析】胺碘酮是有效的抗心律失常药物，有很大的分布容积，其与活性代谢成分去乙基胺碘酮及碘可随人类乳汁排泄，且母乳中的药物浓度高于母体血药浓度，理论上随着母亲继续用药，可在婴儿体内不断积聚，特别是碘的富集可能导致乳儿甲状腺功能减退。如果在替代疗法不可用的特殊条件下使用，且仅短期使用(3～7 天)，并建议中断母乳喂养 24～48 小时密切观察婴儿心血管和甲状腺功能。如果长期使用本药，不推荐母乳喂养。替代药物可考虑使用美西律，并严密监护婴儿情况。

【干预建议】大多数情况下，哺乳期禁止使用胺碘酮。替代药物可考虑使用美西律，并积极监测婴儿是否发生嗜睡、面色苍白、心律失常、喂养困难及震颤。

 处方 10：妊娠期合并癫痫

【处方描述】

（1）患者信息

性别：女；年龄：24 岁

（2）临床诊断

孕 36^+ 周；癫痫部分性发作；抗癫痫药物使用史

（3）处方

维生素 K_1 注射剂	1ml：10mg×1 支	10mg, qd, im

【处方问题】给药途径不适宜。

【处方分析】维生素 K 缺乏性出血（VKDB）是维生素 K 缺乏所导致的出

血，是引起新生儿、婴儿出血症的主要原因。胎盘对维生素 K 的透过率较低，而胎儿肝酶系统尚不成熟，维生素 K 合成不足，导致新生儿的维生素 K 储存有限，血清维生素 K 依赖因子水平低至成人的 50%。孕妇产前使用某些影响维生素 K 代谢的药物，如华法林、抗惊厥药物、利福平、异烟肼等是常见风险因素。为预防早发型 VKDB 及早产儿出血，特别是服用抗癫痫药物等药物的孕妇在分娩前 2 ~ 4 周开始服用维生素 K 10mg/d，直至分娩；或在妊娠最后 3 个月内注射给予维生素 K_1，每次 10mg，共 3 ~ 5 次，临产前 1 ~ 4 小时再肌内注射或静脉滴注维生素 K_1 10mg，以预防早发型 VKDB，但存在凝血功能障碍风险的情况下不推荐肌内注射，存在较高血肿的风险，同时因为有过敏反应的风险，维生素 K_1 仅在重症或需要快速发挥疗效时采用静脉注射，给药速度不超过 1mg/min；一般情况下应用，建议维生素 K_1 口服给药。

【干预建议】普通情况时，维生素 K_1 预防性补充建议采用口服剂型最优，其次是缓慢静脉或皮下注射给药。

处方 11：妊娠期合并维生素 A 缺乏症

（1）患者信息

性别：女；年龄：26 岁

（2）临床诊断

孕 26⁺ 周；维生素 A 缺乏症

（3）处方

| 维生素 A 胶囊 | 2.5 万 U×30 片 | 100 万 U, qd, po |

【处方问题】药品剂量过大。

【处方分析】在审核妊娠用药时，必须考虑药物剂量。致畸药物必须以足够的剂量，在关键时间窗内方可对胎儿造成不良影响，药物剂量越大，用药时间越长，到达胎儿体内的药物越多，对胎儿的影响也越大。如维生素 A 属于 B 类药物，而大剂量使用可致胎儿泌尿道畸形、生长迟缓、骨骺愈合过早等。能用小剂量药物，就避免用大剂量药物。

【干预建议】建议维生素 A 胶囊改为每日 1 万 U。

（张　杰）

第一节 哺乳期乳腺炎

一、概述

哺乳期乳腺炎是发生于哺乳期妇女乳腺组织的炎症，多伴有细菌感染，可发生于乳房局部或全乳房，一般乳房发病部位疼痛是常见症状，伴或不伴有乳房红肿、肿块，可伴有体温升高、寒战、全身不适等全身感染症状。病因主要为：①乳汁淤积：乳汁是理想的培养基，乳汁淤积将有利于入侵细菌的生长繁殖。②细菌入侵：乳头破损或皲裂，使细菌沿淋巴管入侵是感染的主要途径。细菌也可直接侵入乳管，上行至腺小叶而致感染。多数发生于初产妇。也可发生于断奶时，因 6 个月以后的婴儿已长牙，易致乳头损伤。致病菌主要为金黄色葡萄球菌。

二、治疗药物管理

急性乳腺炎早期，继续母乳喂养有助于排除淤积的乳汁，减轻局部症状，有利于疾病治疗。出现乳腺脓肿或破溃后，患侧不再哺乳，并且需要定期排空患侧乳汁，保持乳腺导管的通畅。可口服溴隐亭 1.25mg，每日 2 次，服用 7~14 天，或己烯雌酚 1~2mg，每日 3 次，共 2~3 日，或肌内注射苯甲酸雌二醇，每次 2mg，每日 1 次，至乳汁停止分泌为止。

1. 抗感染治疗 早期呈蜂窝织炎表现而未形成脓肿之前，应用抗菌药物可获得良好的效果。因主要病原菌为金黄色葡萄球菌，可不必等待细菌培养的结果，应用青霉素治疗，或用耐青霉素酶的苯唑西林（新青霉素Ⅱ），或头孢一、二代抗菌药物如头孢拉定、头孢呋辛。对青霉素过敏者，则应用大环内酯类（红霉素、阿奇霉素）或克林霉素。抗菌药物通过乳汁而影响婴儿的健康，因此如四环素、氨基糖苷类、喹诺酮类、磺胺药等药物应避免使用。脓肿形成后，主要治疗措施是及时作脓肿切开引流。

关于使用抗菌药物期间是否可以继续哺乳，《抗菌药物临床应用指导原则

（2015 年版)》建议，哺乳期患者应用任何抗菌药物时，均宜暂停哺乳。但《药物与母乳喂养（第 17 版)》中列出部分抗菌药物在哺乳期使用是安全的，如头孢唑林、头孢西丁、头孢地尼为安全用药，头孢呋辛、头孢克洛、头孢克肟均为比较安全。哺乳期应用后，如果继续母乳喂养，应观察婴幼儿是否有呕吐、腹泻等肠道不适、皮疹等反应，以决定是否继续母乳喂养。

2. 止痛药　止痛药可以有助于喷乳反射，应该鼓励母亲服用。有抗炎作用的药物如布洛芬比对乙酰氨基酚要更为有效地降低炎症反应的症状。布洛芬的使用到达 1.6g/d 的剂量，乳汁当中也不会检测到，因此认为该药在哺乳期使用安全。

三、哺乳管理

避免乳汁淤积。由于乳汁淤积通常是乳腺炎的起始因素，因此乳腺炎的最重要管理步骤就是频繁而有效地进行乳汁移除。鼓励母亲多次哺乳，并从患侧开始喂养。如果疼痛干扰了喷乳反射，可以从健侧开始喂，等到喷乳反射出现的时候马上转换至患侧哺乳。将宝宝的下巴或者鼻子对准乳房上堵塞的地方，将会有助于患处的乳汁流出。在哺乳的同时按摩乳房，使用食用油或者将无毒的润滑油涂于手指，也能够帮助促进乳汁移除。母亲自己或者某个帮手的按摩应该从堵塞区域移动至乳头处。哺乳之后，使用手挤奶或者吸奶器可以增大乳汁的排出并且加速解决问题。另外一个处理肿胀乳房的方法是液体流动，目的旨在促进液体通往腋下淋巴结进行排出。母亲斜倚，手部轻柔地移动轻抚从乳晕到腋下的皮肤表面。

第二节　产褥感染

一、概述

产褥感染（puerperal infection）指分娩及产褥期生殖道受病原体侵袭，引起局部或全身感染，其发病率约 6%。产褥感染与产科出血、妊娠期合并心脏病及严重的妊娠期高血压疾病，是导致孕产妇死亡的四大原因。产褥病率（puerperal morbidity）与产褥感染的含义不同，其是指分娩 24 小时以后的 10 日内，用口表每日测量体温 4 次，有两次≥38℃。虽然造成产褥病率的原因以产褥感染为主，但也包括生殖道以外的乳腺炎、上呼吸道感染、泌尿系统感染等。

正常女性阴道对外界致病因子侵入有一定防御能力。其对入侵病原体的反应与病原体的种类、数量、毒力和机体的免疫力有关。阴道有自净作用，羊水中含有抗菌物质。妊娠和正常分娩通常不会给产妇增加感染的机会。只有在机体免疫力与病原体毒力及数量之间平衡失调时，才会导致感染的发生。产妇体质虚弱、营养不良、孕期贫血、孕期卫生不良、胎膜早破、羊膜腔感染、慢性疾病、产科手术、产程延长、产前产后出血过多、多次宫颈检查等，均可成为产褥感染的诱因。

产褥感染时的致病菌通常包括大肠埃希菌、链球菌属、克雷伯杆菌属、变形杆菌、葡萄球菌等需氧菌，消化链球菌、消化球菌、脆弱拟杆菌、产气荚膜杆菌等厌氧菌。大多为需氧菌和厌氧菌混合感染。

二、治疗药物管理

1. 预防性使用抗菌药物　凡胎膜早破超过 12 小时，产程长及肛诊次数多或阴道检查 2 次以上；产后出血行人工剥离胎盘者及阴道手术产者，上述情况应于产前或产后用抗菌药物预防感染。根据《抗菌药物临床应用指导原则（2015 年版）》，羊膜早破或剖宫产术，在皮肤、黏膜切开前 0.5～1 小时内或麻醉开始时给药，推荐为第一、二代头孢菌素或甲硝唑（第一代头孢菌素主要为头孢唑林，第二代头孢菌素主要为头孢呋辛）。预防用药时间为 24 小时。

2. 治疗性使用抗菌药物　使用抗菌药物的原则是：①产褥感染大多为需氧菌和厌氧菌的混合感染，应使用能覆盖常见需氧菌和厌氧菌的抗菌药物，病原检查获阳性结果后依据药敏试验结果调整用药。②当感染较轻时，可首先选择广谱高效抗菌药物进行单一药物治疗，必要时再考虑联合用药。③应有足够的剂量和疗程，经阴道产轻度感染者可选择口服抗菌药物。④中重度感染应选择静脉给药，持续到临床治愈后 3 天再停药，当有盆腔感染时，总疗程应达到 14 天甚至更长。⑤注意用药对于乳儿的影响，必要时需暂停哺乳。

一般选用广谱青霉素或第一、二、三代头孢菌素和氨基糖苷类抗菌药物合用，也可并用甲硝唑或克林霉素。克林霉素与氨基糖苷类抗菌药物合用效果好，但应考虑两者在乳汁中均有分泌，出生 1 个月内新生儿慎用克林霉素，可引起婴儿伪膜性肠炎。头孢哌酮/舒巴坦、氨苄西林/舒巴坦和哌拉西林/他唑巴坦抗菌谱广，亦可以选用，此三者对于厌氧菌均有一定抗菌活性，头孢哌酮/舒巴坦对于革兰阳性需氧菌活性稍弱，氨苄西林/舒巴坦对于革兰阴性需氧菌中等活性，而哌拉西林/他唑巴坦对肠球菌和大部分革兰阴性需氧菌效果都很好。当有严重感染时，应避免使用头孢哌酮/舒巴坦和氨苄西林/舒巴坦。亚胺培南/西司他丁属于 C 级，可选美罗培南对于绝大部分革兰阳性和革兰阴性的需氧菌和厌氧菌有抗菌活性，对铜绿假单胞菌、金黄色葡萄球菌、粪肠球菌和脆弱拟杆菌亦有强大的杀灭作用，用于盆腔脓肿或其他抗菌药物无效的严重感染。

第三节 带状疱疹

一、概述

带状疱疹（herpes zoster）由潜伏在体内的水痘－带状疱疹病毒（varicella－zoster virus，VZV）再激活所致，表现以沿单侧周围神经分布的簇集性小水疱为特征，常伴显著的神经痛。水痘－带状疱疹病毒是一种传染性极强的 DNA 疱疹病毒，经由呼吸道飞沫和密切接触传播，易感人群（血清学阴性）暴露后感染率达 60%～90%。潜伏期为 10～20 天，平均 14 天。在出疹前的 48h 至水疱结痂期间具有传染性。原发感染称为水痘，主要症状是发热不适、瘙痒、斑丘疹，慢慢发展为疱疹，最后结痂，成人患病严重，可引起如肺炎和脑炎。感染后几天出现抗体，以后对原发性 VZV 感染终身免疫。

妊娠期水痘可通过胎盘传播，导致先天性或新生儿水痘。先天性水痘综合征的发病风险较低（0.4%～2%），早孕期暴露发病率 0.4%，中孕期发病率 2%，晚孕期发病率 0%，特征是皮肤瘢痕、肢体发育不全、脉络膜视网膜炎和小头畸形。由于新生儿免疫系统的相对不成熟和缺乏母体抗体保护，产前 5 天到产后 2 天母体发病者，新生儿 VZV 感染与新生儿死亡率较高。理论上血清学阴性的易感孕妇暴露于感染带状疱疹的患者后可以引起水痘感染，但由于是在易感孕妇的皮肤破损时才会感染，且再发感染的病毒脱落较原发感染低，因此极其罕见。

二、妊娠期治疗药物管理

大多数孕妇只需支持治疗，需要静脉输液尤其是合并肺炎者应住院治疗，可应用静脉滴注阿昔洛韦治疗；500mg/m² 或 5～10mg/kg，每 8 小时一次静脉滴注。没有发现孕期应用阿昔洛韦与胎儿畸形增加有关。目前常用的抗病毒药物包括阿昔洛韦、伐昔洛韦、泛昔洛韦、溴夫定和膦甲酸钠及其他对症支持治疗药物，参考表 8。

表 8 国内用于治疗妊娠期带状疱疹药物推荐

药名	特点	FDA 妊娠分级	妊娠期用药
阿昔洛韦	在感染细胞内经病毒胸苷激酶磷酸化，生成阿昔洛韦三磷酸，后者可抑制病毒 DNA 聚合酶，中止病毒 DNA 链的延伸	B 级	胎儿风险总结：适用

药名	特点	FDA 妊娠分级	妊娠期用药
伐昔洛韦	阿昔洛韦的前体药物，口服吸收快，在胃肠道和肝脏内迅速转化为阿昔洛韦，其生物利用度是阿昔洛韦的3～5倍	B级	胎儿风险总结：适用
泛昔洛韦	喷昔洛韦的前体药物，口服后迅速转化为喷昔洛韦，在细胞内维持较长的半衰期。作用机制同阿昔洛韦，生物利用度高于阿昔洛韦，给药频率和剂量低于阿昔洛韦	B级	胎儿风险总结：人类资料有限，动物资料提示低风险
膦甲酸钠	抗病毒作用具有高度选择性，抑制病毒复制的过程，只在病毒感染的细胞中进行	C级	无严格对照的临床研究
普瑞巴林	第2代钙离子通道调节剂，通过调节钙离子涌入，减少兴奋性神经递质的过度释放，抑制痛觉过敏和中枢敏化而达到镇痛效果。起效快，呈线性药代动力学特征，疗效无封顶效应	无分级	无资料
加巴喷丁	第1代钙离子通道调节剂，呈非线性药代动力学特征，疗效存在封顶效应	C级	胎儿风险总结：人类资料有限，动物资料提示存在风险
阿米替林	作用于疼痛传导通路的多个环节，阻断多种离子通道，抑制5-羟色胺和去甲肾上腺素的再摄取，主要在疼痛传导下行通路发挥作用	C级	胎儿风险总结：人类资料提示存在风险

三、带状疱疹管理

孕妇产前5天内发病，新生儿感染率高，所以如果在这期间内有临产的风险，可以使用宫缩抑制剂延长待产时间，使母体有足够时间来产生 IgG 抗体并经胎盘传递给胎儿，并联合阿昔洛韦治疗来减少母体和胎儿的并发症。

育龄妇女妊娠前若无水痘感染史、免疫接种史不详或血清学阴性，应免疫接种。没有感染或免疫接种史的孕妇应在产后立即接受第1剂量水痘疫苗，4～8周后给予第2剂量。最后一次接种后应推迟3个月受孕，因为接种活疫苗或减毒疫苗后有很小概率会感染水痘。但妊娠早期无意接种水痘疫苗后并不需要终止妊娠。1岁以上的任何人群都应给予水痘疫苗的双剂量方案。

第四节　审方案例

 处方1：哺乳期乳腺炎

【处方描述】

（1）患者信息

性别：女；年龄：26岁

（2）临床诊断

哺乳期；急性乳腺炎

（3）处方

对乙酰氨基酚片	0.5g×20片	0.5g, tid, po
罗红霉素胶囊	0.15g×20粒	0.15g, bid, po

【处方问题】遴选药品不适宜：急性乳腺炎选用罗红霉素不适宜。

【处方分析】1.乳腺炎不伴脓肿，常见病原体为金黄色葡萄球菌，门诊患者可首选苯唑西林、第一代头孢菌素（如头孢氨苄500mg, po, qid）或二代头孢治疗。因大环内酯类对金黄色葡萄球菌有较高耐药率，因此急性乳腺炎选用罗红霉素不适宜。

2.头孢氨苄为β-内酰胺类抗菌药，《药物与母乳喂养（第17版）》哺乳风险等级为L1级，有限数据，哺乳期适用。

【干预建议】急性乳腺炎建议首选第一、二代头孢菌素。

 处方2：哺乳期乳腺炎

【处方描述】

（1）患者信息

性别：女；年龄：29岁

（2）临床诊断

哺乳期；急性乳腺炎；青霉素过敏史

（3）处方

复方磺胺甲噁唑片	0.48g×10片	0.96g, bid, po

【处方问题】遴选药品不适宜：急性乳腺炎选用复方磺胺甲噁唑片不适宜。

【处方分析】患者为哺乳期，复方磺胺甲噁唑为磺胺类，根据《药物与母乳喂养第17版》哺乳风险等级为L3级，没有数据，哺乳期可能适用。但是磺胺甲噁唑少量通过乳汁分泌，其半衰期比其他磺胺类更长，哺乳期慎用，建议用药期间停止哺乳。

【干预建议】急性乳腺炎，青霉素过敏患者，通过详问患者过敏史后，可考虑是否使用大环内酯类如克林霉素，若患者仅为青霉素皮试阳性患者或轻度皮疹患者，可再次行皮试实验。

 处方3：哺乳期乳腺炎

【处方描述】

（1）患者信息

性别：女；年龄：27岁

（2）临床诊断

哺乳期；急性乳腺炎伴发热

（3）处方

阿奇霉素片	250mg×12片	500mg，qd，po
复方对乙酰氨基酚片	10片×1盒	1片，q8h，po

【处方问题】遴选药品不适宜：乳腺炎选用阿奇霉素、复方对乙酰氨基酚不适宜。

【处方分析】1. 乳腺炎不伴脓肿，常见病原体为金黄色葡萄球菌，门诊患者可首选、苯唑西林、第一代头孢菌素（如头孢氨苄500mg，po，qid）或二代头孢治疗。因大环内酯类对金黄色葡萄球菌有较高耐药率，不作一线治疗因此急性乳腺炎选用阿奇霉素不适宜。

2. 复方对乙酰氨基酚为复方制剂，每片含对乙酰氨基酚0.25g、异丙安替比林0.15g、无水咖啡因50mg。根据《药物与母乳喂养（第17版）》哺乳风险等级为L2级，有限数据，哺乳期可能适用。该指南同样建议偶尔使用咖啡因并非禁忌，但是长期使用可使婴儿尤其是新生儿体内咖啡因蓄积，出现烦躁、失眠。

【干预建议】急性乳腺炎建议首选第一、二代头孢菌素，退热建议首选对乙酰氨基酚或布洛芬单药制剂。

 处方4：哺乳期乳腺炎

【处方描述】

（1）患者信息

性别：女；年龄：32岁

（2）临床诊断

哺乳期；急性乳腺炎

（3）处方

| 盐酸米诺环素胶囊 | 100mg×10 粒 | 100mg, q12h, po |
| 双氯芬酸钠缓释片 | 75mg×10 片 | 75mg, qd, po |

【处方问题】遴选药品不适宜：乳腺炎选用米诺环素、双氯芬酸钠不适宜。

【处方分析】乳腺炎不伴脓肿，常见病原体为金黄色葡萄球菌，门诊患者可首选苯唑西林、第一或二代头孢菌素（如头孢氨苄 500mg，po，qid）治疗。因四环素类对金黄色葡萄球菌有较高耐药率，乳汁浓度高使婴幼儿牙釉质发育不良并抑制骨骼发育应禁用，因此急性乳腺炎选用米诺环素不适宜。

双氯芬酸钠为非甾体抗炎药，《药物与母乳喂养（第 17 版)》哺乳风险等级为 L2 级，有限数据，可能适用。乳汁中的药物含量极低，很可能因为药物剂量太低而无法对婴儿产生作用。同类药中对乙酰氨基酚、布洛芬哺乳风险等级均为 L1 级，数据充分，哺乳期使用更为安全。

【干预建议】急性乳腺炎建议首选第一、二代头孢菌素，退热建议首选对乙酰氨基酚或布洛芬单药制剂。

 处方 5：哺乳期乳腺炎

【处方描述】

（1）患者信息

性别：女；年龄：34 岁

（2）临床诊断

哺乳期；急性乳腺炎伴流感

（3）处方

| 头孢克肟胶囊 | 100mg×6 片 | 100mg, q12h, po |
| 磷酸奥司他韦胶囊 | 75mg×10 粒 | 75mg, q12h, po |

【处方问题】遴选药品不适宜：乳腺炎选用头孢克肟不适宜。

【处方分析】乳腺炎不伴脓肿，常见病原体为金黄色葡萄球菌，门诊患者可首选苯唑西林、第一或二代头孢菌素（如头孢氨苄 500mg，po，qid）治疗。头孢克肟为三代头孢，对金黄色葡萄球菌作用弱，不宜选用。

奥司他韦为神经氨酸酶抑制剂，《药物与母乳喂养（第 17 版)》哺乳风险等级为 L2 级，有限数据，可能适用。美国疾病预防控制中心推荐本品可在哺乳期母亲中使用。

【干预建议】急性乳腺炎建议首选耐酶青霉素或第一、二代头孢菌素。

处方 6：妊娠期带状疱疹

【处方描述】

（1）患者信息

性别：女；年龄：26 岁

（2）临床诊断

孕 29 周；带状疱疹

（3）处方

阿昔洛韦片	100mg×10 片	0.8g，每天 5 次，po
布洛芬缓释胶囊	300mg×10 粒	0.3g，qid，po

【处方问题】1. 遴选药品不适宜：孕 29 周选用布洛芬不适宜。

2. 用法用量不适宜：布洛芬缓释胶囊每天 4 次不适宜。

【处方分析】1. 布洛芬在 FDA 妊娠等级中为 B 级（妊娠前期）或 D 级（妊娠晚期），该患者孕 29 周，属于妊娠晚期，该药若在晚期使用可致胎儿肺动脉高压（动脉导管提早关闭所致）和羊水过少，故应避免在晚期使用布洛芬，建议换用对乙酰氨基酚。

2. 布洛芬缓释胶囊用法用量不适宜，剂量过大不良反应发生概率升高，导致不良后果，应该是 0.3g，bid，症状未缓解，须及时复诊。

【干预建议】建议首选对乙酰氨基酚。

 处方 7：妊娠期带状疱疹

【处方描述】

（1）患者信息

性别：女；年龄：27 岁

（2）临床诊断

妊娠期；带状疱疹

（3）处方

泛昔洛韦片	250mg×10 片	0.25g，bid，po
复方对乙酰氨基酚片	100mg×10 粒	1 片，tid，po

【处方问题】遴选药品不适宜：妊娠期带状疱疹选用复方对乙酰氨基酚不适宜。

【处方分析】复方对乙酰氨基酚为复方制剂，每片含有对乙酰氨基酚 0.25g、异丙安替比林 0.15g、无水咖啡因 50mg；其中咖啡因会阻碍血液流动到胎盘，从而对胎儿发育造成不利影响，最终导致流产概率提高。此外，可降低血钙，致使胎儿生长发育受限，因此孕妇及哺乳期妇女不宜使用该药。

【干预建议】停用复方对乙酰氨基酚，建议选用对乙酰氨基酚单方制剂或布洛芬止痛。

 ### 处方 8：妊娠期带状疱疹

【处方描述】

（1）患者信息

性别：女；年龄：24 岁

（2）临床诊断

孕 21 周；带状疱疹

（3）处方

| 伐昔洛韦分散片 | 0.10g×10 片 | 0.3g　tid　po |
| 加巴喷丁片 | 0.1g×10 片 | 0.1g　tid　po |

【处方问题】用法用量不适宜：加巴喷丁用法用量不适宜。

【处方分析】1. 加巴喷丁 FDA 妊娠等级中为 C 级，《妊娠期和哺乳期用药》（第 7 版）胎儿风险总结中提到，人类资料有限，动物资料提示低风险。由于人体临床资料非常有限，尚不能做出加巴喷丁妊娠期用药安全性评估，如果在孕期需要应用加巴喷丁，要在药物对孕妇的益处远大于对胎儿潜在风险情况下权衡利弊后才考虑使用。

2. 加巴喷丁用法用量：第 1 天一次性服用加巴喷丁 0.3g（3 粒）；第 2 天服用 0.6g（6 粒），分两次服完；第 3 天服用 0.9g（9 粒），分 3 次服完。随后，根据缓解疼痛的需要，可逐渐增加剂量至每天 1.8g（18 粒），分 3 次服用。

【干预建议】1. 如病情确需使用加巴喷丁应做好患者的知情同意。

2. 加巴喷丁按说明书调整用法用量。

 ### 处方 9：哺乳期带状疱疹

【处方描述】

（1）患者信息

性别：女；年龄：28 岁

（2）临床诊断

哺乳期；带状疱疹

（3）处方

| 伐昔洛韦分散片 | 0.10g×10 片 | 0.3g, tid, po |
| 泼尼松片 | 5mg×10 片 | 5mg, bid, po |

【处方问题】用法用量不适宜：泼尼松每天 2 次不适宜。

【处方分析】1. 伐昔洛韦为抗病毒药，《药物与母乳喂养（第 17 版)》哺乳风险等级为 L2 级，有限数据，可能适用。伐昔洛韦迅速转化为阿昔洛韦，后者再转运到乳汁中。使用伐昔洛韦后，乳汁中阿昔洛韦的剂量远低于新生儿的治疗剂量。

2. 泼尼松为糖皮质激素，《药物与母乳喂养（第 17 版)》哺乳风险等级为 L2 级，有限数据，可能适用。对于大多数糖皮质激素而言，小剂量使用对哺乳期母亲并非禁忌。如长期大剂量使用糖皮质激素，需严密监测婴儿的生长发育。

【干预建议】泼尼松应调整为一天 1 次给药，每次 10mg，母亲用药后，最好等到至少 4 小时后才哺乳，以减少婴儿的摄入量。

 ## 处方 10：哺乳期带状疱疹

【处方描述】

（1）患者信息

性别：女；年龄：28 岁

（2）临床诊断

哺乳期带状疱疹

（3）处方

| 阿昔洛韦片 | 100mg×10 片 | 0.8g, tid, po |
| 加巴喷丁片 | 0.1g×10 片 | 0.6g, tid, po |

【处方问题】用法用量不适宜：阿昔洛韦每天三次不适宜。

【处方分析】1. 阿昔洛韦用于带状疱疹，成人常用量一次 0.8g，一日 5 次。阿昔洛韦为抗病毒药，《药物与母乳喂养（第 17 版)》哺乳风险等级为 L2 级，有限数据，可能适用。该药说明书提到，药物在乳汁中的浓度为血药浓度的 0.6～4.1 倍，尚未发现婴儿异常。

2. 加巴喷丁用于带状疱疹后神经痛，《药物与母乳喂养（第 17 版)》哺乳风险等级为 L2 级，有限数据，可能适用。目前发表的数据显示，哺乳期婴儿血浆中加巴喷丁的暴露量太低，不太可能对母乳喂养婴儿造成不良影响。

【干预建议】阿昔洛韦应调整为一日 5 次，每次 0.8g。建议在了解患者乳儿具体情况和征求患者知情同意基础上决定是否暂停哺乳。

 ## 处方 11：产褥感染

【处方描述】

（1）患者信息

性别：女；年龄：27 岁

（2）临床诊断

产褥期感染

（3）处方

| 左氧氟沙星片 | 0.1g×6 片 | 0.2g, bid, po |

【处方问题】1. 遴选药品不适宜：产褥期感染选用左氧氟沙星不适宜。

2. 用法用量不适宜：左氧氟沙星 0.2g，bid 用法用量不适宜。

【处方分析】1. 有效性：产褥期感染以革兰阴性杆菌（如大肠埃希菌、肺炎克雷伯菌等）和厌氧菌常见，左氧氟沙星能覆盖常见革兰阴性杆菌，但需要注意耐药情况，对厌氧菌效果差。

2. 安全性：患者处于哺乳期，左氧氟沙星为喹诺酮类药物，在《药物与母乳喂养（第 17 版)》哺乳风险等级为 L2 级，有限数据，可能适用。由于喹诺酮类药物在儿童以及哺乳期患者中的安全性数据有限，因而如果有替代方案存在时不建议用于哺乳期患者。且大多数左氧氟沙星国内说明书哺乳期妇女禁用，可考虑优选 β - 内酰胺类。

3. 左氧氟沙星用法用量不适宜。左氧氟沙星为浓度依赖性抗菌药物，单次给药的血浆峰浓度更高、AUC 更大，具有更为优秀的 PK/PD 特征，左氧氟沙星应日剂量单次给药。

【干预建议】当感染较轻时，可首先选择口服广谱青霉素或第一、二、三代头孢菌素和氨基糖苷类抗菌药物合用。中重度感染应选择静脉给药，头孢哌酮/舒巴坦、氨苄西林/舒巴坦、哌拉西林/他唑巴坦和亚胺培南/西司他丁抗菌谱广，亦可以选用，此三者对于厌氧菌均有一定抗菌活性。

 处方 12：产褥感染

【处方描述】

（1）患者信息

性别：女；年龄：29 岁

（2）临床诊断

哺乳期；产褥期感染伴发热

（3）处方

| 阿奇霉素片 | 0.25g×6 片 | 0.25g, bid, po |
| 双氯芬酸钠缓释片 | 75mg×10 片 | 75mg, qd, po |

【处方问题】1. 遴选药品不适宜：产褥期感染选用阿奇霉素、双氯芬酸钠不适宜。

2. 用法用量不适宜：阿奇霉素 0.25g，bid 用法用量不适宜。

【处方分析】1. 有效性：产褥期感染以革兰阴性杆菌（如大肠埃希菌、肺炎克雷伯杆菌等）和厌氧菌常见，阿奇霉素对常见革兰阴性杆菌、厌氧菌效果差，选用不适宜。

2. 安全性：考虑患者处于哺乳期，双氯芬酸钠为非甾体抗炎药，《药物与母乳喂养（第17版）》哺乳风险等级为L2级，有限数据，可能适用。乳汁中的药物含量极低，很可能因为药物剂量太低而无法对婴儿产生作用。同类药中对乙酰氨基酚、布洛芬哺乳风险等级均为L1级，数据充分，用于哺乳期退热更为安全。

3. 阿奇霉素用法用量不适宜，阿奇霉素在组织中释放缓慢，组织内药物消除半衰期2~3天，血清消除半衰期长达35~48小时，因此，阿奇霉素每日一次给药即可。

【干预建议】1. 当感染较轻时，可首先选择广谱青霉素或第一、二、三代头孢菌素和氨基糖苷类抗菌药物合用。中重度感染应选择静脉给药，头孢哌酮/舒巴坦、氨苄西林/舒巴坦、哌拉西林/他唑巴坦和亚胺培南/西司他丁抗菌谱广，亦可以选用，此三者对于厌氧菌均有一定抗菌活性。

2. 退热药宜改用布洛芬或对乙酰氨基酚。

处方 13：产褥感染

【处方描述】

（1）患者信息

性别：女；年龄：24 岁

（2）临床诊断

产褥期感染伴发热

（3）处方

头孢拉定胶囊	0.25g×6 片	0.25g, qid, po
尼美舒利分散片	0.1g×10 片	0.1g, bid, po

【处方问题】遴选药品不适宜：产褥期感染选用头孢拉定、尼美舒利不适宜。

【处方分析】1. 有效性：产褥期感染以革兰阴性杆菌（如大肠埃希菌、肺炎克雷伯杆菌等）和厌氧菌常见，头孢拉定对革兰阴性杆菌效果较差，对厌氧菌无效，选用不适宜。

2. 安全性：考虑患者处于哺乳期，尼美舒利为非甾体抗炎药。该药说明书提到，目前尚不清楚尼美舒利是否可能通过母乳排出体外的情况下，同样不建议在哺乳期间使用本药。且该药禁止12岁以下儿童使用。同类药中对乙酰氨基酚、布洛芬哺乳风险等级均为L1级，数据充分，用于哺乳期退热更为安全

【干预建议】1. 当感染较轻时，可首先选择口服广谱青霉素或第一、二、三

代头孢菌素和氨基糖苷类抗菌药物合用。中重度感染应选择静脉给药，头孢哌酮/舒巴坦、氨苄西林/舒巴坦、哌拉西林/他唑巴坦和亚胺培南/西司他丁抗菌谱广，亦可以选用，此三者对于厌氧菌均有一定抗菌活性。

2. 退热宜选用对乙酰氨基酚、布洛芬更为安全。

 处方 14：产褥感染

【处方描述】

（1）患者信息

性别：女；年龄：32 岁

（2）临床诊断

产褥期感染

（3）处方

　　　硫酸阿米卡星注射液　　　0.2g×10 支　　　　　　0.8g, qd, ivgtt

【处方问题】遴选药品不适宜：产褥期感染单用阿米卡星不适宜。

【处方分析】1. 有效性：产褥期感染以革兰阴性杆菌（如大肠埃希菌、肺炎克雷伯杆菌等）和厌氧菌常见，阿米卡星对革兰阴性杆菌效果好，对厌氧菌无效，单用不适宜。

2. 安全性：考虑患者处于哺乳期，阿米卡星为氨基糖苷类。《药物与母乳喂养（第17版）》哺乳风险等级为L2级，有限数据，可能适用。

【干预建议】当感染较轻时，可首先选择口服广谱青霉素或第一、二、三代头孢菌素和氨基糖苷类抗菌药物合用。中重度感染应选择静脉给药，头孢哌酮/舒巴坦、氨苄西林/舒巴坦、哌拉西林/他唑巴坦和美罗培南抗菌谱广，亦可以选用，此三者对于厌氧菌均有一定抗菌活性。

 处方15：产褥感染

【处方描述】

（1）患者信息

性别：女；年龄：30 岁

（2）临床诊断

产褥期感染伴发热

（3）处方

　　　盐酸克林霉素棕榈酸酯分散片　　　75mg×10 片　　75mg, qid, po

【处方问题】遴选药品不适宜：产褥期感染单用克林霉素不适宜。

【处方分析】1. 有效性：产褥期感染以革兰阴性菌（如大肠埃希菌、肺炎克雷伯菌等）和厌氧菌常见，克林霉素对厌氧菌效果好，对革兰阴性杆菌无效，单用不适宜。

2. 安全性：考虑患者处于哺乳期，克林霉素为林可酰胺类。《药物与母乳喂养（第 17 版)》哺乳风险等级为 L2 级，有限数据，可能适用。但要注意伪膜性肠炎发生风险。

【干预建议】可改用哌拉西林他唑巴坦。

（廖世雄　林　茵）

第十三章 其 他

第一节 局部、全身麻醉药

一、概述

（一）局部麻醉药

局部麻醉药（简称局麻药）是妊娠期妇女手术治疗中常用的药物，适用于宫颈环扎、口腔疾病、分娩镇痛、剖宫产手术麻醉或缓解疼痛。局部麻醉方法主要有冷冻麻醉、表面麻醉、浸润麻醉和神经阻滞麻醉。

局部麻醉药物通过降低神经细胞膜上离子通道对钠离子的通透性减慢细胞去极化速度，从而阻滞神经冲动的传导。当局部麻醉药注入软组织后即开始对注射部位神经细胞去极化产生抑制作用，随着注入细胞的药物浓度增加和时间效应累积引起传导阻滞，从而造成该区域感觉消失。根据化学结构不同，局麻药可分为两种，即脂类和酰胺类。临床上广泛使用的酰胺类局麻药包括利多卡因、甲哌卡因、布比卡因、依替卡因、丙胺卡因、罗哌卡因和左旋布比卡因。常见的酯类药物包括普鲁卡因、2－氯普鲁卡因、丁卡因、可卡因和苯佐卡因。由于毒性和过敏反应，酯类药物的使用限制于局部浸润。

（二）全身麻醉药

全身麻醉药（general anaesthetics）简称全麻药，是一类能抑制中枢神经系统功能的药物，可逆性引起意识、感觉和反射消失，骨骼肌松弛的药物，主要用于外科手术前麻醉。根据给药方式的不同，全麻药分为吸入性麻醉药（inhalation anaesthetics）和静脉麻醉药（intravenous anaesthetics）两类。吸入性麻醉药是一类化学性质不活泼的挥发性液体或气体，通过与 γ－氨基丁酸 A（Gamma－aminobutyric acid type A receptor，GABAA）型受体的特殊位点结合，提高 GABAA 受体对 GABA 的敏感性，氯通道开放引起神经细胞膜超极化，产生中枢抑制作用，包括氟烷、安氟烷、异氟烷、氧化亚氮。静脉麻醉药麻醉作用迅速，对呼吸道无刺激作用，不良反应少，使用方便。因麻醉较浅，主要用于诱导麻醉，包括硫喷妥钠、氯胺酮、异丙酚、依托米酯、丙泊酚等。

二、妊娠期与哺乳期治疗药物管理

（一）局部麻醉药

局麻药大部分能通过胎盘屏障，对胎儿的影响不仅取决于所使用的局麻药的剂量，还取决于其用药途径、是否使用了血管收缩药、母体中局麻药的代谢、胎儿和母体蛋白结合的程度以及局麻药的 pK_a（酸解离常数）。妊娠期妇女进行局部麻醉需权衡利弊，妊娠早期应慎重考虑，通常情况下利多卡因较安全。

局麻药微量分泌于乳汁中，通常麻醉结束后可进行哺乳。利多卡因和甲哌卡因是相对安全的，哺乳期可以使用。麻醉药中添加的肾上腺素半衰期短、用量少，不大可能进入乳汁，因此哺乳期可以使用含有肾上腺素的利多卡因。但是如果母亲需要整形手术，如抽脂，需要大剂量的局部麻醉药（利多卡因），在恢复母乳喂养前，建议泵出和丢弃最初 12 小时的母乳。常用局麻药比较见表 9。

表 9　妊娠期常用局麻药比较

局麻药	FDA 分级	哺乳期分级	禁忌
1% 利多卡因	B	L2	酰胺类局麻药过敏
1% 利多卡因 + 肾上腺素 1:2000000			严重心血管疾病患者、甲状腺功能亢进症患者不宜使用含肾上腺素的局麻药
1% 甲哌卡因	C 级	麻醉效力减弱后可进行哺乳	酰胺类局麻药过敏；严重心血管疾病或心律失常者；严重肝病患者；肾病患者
1% 甲哌卡因 + 肾上腺素 1:2000000			严重心血管疾病患者、甲状腺功能亢进症患者不宜使用含肾上腺素的局麻药
0.25% 布比卡因	C 级	L2 级	对本品过敏者禁用，产科麻醉禁用 0.75% 布比卡因
0.25% 布比卡因 + 肾上腺素 1:2000000			严重心血管疾病患者、甲状腺功能亢进症患者不宜使用含肾上腺素的局麻药
1% 普鲁卡因	C 级	L2 级	对本品过敏或注射部位感染禁用

（二）全身麻醉药

产科麻醉关系到母体和胎儿的安全，由于妊娠期妇女激素水平的变化、子宫增大的机械效应和代谢需求的增加，使呼吸系统、循环系统、消化系统、神经系统与内分泌系统都有所改变，可能会改变对麻醉药物的敏感性，并可能影响药物代谢。胎盘和血 - 脑屏障都是脂质屏障，由磷脂构成，具有蛋白质性质，凡是脂溶性高、分子量小、电离度小的物质均易通过胎盘，绝大多数的全身麻醉药物都可以通过被动扩散的方式通过胎盘，但是尚未发现对胎儿有致畸作用。实验室和动物研究均报告了妊娠动物和动物幼崽暴露于全身麻醉剂，会导致发育状态的大脑神经元凋亡、树突形态的变化、神经发育负面影响。2016年，美国食品药品监督管理局（FDA）发出警告，3岁以下的儿童或孕妇重复或长时间（超过3小时）使用麻醉药，很可能导致对儿童的大脑发育产生不良影响，如智力和学习障碍、沟通和运动问题。现有的最佳证据表明，一次麻醉不会对健康的幼儿造成神经毒影响，需要进一步的临床研究以确定长时间或反复暴露于麻醉剂的影响、麻醉剂与药物组合之间的变异性、导致麻醉剂神经毒性的患者因素。由于缺乏临床证据，FDA在2017年4月修改了警告，指出孕妇和3岁以下儿童的医学必要程序不应延迟，执业医师应遵循其惯常做法。吸入性麻醉药异氟烷、地氟烷和七氟烷，会降低子宫张力，在手术过程中起到抑制宫缩的作用。在紧急情况下，可能需要增加子宫收缩剂，参见表10。

母亲在麻醉中使用药物对哺乳婴儿的影响取决于许多因素，包括使用药物类型、剂量、婴儿的年龄、婴儿状态是否稳定、哺乳时长、婴儿清除少量麻醉药物能力。麻醉药物对大一点的婴儿影响很小或没有影响，但对于新生儿，特别是早产或有呼吸暂停的新生儿可能有潜在影响。如果母亲仅需要使用单次剂量镇静和镇痛药物（例如拔牙或其他手术），母亲状态良好时可以母乳喂养。使用短效药物如芬太尼、咪达唑仑等可能更好，单次剂量的哌替啶或地西泮也不太可能影响到母乳喂养的婴儿。

表10　妊娠、哺乳期常用麻醉药物

药物	妊娠/哺乳分级	对胎儿或母乳的影响
丙泊酚	B级/L2级	当预计手术时间超过3小时，评估胎儿接受丙泊酚的益处和潜在风险。极短暂的血浆分布阶段（仅数分钟）；几乎不进入母乳
咪达唑仑	D级/L2级	当手术时间预计超过3小时，评估胎儿接触咪达唑仑的益处和潜在风险。极短暂的血浆分布阶段（仅数分钟）；几乎不进入母乳
依托咪酯	C级/L1级	当手术时间预计超过3小时，评估胎儿接触依托咪酯的益处和潜在风险。极短暂的血浆分布阶段（仅数分钟）；几乎不进入母乳
硫喷妥钠	C级/L3级	能通过胎盘屏障，大剂量使用可能导致胎儿窒息。极短暂的血浆分布阶段（仅数分钟）；几乎不进入母乳

药物	妊娠/哺乳分级	对胎儿或母乳的影响
氯胺酮	D 级/L5 级	大剂量给药可引起胎儿呼吸抑制或新生儿抑郁症。当婴儿健康且足月时，一旦母亲醒来并处于恢复状态，就可以恢复母乳喂养
挥发性麻醉药	七氟烷：B 级/L3 级	迅速排出，生物利用度差
	异氟烷：C 级/L5 级	迅速排出，生物利用度差
	地氟烷：B 级/暂无分级	迅速排出，生物利用度差

第二节　糖皮质激素

一、概述

糖皮质激素（glucocorticoid，GCS）是由肾上腺皮质束状带分泌的一类甾体激素，主要为皮质醇（cortisol），具有调节糖、脂肪和蛋白质的生物合成和代谢的作用，还具有抑制免疫应答、抗炎、抗毒、抗休克的作用。体内糖皮质激素的分泌主要受下丘脑 – 垂体前叶 – 肾上腺皮质轴调节，保证了体内糖皮质激素含量的动态平衡。糖皮质激素在妇产科中经常使用，根据用药途径的不同可分为全身性糖皮质激素、吸入性糖皮质激素和外用糖皮质激素。

二、妊娠期与哺乳期治疗药物管理

1. 全身性糖皮质激素　皮质激素与血浆蛋白结合，主要在肝脏代谢，并通过肾脏和孕妇的胎盘排泄。在妊娠初期，糖皮质激素可用于治疗风湿免疫性疾病、妊娠剧吐、反复流产或胎儿异常。在妊娠中晚期，产前给予糖皮质激素促进胎肺成熟、治疗风湿免疫性疾病。妊娠期最常用的中效糖皮质激素是泼尼松、泼尼松龙和甲泼尼松龙，最常用的长效糖皮质激素是地塞米松和倍他米松。妊娠期糖皮质激素的选择取决于治疗目标，即是为了最大程度减少胎儿的药物暴露，还是既治疗母亲又治疗胎儿。胎盘糖皮质激素的关键代谢酶是 11β – 羟基类固醇脱氢酶（11β – HSD），能将具有生物活性的糖皮质激素（氢化可的松）转化为无生物活性的糖皮质激素（可的松），也就是说 11β – HSD 能够限制通过胎盘进入胎儿体内的糖皮质激素的量。有研究报道，只有 10% ~12% 的泼尼松通过胎盘，地塞米松、甲泼尼松龙和倍他米松较少经胎盘代谢，分别有 67%、45% 和 30% 到达胎儿，丙酸氟替卡松和布地奈德未经代谢，大量通过胎盘。因此若非即将分娩，如妊娠早期和（或）预计不会早产，则优选泼尼松，因为此药的胎儿暴露较少。如果患者适合接受治疗以改善早产相关的新生儿结局，那么产前应用地塞米松或倍他米松可以达到母婴同治的效果。妊娠期间糖皮质激素的治疗可能会增加先天畸形、胎膜早破和胎儿生长受限的风险；对于母亲，可能会增加高血压、妊娠糖尿病、骨质疏松和感染的风险。为了避免这些风险，建议在妊娠期间使用尽可能低剂量（泼尼松<15mg）的糖皮质激素来控制疾病。权衡利弊后，高剂量糖皮质激素的使用仅限于伴有重要脏器损害的妇女。

糖皮质激素能排泄到母乳中，但美国儿科学会（AAP）和英国风湿病学会认为在哺乳期间可以使用糖皮质激素。我们建议在摄入泼尼松≥20mg的剂量后头4个小时内丢弃母乳，因为母亲在摄入药物后2小时便达到母乳中的最高浓度。

（1）糖皮质激素在早产的应用 我国早产指南建议 $28\sim34^{+6}$ 周的孕妇在未来1周内有早产风险者使用糖皮质激素促胎肺成熟，作用机制是通过调节基因表达、稳定早产儿的循环系统、促进肺以及其他组织的发育和生理功能调节等发挥作用。用法：地塞米松6mg肌内注射，12小时重复1次，共计4次；或倍他米松12mg肌内注射，24小时重复1次，共2次。对胎膜完整、30周前已使用1个疗程糖皮质激素的患者，若34周前在7天内有早产风险，则可以在第1个疗程使用2周后重复1个疗程。

（2）糖皮质激素在风湿免疫疾病的应用 糖皮质激素是治疗风湿免疫病最常用的药物，常用的激素包括不含氟的泼尼松、甲泼尼松龙和泼尼松龙等，国内常用前两种。这些激素均可在胎盘代谢，进入胎儿的比例≤10%。英国风湿病学会和英国风湿病卫生专业人员协会更新的《妊娠期和哺乳期处方用药指南》指出，泼尼松龙、甲泼尼松龙可以用于妊娠期、哺乳期治疗风湿免疫性疾病，但是未对剂量进行推荐。基于长期使用激素可能增加母亲高血压、糖尿病、感染等风险，中国红斑狼疮研究协作组发布的《中国系统性红斑狼疮患者围产期管理建议》，建议泼尼松用量≤15mg/d时方能考虑妊娠，妊娠过程中疾病复发需使用中到大剂量激素时也应尽快减量至15mg/d以下。《糖皮质激素在系统性红斑狼疮患者合理应用的专家共识》指出：妊娠前无重要脏器损害，病情稳定1年或1年以上，细胞毒免疫抑制剂停药半年，激素仅用泼尼松≤10mg/d维持时不影响妊娠。

2. 吸入性糖皮质激素 与全身性糖皮质激素（口服、静脉使用）相比，吸入性糖皮质激素因为是局部用药，其安全性数据更让人安心。妊娠、哺乳期常用吸入性糖皮质激素包括倍氯米松、布地奈德、氟替卡松，美国FDA将吸入性布地奈德混悬液划分为妊娠安全分级B级。有大样本研究显示，妊娠早期使用吸入性布地奈德并不会增加胎儿先天畸形的风险。而对于中重度哮喘患者，必须吸入支气管扩张剂和糖皮质激素。

3. 外用糖皮质激素 糖皮质激素外用可降低毛细血管的通透性、减少渗出和细胞浸润，具有抗炎、抗过敏、免疫抑制、抗增生等作用。外用糖皮质激素类药物是重要的皮肤外用药，经常用于治疗各种皮肤病，包括湿疹、银屑病、水疱病、过敏性皮炎。患有这些皮肤病的妇女在妊娠期、哺乳期间可能需要外用糖皮质激素类药物的治疗。外用糖皮质激素对母亲、胎儿、婴儿的影响主要取决于药物的性质、药物的代谢、皮肤屏障的完整性、使用频率和持续时间、孕期、皮肤炎症和其他疾病。糖皮质激素类药膏按作用强度可分为四类，常用药物如下表11。

表11 常用外用糖皮质激素类药物

分类	常用药名	代表性药物	适应证
弱效激素	氢化可的松、泼尼松龙、甲泼尼松龙	0.025% 醋酸氟氢可的松软膏、0.5% 醋酸氢化泼尼松软膏	虫咬、烫伤、过敏性皮炎、湿疹、白癜风、瘙痒
中效激素	曲安奈德、丙酸倍氯米松、糠酸莫米松、地塞米松	0.1% 曲安奈德乳膏及 0.1% 糠酸莫米松乳膏和洗剂	
强效激素	戊酸倍他米松、二丙酸倍他米松、氟轻松	氟轻松软膏、0.1% 糠酸莫米松软膏、0.1% 曲安奈德软膏、0.1% 安西耐得软膏、0.5% 曲安奈德乳膏	斑秃、汗疱症、皮炎、银屑病、红皮病、结节病、环状肉芽肿
超强效激素	丙酸氯倍他索、双醋酸双氟拉松	0.05% 丙酸氯倍他索凝胶、软膏及泡沫剂及 0.1% 氟轻松乳膏、0.05% 醋酸双氟拉松软膏	

对于需要使用外用糖皮质激素类药物治疗的妊娠期妇女，应优先使用弱效、中效或软性激素。如果需要强效或超效的外用糖皮质激素，则应将使用的激素含量降至最低，并应监测胎儿的生长。妊娠早期勿用含氟激素。尚不知道母乳中是否分泌局部糖皮质激素，哺乳期勿在乳房部位使用。

第三节 口腔疾病

一、概述

妊娠期妇女由于体内激素分泌及代谢水平的变化，口腔唾液成分发生改变，饮食、生活习惯的不同及对口腔健康的疏忽使口腔疾病（如妊娠期牙周炎、妊娠期龈炎、妊娠期龈瘤、智齿冠周炎等）更易发生。孕期口腔疾病的发生不仅关系到母体的全身健康，对胎儿的早产、流产、低体重儿和先天性疾病的发生也有一定影响。常见的妊娠期口腔疾病包括妊娠期龈炎、妊娠期牙周炎、妊娠期龈瘤、智齿冠周炎、龋齿。

二、妊娠期与哺乳期治疗药物管理

药物的选择是妊娠期口腔疾病治疗的关键问题。主要是抗菌药物、解热镇痛药、局部麻醉药、口腔局部抗菌治疗。基于妊娠期药物动力学特点，在用药方面需考虑两方面问题。一是对疾病有效，二是对胎儿危害最小。

（1）抗菌药物 口腔感染多为需氧菌和厌氧菌引起的混合感染，可为葡萄球菌、链球菌引起的化脓性感染，或厌氧菌引起的腐败坏死性感染。青霉素、头孢菌素、林可霉素、克林霉素、红霉素最常用于妊娠期口腔治疗，通常较为安全。依托红霉素极可能使妊娠期妇女造成肝损伤，因此不被推荐使用。氨基糖苷类（链霉素、庆大霉素、妥布霉素、卡那霉素、丁胺卡那霉素、依替米星、大观霉素、阿米卡星）对听神经有一定毒性作用，特别在妊娠中、晚期使用，能损害胎儿的内耳迷路神经，引起听力障碍致先天性聋哑，妊娠期应避免使用。四环素类（包括土霉素、脱氧土霉素、金霉素、四环素、米诺环素、多西环素）可透过胎盘屏障进入胎儿体内，沉积在牙齿和骨组织中，引起胎儿牙齿变色、牙釉质发育不全，妊娠期应避免使用。氯霉素已显示在孕期对母亲有毒性和致胎儿循环系统衰竭，孕妇应禁用。喹诺酮类除了莫西沙星外，对厌氧菌大多无效，这类药物较少用于口腔感染治疗。动物试验表明喹诺酮类影响胎儿软骨形成，妊娠期间避免使用。

哺乳期患者接受抗菌药物后，药物可自乳汁分泌，通常母乳中药物含量不高，不超过哺乳期患者每日用药量的1%；少数药物乳汁中分泌量较高，如氟喹诺酮类、四环素类、大环内酯类、氯霉素、磺胺甲噁唑、甲氧苄啶、甲硝唑等。青霉素类、头孢菌素类等β–内酰胺类和氨基糖苷类在乳汁中含量低。

口腔科常用抗菌药的用法用量和注意事项见表12。

表12 口腔科常用抗菌药的用法用量和注意事项

分类	代表药物（妊娠分级）	哺乳期分级	用法用量	禁忌/注意事项
青霉素类	阿莫西林（B级）	L1级	口服：0.5g tid	无限制
头孢菌素类	头孢呋辛酯（B级）	L2级	口服：250mg bid	无限制

分类	代表药物 （妊娠分级）	哺乳期 分级	用法用量	禁忌/注意事项
林可酰胺类	克林霉素 （B级）	L2级	静脉滴注：0.6～1.2g q12h～6h	严重肝、肾功能不全者剂量减半， 其有神经阻滞作用
大环内酯类	红霉素 （B级）	L1级	口服：0.15g bid 静脉滴注：0.4～1mg/kg	依托红霉素因对母体有肝毒性而禁 止使用
大环内酯类	阿奇霉素 （B级）	L2级	口服：0.5g 5d qd 静脉滴注：0.5g qd	严重肝病患者禁用
大环内酯类	克拉霉素 （C级）	L1级	口服：0.25g bid	当暴露因素证明无风险，可作为供 选择性抗菌药物。心律失常、缺血 性心脏病、充血性心力衰竭、QT间 隔延长患者禁用
四环素类	多西环素 （D级）	L3级	口服：0.1g bid	妊娠后25周服用将导致牙齿着色严重 甚至影响骨质沉积，妊娠哺乳期禁用
喹诺酮类	莫西沙星 （C级）	L3级	口服：0.4g qd	18岁以下患者、妊娠期哺乳期妇女 禁用

硝基咪唑类抗菌药物如甲硝唑是口腔治疗厌氧菌的常用药物，能通过胎盘屏障，属B类药物。虽然在动物试验中证实甲硝唑具有致癌性、胚胎毒性，我国甲硝唑的药品说明书也标识妊娠期禁用。但是对人类而言，长期的大量临床研究资料显示，使用推荐剂量时不会产生很大的致畸风险。妊娠期间，尽量避免全身用药，可选择性使用局部含漱剂，如复方氯己定含漱液。硝基咪唑类抗菌药物可以通过乳汁影响乳儿，为减少药物对婴儿的影响，单次服用甲硝唑者12～24小时内避免哺乳（因我国说明书中有标识可致癌，不建议哺乳）；服用替硝唑者服药3天内避免哺乳。硝基咪唑类药物比较见表13。

表13　硝基咪唑类药物比较

药物	用法用量	妊娠期 FDA分级	哺乳期 分级	禁忌/注意事项
甲硝唑	每日0.6～1.2g，分3次 服用	B级	L2级	妊娠及哺乳期禁用，服药12～24小时内 禁止授乳
替硝唑	2g顿服，之后每日1次， 每次1g	C级	L3级	妊娠前3个月禁用，停药3天后方可授乳
奥硝唑	每次0.5g，每日2次	无推荐	无推荐	妊娠早期慎用，治疗期间不适宜哺乳

（2）解热镇痛药 对乙酰氨基酚是妊娠期间用于口腔疾病止痛的最佳选择，其不会通过胎盘，排泄速度快，安全性相对较高。非甾体抗炎药如布洛芬和萘普生，有抑制前列腺素合成的作用，可延长孕周，妊娠头 3 个月使用增加早期流产和胎儿畸形的发生。在妊娠晚期使用，可造成胎儿主动脉导管早闭、肺动脉高压等不良反应，因此避免妊娠早、晚期使用。阿司匹林是世界上应用最广泛的镇痛及抗炎药物，美国 FDA 将其小剂量使用时认定为 C 类，大剂量使用时认定为 D 类，妊娠后 3 个月避免使用高剂量阿司匹林。

多数解热镇痛药对母乳喂养是安全的，短期内使用风险较低，优先选择短效非甾体类抗炎药布洛芬，但因有抗血小板作用，如果婴儿出现血小板减少症，应该避免使用。

（3）局部麻醉药 局部麻醉药通过降低神经细胞膜上离子通道对钠离子的通透性减慢细胞去极化速度，从而阻滞神经冲动的传导。局部麻醉药普鲁卡因、丁卡因、苯佐卡因均为 C 类药物，使用时需谨慎。但是由于局部麻醉时使用的药量较小，且大部分药物能够在麻醉区域被分解，不会通过胎盘转运到胎儿体内。口腔局部麻醉最常用的是利多卡因，在正常使用剂量范围内对胎儿无致畸作用。在局麻药中用于减少术中出血、延长麻醉时间的肾上腺素妊娠 FDA 分级为 C 级，被认为是一种无致畸作用的药物。但由于其具有刺激心血管功能，使用时注意剂量，并且不能静脉用药，否则会引起孕妇心悸、心跳加速、出汗等不适。局麻药微量分泌于乳汁中，通常麻醉结束后可进行哺乳。

（4）口腔局部抗菌治疗 口腔局部抗菌治疗根据用药方式分为含漱、冲洗、涂布等。甲硝唑类含漱液能够改善口腔微生态环境、减少口腔内细菌数量，辅助口腔感染性疾病治疗。碘制剂妊娠分级为 D 级、哺乳期分级 L4 级，有关人类研究表明妊娠期使用碘制剂有发生严重的新生儿甲状腺肿、克汀病的面容，甚至死亡的潜在危险，因此妊娠期、哺乳期禁用。碘甘油主要成分为碘（10mg/ml）、碘化钾、甘油、水等，应作为碘制剂类等同对待。虽然碘甘油作为口腔局部用药，其进入机体循环系统的量有限，但其安全性尚未明确，在有替代药品的情况下，应尽量避免给处于妊娠期、哺乳期妇女使用碘制剂。

第四节 偏 头 痛

一、概述

偏头痛是一种常见的慢性神经血管性疾病，分为有先兆偏头痛和无先兆偏头痛。偏头痛的发作包括前驱期、先兆期（见于有先兆的偏头痛）、发作期及恢复期。发作除有持续 4 ~72 小时的中重度头痛外，常常伴随有恶心、呕吐、畏光、畏声、畏嗅、日常活动加重头痛、注意障碍、情绪不稳等多种情况。妇女偏头痛患病率在生育年龄达到顶峰，通常约 2% 的妊娠妇女在怀孕的头 3 个月发生偏头痛。偏头痛的发生受雌激素水平影响，60% ~70% 有偏头痛病史的妇女在妊娠中、晚期症状有所好转，而到产后再次复发。

二、妊娠期与哺乳期治疗药物管理

偏头痛是一种慢性的发作性疾病。目前，大多数研究认为偏头痛无法根治，但可以有效控制。偏头痛的治疗目标是通过积极的非药物或药物治疗以减轻头痛发作的程度和频率，甚至终止头痛发作，并且缓解伴发症状，预防头痛复发从而改善生活质量。药物治疗分为急性期治疗和预防性治疗，药物选择根据头痛程度、伴随症状、既往用药史、妊娠周期、胎盘透过率、乳汁分泌等情况综合考虑，采用阶梯法分层选药，进行个体化治疗。

1. 急性偏头痛治疗

（1）一线治疗：对乙酰氨基酚单独或联合治疗 对乙酰氨基酚适用于轻至中度偏头痛的治疗，是孕妇偏头痛发作的一线选择。为了预防药物过度使用性头痛，建议急性期止痛治疗的天数每月 <10 天。对乙酰氨基酚无效的偏头痛可以通过联合咖啡因进行缓解，咖啡因的剂量控制在 40 ~50mg/d 不会引起生殖不良事件（包括先天性异常、自然流产、胎儿生长受限和早产），并且服药期间可以继续哺乳。

（2）阿片类药物和曲坦类 阿片类药物（羟考酮、氢吗啡酮、哌替啶、吗啡）能通过胎盘，孕妇长时间大剂量使用阿片类药物可能与出生缺陷、胎儿生长受限、早产和死产有关。短期小剂量使用阿片类药物镇痛是安全的，而为了减少胎儿神经管缺陷的风险，尽量避免在妊娠早期使用阿片类药物镇痛。如果阿片类药物镇痛效果不佳或需要长期使用，则改用曲马多、可待因等妊娠期使用安全性高的药物。妊娠期间禁止使用麦角胺参见表 14。

如果母乳喂养妇女需要使用阿片类药物，则应在最短时间内使用最低有效剂量以限制母亲和母乳喂养婴儿的不良事件。通常，单次使用阿片类镇痛药可能与母乳喂养兼容。使用阿片类药物治疗产后疼痛或治疗慢性产妇疼痛的母乳喂养妇女应监测婴儿的嗜睡、镇静、呼吸。吗啡由于转运至乳汁中的量较低以及婴儿口服生物利用度差，因此被认为是母乳喂养母亲的理想镇痛药；母亲服用小剂量羟考酮（<30mg/d）后也是可以安全哺乳的。哌替啶向母乳的转移很低（产妇体重调整剂量的 1.7% ~3.5%），然而哌替啶及其代谢物与新生儿镇静作用相关，应当避免分娩及产后镇痛使用（除非分娩在 1 小时内完成才可使用）。舒马普坦

可在母乳中分泌（产妇体重调整剂量的 3.5%），如果需要治疗则无需停止母乳喂养。

表 14　妊娠哺乳期急性偏头痛镇痛药物

药物	推荐剂量/mg	每日最大剂量/mg	妊娠哺乳期分级
对乙酰氨基酚	500	2000	B 级、L1 级
布洛芬	200～400	800	B/D 级、L1 级
萘普生	250～500	1000	C/D 级、L3 级
羟考酮	口服：每次 5～15mg	30	B 级、L3 级
吗啡	口服：每次 5～15mg 静脉：每次 5～19mg	100 60	C 级、L3 级，低剂量吗啡母乳中含量低
哌替啶	肌注：每次 50～100mg 静脉：每次 12.5～50mg	600	B/D 级、L3 级
氢吗啡酮	口服片剂：每次 2～4mg 口服溶液：每次 2.5～10mg 静脉：每次 0.1～1mg	8	C 级、L3 级
舒马曲坦	口服：每次 25～100mg 栓剂：25 鼻腔喷剂：10，20 皮下注射：6	200 40 12	C 级、L3 级

2. 预防性治疗　偏头痛频繁发作的女性通常会受益于预防性疗法，最常见的方法是每天以最低有效剂量使用 β 受体阻滞剂或钙通道阻滞剂，以及认知和行为疗法。

（1）一线预防疗法　一线预防疗法包括 β 受体阻滞剂和钙离子通道阻滞剂。β 受体阻滞剂如普萘洛尔、美托洛尔不是致畸剂，但长期使用可能会因 β 受体阻滞而对胎儿、新生儿产生影响，包括轻度胎儿生长受限和轻度短暂性新生儿心动过缓、呼吸抑制、高胆红素、低血糖症。与其他 β 受体阻滞剂相比，阿替洛尔的生长限制可能是一个更大的问题。钙离子通道阻滞剂中维拉帕米是首选药物，对胎儿、婴儿无不良影响。

（2）二线预防疗法　对难治性偏头痛或者怀疑患有慢性抑郁症、产后抑郁症的患者，可以考虑使用低剂量抗抑郁药，例如 5 - 羟色胺 - 去甲肾上腺素再摄取抑制剂文拉法辛或三环类抗抑郁药阿米替林。抗抑郁药与先天性异常风险的增加并没有明显关联，但是在孕晚期服用抗抑郁药可能会对新生儿产生影响。

第五节　造影剂、影像学检查

X线、CT、超声波及核医学成像是很多疾病诊断的辅助手段，妊娠期或哺乳期女性可能有意无意暴露于各种影像学检查。这种暴露常常使患者及医务工作者担忧对胎儿或新生宝宝产生影响而终止妊娠或哺乳。

1. X 线检查　X 线是一种波长短、能量大的电磁波，具有四种特点，即穿透性、荧光效应、感光效应和电离效应。前三种是 X 线检查的成像基础，而电离效应则是放射治疗的基础，同时也是各种检查时需防护的原因。对于妊娠期使用 X 线检查的关注源自于对胎儿暴露于电离辐射的风险担忧，胎儿暴露于电离辐射的风险与检查时孕周及辐射剂量相关。高剂量电离辐射暴露对人类最常见的不良反应是生长受限、小头畸形及智力障碍。当辐射剂量低于 50mGy 时，对胎儿无不良影响。X 线极低剂量检查时对胎儿的辐射剂量 < 0.1mGy，低到中剂量检查对胎儿的辐射剂量为 0.1 ~ 10mGy，而 50mGy 已大于诊断性 X 线检查的曝光范围，因此仅因诊断性检查所带来的电离辐射暴露不应建议终止妊娠。外源性的电离辐射（诊断性 X 线检查）对哺乳无影响。辐射所致畸形与孕周及辐射剂量的关系见表 15。

表 15　辐射所致畸形与孕周及辐射剂量的关系

孕周	影响	估计阈值剂量
妊娠时期		
种植期（受精后 0 ~ 2 周）	胚胎死亡或无影响（全或无）	50 ~ 100mGy
器官形成期（受精后 2 ~ 8 周）	先天性异常（骨骼、眼、生殖器）	200mGy
	生长受限	200 ~ 250mGy
胎儿期		
8 ~ 15 周	中度智力障碍（高风险）	60 ~ 310mGy
	智力缺陷	每 1000mGy 使智商降低 25
	小头畸形	200mGy
16 ~ 25 周	重度智力障碍（低风险）	250 ~ 280mGy

2. CT 检查　CT 是用 X 线束对人体某部位一定厚度的层面进行扫描，由探测器接收透过该层面的 X 线，转变为可见光后，由光电转换变为电信号，再经模拟/数字转换器（analog/digital converter）转为数字，输入计算机处理。CT 的原理与 X 线基本相同，一般分为平扫 CT、增强 CT 扫描和脑池造影 CT。如存在明确的临床指征，对孕妇的益处大于对胎儿的影响，则无需特意回避 CT 和造影剂的

使用，但需权衡利弊。

CT 扫描中最常用的造影剂碘剂，主要用于软组织的增强及血管显像。碘造影剂可以通过胎盘，并可进入胎儿循环或羊水，理论上游离碘对胎儿甲状腺存在潜在的不利影响，因此建议除非绝对需要获得会影响母亲或胎儿诊断信息，否则应避免使用。

传统观念认为，哺乳期女性接受经静脉碘造影剂检查后建议停止哺乳 24 小时。但是，碘造影剂为水溶性，乳汁中的分泌量少于 1%，且婴儿通过胃肠道吸收的剂量也少于乳汁中的 1%。因此，使用碘造影剂后无需停止哺乳，但需告知母亲毒性或过敏反应的风险。

3. 超声检查　超声检查是利用超声波而非电离辐射成像，与 X 线和 CT 检查有所不同。至今尚无关于诊断性超声检查（包括多普勒超声检查）对胎儿造成不良影响的确切报道，尽管超声检查安全，但不能滥用。

4. 磁共振检查　磁共振成像（MRI）的基本原理是利用人体内原子核在磁场内和外加射频磁场发生共振而产生影像的一种成像技术。MRI 是一种非电离辐射检查，具有良好的多方位软组织成像功能，可以很好地显示盆腔内部结构。如果 CT 和 MRI 地诊断价值相同，MRI 较 CT 是一种更为安全的选择。孕妇无明确的 MRI 禁忌证。

目前 MRI 主要有钆剂及超顺磁性氧化铁两种造影剂，其中前者最常用，目前妊娠期钆剂的使用尚存争议。美国妇产科医师学会发布的《妊娠和哺乳期诊断性影像学检查指南》指出：应限制 MRI 造影剂钆在妊娠期的使用，仅用于其可明显改善诊断及胎儿或孕妇的结局时。对于钆剂安全性的担忧主要源自于其水溶性及可以穿透胎盘进入胎儿循环及羊水的特性。由于胎儿吞咽羊水后，羊水中的钆剂可进入胎儿循环，因此胎儿暴露于钆剂的确切时间难以确定。显然，钆剂在羊水中持续的时间越长，胎儿的风险也越大。至今尚无关于超顺磁性氧化铁造影剂对动物或人类胎儿安全性的研究，也无其在妊娠期或哺乳期使用的数据。因此，妊娠期 MRI 检查必须使用造影剂时，推荐使用钆剂。

钆剂的水溶性使其在乳汁中分泌较少，并且婴儿通过胃肠道的吸收量小于乳汁中的 1%。因此，使用钆剂进行增强 MRI 检查后无需停止哺乳。

5. 核医学成像　核医学成像的基本原理是利用标记的放射性同位素所产生的示踪作用，^{99m}Tc（Technetium 99m）是最常用的放射性同位素之一。妊娠期最常用的核医学成像是进行肺通气灌注、甲状腺、骨骼和肾脏扫描。这些物质对胎儿的影响取决于母亲的摄取和排泄、胎盘通透性、胎儿分布和组织亲和力以及半衰期、剂量和发出的辐射类型。一般此类检查导致的胚胎或胎儿暴露剂量小于 5mGy，而该剂量对于妊娠是安全的。但是并非所有的放射性同位素在妊娠期的使用都是安全的。放射性碘（^{131}I）可穿过胎盘，半衰期为 8 天，尤其在妊娠 10～12 周使用时对胎儿甲状腺存在不良影响，因此禁用于妊娠期。

放射性核素的化合物可以不同浓度及时期被分泌至乳汁中，即使同一化合物在乳汁中的分泌量也因人而异。美国儿科学会药物委员会建议，母亲接受^{131}I，^{125}I，^{22}N 和^{67}Ga 后，中断母乳喂养至少 3 个星期；哺乳期妇女应在对^{131}I 进行全身扫描之前至少四周停止母乳喂养，并且此后不应恢复母乳喂养以减少辐射剂量和潜在辐射致癌危险。

第六节　审方案例

 ## 处方1：妊娠合并阻生齿

【处方描述】

（1）患者信息

性别：女；年龄：36 岁

（2）临床诊断

阻生齿；单颌牙列缺失；妊娠 24^{+5}周

（3）处方

2% 利多卡因注射液	5ml×1 支	5ml，局部注射，立即
重酒石酸去甲肾上腺素注射液	1ml：1mg×1 支	1mg，外用，立即
头孢呋辛酯片	0.25g×5 片	0.25g，bid，po
布洛芬缓释胶囊	0.3g×2 片	0.3g，餐后口服，必要时

【处方问题】药物遴选与给药途径不适宜：去甲肾上腺素外用不适宜。

【处方分析】口腔常规量的局麻药利多卡因属于 B 类（包括加有肾上腺素的利多卡因），对母体和胎儿来说相对安全的。在利多卡因中添加血管收缩剂联合注射来对抗局麻药的血管扩张作用，达到延长阻滞、加深麻醉、降低局麻药全身效应和控制出血的目的。血管收缩剂去甲肾上腺素为 α 受体激动剂，静脉滴注可引起血管极度收缩，也可口服治疗上消化道出血。因为其对 α 受体强烈的收缩作用，可能导致组织坏死，一般不用于牙科出血。药品说明书、《中国国家处方集》、《临床用药须知》等资料未提及去甲肾上腺素可用于外用。

【干预建议】建议更换为肾上腺素注射液（1mg：1ml）与利多卡因联合使用，一般比例为 1：（200000～500000），剂量为 5～7mg/kg。

处方2：硬膜外分娩镇痛

【处方描述】

（1）患者信息

性别：女；年龄：22岁

（2）临床诊断

硬膜外分娩镇痛；妊娠39^{+3}周

（3）处方

氯普鲁卡因注射液	10ml：100mg	600mg
盐酸布比卡因注射液	5ml：37.5mg	200mg，浓度为0.75%
芬太尼	1ml：0.05mg	25～50μg

【处方问题】药物联合使用、用药剂量不合理。

【处方分析】氯普鲁卡因是一种脂类局麻药，其特点为起效迅速，作用时间短。该药不通过胎盘，可安全应用于产科麻醉。一次最大用量为11mg/kg，总量不超过800mg。氯普鲁卡因不适合用于硬膜外麻醉的维持，因为会导致在其后硬膜外给予的布比卡因、芬太尼或吗啡作用减弱。布比卡因是一种酰胺类局麻药，低浓度时有明显的运动－感觉神经阻滞分离特点，常用于产科蛛网膜下腔阻滞或硬膜外分娩镇痛。用于分娩镇痛时剂量为：0.0625%～0.125%布比卡因加1～2μg/ml的芬太尼。布比卡因心脏毒性大于利多卡因，且布比卡因引起的心脏骤停很难复苏，因此产科麻醉禁止使用0.75%布比卡因。

【干预建议】建议不使用0.75%布比卡因，氯普鲁卡因更改为利多卡因。

处方3：妊娠合并急性阑尾炎

【处方描述】

（1）患者信息

性别：女；年龄：24岁

（2）临床诊断

急性阑尾炎；先兆早产；妊娠26^{+5}周

（3）处方

丙泊酚注射液	20ml×1支	12ml
氟烷	100ml×1瓶	以0.5%～5%的药液通过雾化器吸入
盐酸利托君注射液	5ml：50mg	100mg ⎫ 静脉滴注
5%葡萄糖注射液	500ml×1瓶	500ml ⎭

【处方问题】联合用药不合理：利托君与麻醉剂联合使用不合理。

【处方分析】患者妊娠 26^{+5} 周，急性阑尾炎需要接受手术治疗，处方中的麻醉剂可用于妊娠中期妇女麻醉。由于患者先兆早产，一直进行利托君注射液保胎治疗，对于接受 β 肾上腺素受体激动剂治疗的患者施行麻醉时，避免使用加快母亲心率的药物（如阿托品、氟烷、泮库溴铵），会引起内源性儿茶酚胺升高而容易诱发心律失常。

【干预建议】由于氟烷对子宫抑制作用较强，建议手术前停止利托君注射液的使用。

处方 4：先兆早产

【处方描述】

（1）患者信息

性别：女；年龄：23 岁

（2）临床诊断

先兆早产；妊娠期糖尿病；妊娠 32 周

（3）处方

地塞米松注射液　　　　5mg×2 支　　　　5mg，im，qd

【处方问题】用药剂量不适宜。

【处方分析】糖皮质激素是一种甾体类化合物，具有抗炎、抗过敏、免疫抑制、抗微生物毒素和抗休克等生物学功能。其能促进肺泡Ⅱ型细胞成熟和肺表面活性物质产生。2017 年美国妇产科医师学会（ACOG）发表的早产指南中建议，妊娠 23～34 周，在未来 1 周有可能分娩的孕妇应给予单疗程糖皮质激素促胎肺成熟。不推荐常规超过 2 个疗程治疗。我国，2014 年中华医学会妇产科学分会产科学组制定的早产指南中推荐对于胎龄 28～34^{+6} 周的先兆早产应给予单疗程的糖皮质激素。目前，大部分国家使用的产前糖皮质激素主要是倍他米松和地塞米松，两者效果相当，因为它们能以生物活性形式通过胎盘发挥作用，对免疫的抑制作用较弱，几乎无盐皮质激素的作用，较可的松作用时间长。指南推荐的药物和用药治疗方案是：倍他米松 12mg 肌注，24 小时 1 次，共 2 次；或地塞米松 6mg（国内常用剂量为 5mg）肌注，12 小时 1 次，共 4 次。糖尿病母亲生出的婴儿可能比非糖尿病母亲生出的婴儿更容易发生肺不成熟，因此，在妊娠糖尿病的情况下，糖皮质激素治疗的需求可能会更大。然而糖皮质激素的使用会引起血糖升高的情况，指南建议先兆早产合并妊娠期糖尿病的妇女羊膜腔注射地塞米松或倍他米松。

【干预建议】患者孕周小于 34 周，先兆早产合并妊娠期糖尿病，建议使用地塞米松 6mg，q12h，im，共 4 次。

处方5：妊娠合并口腔黏膜溃疡

【处方描述】

（1）患者信息

性别：女；年龄：36岁

（2）临床诊断

复方性阿弗他溃疡；妊娠8周

（3）处方

泼尼松片	5mg×14片	10mg，qd，po
复合维生素片	1片×42片	2片，tid，po

【处方问题】处方合理。

【处方分析】复发性阿弗他溃疡（recurrent aphthous ulcer，RAU）是最常见的口腔黏膜溃疡疾病，一般表现为反复发作的圆形或椭圆形溃疡，重型溃疡大而深，溃疡期可达1~2个月或更长。该病一般具有自限性，轻症无需治疗或局部治疗，对于较重或反复发作的患者，联合全身用药。全身用药首选糖皮质激素，如泼尼松每日10~30mg，待溃疡控制后逐渐减量。泼尼松片的药品说明书指出由于动物试验有致畸风险（妊娠早期增加口面腭裂），妊娠期妇女慎用。妊娠早期FDA分级为D级，妊娠中、晚期FDA分级为C级。根据2016年中国系统性红斑狼疮研究协会和英国风湿病学会《妊娠期和哺乳期处方指南》，泼尼松可用于各个妊娠期，剂量建议不超过15mg/d。同时，母体服用泼尼松片后，约90%剂量经胎盘11β–羟类固醇脱氢酶代谢，因此胎儿接收的暴露剂量更低。

患者处于妊娠早期，口腔复发性阿弗他溃疡，使用泼尼松片15mg，qd，po合理。

 处方6：妊娠伴系统性红斑狼疮

【处方描述】

（1）患者信息

性别：女；年龄：29岁

（2）临床诊断

妊娠伴系统性红斑狼疮；妊娠9周

（3）处方

泼尼松片	5mg×14片	10mg，qd，po
羟氯喹片	0.1mg×28片	0.2mg，bid，po

【处方问题】处方合理。

【处方分析】患者妊娠9周，虽然一些报道显示在妊娠早期使用糖皮质激素与唇裂和唇腭裂有关，但《中国系统性红斑狼疮患者围产期管理建议》指出妊娠期使用不含氟的糖皮质激素控制 SLE 病情，建议维持剂量不超过每日相当于泼尼松 15mg 的剂量。同时，母亲服用泼尼松后，大约90%经胎盘酶代谢，使胎儿的暴露量降至母体水平的约10%。因此，结合泼尼松片的胎盘透过率、安全性、致畸性、用药时的胎龄、用药剂量疗程、用药途径，可推测孕早期使用泼尼松对胎儿影响较小。

 ## 处方7：妊娠期牙周炎

【处方描述】

（1）患者信息

性别：女；年龄：32岁

（2）临床诊断

妊娠期牙周炎，妊娠 10^{+2} 周

（3）处方

阿莫西林胶囊	0.25g×30 粒	0.5g, tid, po
甲硝唑片	0.2g×30 片	0.4g, q8h, po

【处方问题】处方合理。

【处方分析】牙周炎（periodontitis）是由牙菌斑中的微生物所引起的牙周支持组织的慢性感染性疾病，导致牙周支持组织的炎症和破坏。牙周炎多为需氧菌和厌氧菌引起的混合感染，重度慢性牙周炎、侵袭性牙周炎、伴糖尿病等全身疾病的牙周炎患者需辅助全身用药和局部药物治疗，可选用的药物如硝基咪唑类、四环素类。局部用氯己定、西吡氯铵溶液含漱等；侵袭性牙周炎的患者采用硝基咪唑类与阿莫西林联合用药。美国牙周病协会制定的妊娠期妇女口腔疾病常用药物指南指出阿莫西林在妊娠期可以安全使用。妊娠期甲硝唑 FDA 分级为 B 级，但与我国的甲硝唑药物说明书（妊娠期禁用）有冲突。虽然大剂量甲硝唑间歇性给予大鼠可致肺癌和肝恶性肿瘤，但在小鼠中进行的6倍于人体最大推荐剂量的致畸研究中，未见明显致畸作用。国外通过几万例对比研究证明，孕期口服甲硝唑，与胎儿先天性畸形并没有明显的因果关系。

甲硝唑被美国食品药品管理局定为妊娠期 B 类药物，即相对安全的药物。

因此，孕妇早期服用常规剂量的甲硝唑对胎儿影响不大，可以保留。

【干预建议】处方合理。

处方 8：妊娠龈炎

【处方描述】

（1）患者信息

性别：女；年龄：25 岁

（3）临床诊断

妊娠龈炎，妊娠 18 周

（3）处方

　　碘甘油　1% 溶液 ×1 瓶　用棉签蘸取少量本品涂于患处，2~4 次/日

【处方问题】遴选药品不适宜：妊娠期使用碘甘油不适宜。

【处方分析】妊娠期龈炎的主要临床表现为牙龈充血、肿胀、出血，偶有牙龈增生，常伴有口臭。妊娠期龈炎的治疗原则：强调口腔卫生指导及对症处理，必要时在孕中期（妊娠 16~28 周）给予牙周基础治疗。碘制剂 FDA 分级为 D 类药物，有关于人类的研究数据表明，妊娠期使用碘制剂有发生严重的新生儿甲状腺肿、克汀病的面容，甚至死亡的潜在危险，是妊娠期禁用药物。口腔治疗中最常使用的局部抗菌药物碘甘油，其主要成分为碘（10mg/ml）、碘化钾、甘油、水等，也应作为碘制剂类同等对待。虽然碘甘油作为口腔局部用药，其进入机体循环系统的量有限，但其安全性尚未明确，在有替代药品的情况下，应尽量避免给处于妊娠期患者使用碘制剂。

【干预建议】妊娠患者龈炎，建议改用复方氯己定含漱液。

 处方 9：妊娠合并智齿冠周炎

【处方描述】

（1）患者信息

性别：女；年龄：36 岁

（4）临床诊断

智齿冠周炎，妊娠 26^{+3} 周

（3）处方

　　阿莫西林克拉维酸钾片　　　　　1.0g×6 片　　　　1g, bid, po

　　替硝唑片　　　　　　　　　　　0.5g×8 片　　　　0.5g, qd, po

【处方问题】联合用药不适宜。

【处方分析】阿莫西林克拉维酸钾对革兰阳性菌、革兰阴性菌和厌氧菌（消化链球菌、梭杆菌属和脆弱拟杆菌）有良好的抗菌作用，可以用于牙源性感染，无需与替硝唑联用。阿莫西林克拉维酸钾分级为 B 级，而替硝唑属于 L3 级，高

度亲脂性且易于穿透细胞膜，RID 12.2%，不建议哺乳期用药。

【干预建议】建议停用替硝唑片，单用阿莫西林克拉维酸钾。

 处方 10：妊娠合并急性偏头痛

【处方描述】

（1）患者信息

性别：女；年龄：38 岁

（2）临床诊断

急性偏头痛，妊娠 35 周

（3）处方

　　　　布洛芬片　　　　　200mg×10 片　　　　　400mg，qd，po，5d

【处方问题】遴选药物不适宜：布洛芬片不适宜。

【处方分析】患者妊娠 35 周，处方使用布洛芬片 5 天（400mg，qd，po）。尽管非甾体类抗炎药布洛芬可以产生有效的镇痛作用，但通常在妊娠晚期避免使用，尤其是在妊娠 32 周后，因为使用 48 小时以上可能对胎儿产生不良影响（例如导管过早关闭、动脉粥样硬化、胎儿排尿减少、羊水过少）。

【干预建议】建议妊娠晚期使用一线药物对乙酰氨基酚（1000mg）治疗急性偏头痛。

 处方 11：妊娠合并偏头痛

【处方描述】

（1）患者信息

性别：女；年龄：29 岁

（6）临床诊断

偏头痛，妊娠 11^{+4} 周

（3）处方

　　　　舒马曲坦片　　　25mg×16 片　　　25mg 2h，后可重复给药，每日不超
　　　　　　　　　　　　　　　　　　　　　　　过 200mg

　　　　双氢麦角碱注射液　　　　　1mg×1 支　　　　1mg，im，qd

【处方问题】遴选药物不适宜：双氢麦角碱不适宜；药物联合使用不适宜。

【处方分析】双氢麦角碱妊娠分级为 X 级，因为诱发子宫收缩和血管痉挛，可能导致胎儿不良影响，禁止妊娠期使用。舒马曲坦可用于治疗妊娠期妇女的偏头痛，但是不能与含麦角胺或麦角型药品同时使用，一定要间隔 24 小时。

【干预建议】建议停止使用双氢麦角碱，单用舒马普坦。

处方 12：MRI 检查

【处方描述】

（1）患者信息

性别：女；年龄：30 岁

（2）临床诊断

孕 26 周；肝癌行 MRI 检查

（3）处方

钆喷酸葡胺注射液　　　　　20ml：7.42g　　　2.4ml，静脉注射

【处方问题】处方合理。

【处方分析】2017 年美国妇产科医师学会发布的《妊娠和哺乳期诊断性影像学检查指南》指出：应限制 MRI 造影剂钆在妊娠期的使用，仅用于其可明显改善诊断及胎儿或孕妇的结局时。妊娠期 MRI 检查必须使用造影剂时，推荐使用钆剂。

【干预建议】该患者妊娠 26 周，需完善腹部增强 MRI，已告知患者及家属钆喷酸葡胺注射液对胎儿可能有致死、致畸风险，签字同意完善检查。

处方 13：哺乳期，拔牙

【处方描述】

（1）患者信息

性别：女；年龄：28 岁

（2）临床诊断

拔牙；哺乳期

（3）处方

利多卡因注射液　　　　　　5ml×1 支　　　5ml，局部注射，立即

复方盐酸阿替卡因注射液　　1.7ml×1 支　　1.7ml，局部注射，立即

【处方问题】处方合理。

【处方分析】阿替卡因、利多卡因只有微量分泌于乳汁，考虑到剂量和给药途径，母乳喂养的新生儿不太可能摄入有临床意义的剂量。因此，麻醉结束后，可以继续哺乳。

处方 14：哺乳期合并支气管肺炎

【处方描述】

（1）患者信息

性别：女；年龄：37 岁

（2）临床诊断

支气管肺炎；哺乳期

（3）处方

| 吸入用布地奈德混悬液 | 1mg×6 瓶 | 2mg，bid，雾化 |
| 特布他林雾化液 | 5mg×3 瓶 | 5mg，bid，雾化 |

【处方问题】处方合理。

【处方分析】布地奈德混悬液和其他糖皮质激素一样，可分泌到人乳汁中，婴儿经乳汁每日口服摄入的布地奈德的总量为母亲的 0.3%~1%。在给药后 45 分钟内出现最大浓度，母乳喂养后约 90 分钟（产妇注射后约 140 分钟）从婴儿获得的血浆布地奈德水平低于定量限。吸入性糖皮质激素的使用不被认为是母乳喂养的禁忌证。建议仅在临床上适当时以最低有效剂量使用，并在哺乳后给予该剂量，以最大程度地减少对哺乳婴儿的潜在暴露。

 ## 处方15：哺乳期合并荨麻疹

【处方描述】

（1）患者信息

性别：女；年龄：28 岁

（2）临床诊断

荨麻疹；哺乳期

（3）处方

| 泼尼松片 | 5mg×28 片 | 30mg，po，qd |

【处方问题】未注明哺乳期妇女服药后哺乳注意事项。

【处方分析】泼尼松的 RID 为 1.8%~5.3%，半衰期 2~3 小时，可用于哺乳期。母乳喂养时若服用泼尼松剂量超过 20mg/d 或相当剂量者应弃去服药后 4 小时内的乳汁，在服药 4 小时后再进行母乳喂养。

 ## 处方16：哺乳期合并龋齿

【处方描述】

（1）患者信息

性别：女；年龄：37 岁

（2）临床诊断

龋齿；哺乳期

（3）处方

| 利多卡因注射液 | 5ml：0.1g | 40mg，局部注射 |

【处方问题】用药合理。

【处方分析】利多卡因是一种抗心律失常及局部麻醉药,可静脉、口服和局部用药。当利多卡因用于牙齿或其他手术操作的局部麻醉时,母亲乳汁及血浆中的药物浓度不会达到很高水平(RID 0.5%~3.1%,M/P 0.4),并且婴儿的口服生物利用度很低(<35%),因此母亲经胃肠外应用利多卡因时可建议麻醉结束后可以继续哺乳。

【干预建议】麻醉结束后可以继续哺乳。

 ## 处方 17:哺乳期合并偏头痛

【处方描述】

(1)患者信息

性别:女;年龄:34 岁

(2)临床诊断

偏头痛,哺乳期

(3)处方

盐酸吗啡片	10mg	10mg, po, 必要时

【处方问题】处方合理。

【处方分析】吗啡是一种强效麻醉性镇痛药,对于哺乳期偏头痛患者,可以使用吗啡。吗啡虽然能转运至乳汁中,但含量较低,以及婴儿口服生物利用度差(26%),因此哺乳期妇女可用于镇痛,但不建议长时间大量用药。

 ## 处方 18:哺乳期合并牙周脓肿

【处方描述】

(1)患者信息

性别:女;年龄:26 岁

(2)临床诊断

牙周脓肿,哺乳期

(3)处方

头孢呋辛酯片	0.25g×10 片	0.25g, bid, po
甲硝唑片	0.2g×30 片	0.4g, q8h, po

【处方问题】遴选药品不适宜:甲硝唑片不适宜。

【处方分析】牙周脓肿(periodontal abscess)是位于牙周袋壁或深部牙周组织中的局限性化脓性炎症,一般为急性过程,也可为慢性牙周脓肿。治疗原则是止痛、防止感染扩散以及使脓液引流。重度牙周脓肿、多发性牙周脓肿,应使用全身药物治疗，可用硝基咪唑类、四环素类，也可硝基咪唑类与阿莫西林联合应用。甲硝唑及其活性羟基代谢物存在于母乳中，其浓度与母体血浆浓度相似。甲硝唑哺乳分级为 L2 级，在西班牙药物与母乳数据库中也是最为安全的一类药物（very low risk for breastfeeding）。有循证证据表明，母亲在使用甲硝唑期间仍然哺乳并未有明显的附加损害，仅有一些个案报道可能引起腹泻，理论上可以哺乳，但因我国说明书中有标识可致癌，为减少争议，不建议哺乳。

【干预建议】患者哺乳期使用甲硝唑片，建议用药期间停止哺乳。

 处方 19：哺乳期合并牙周脓肿

【处方描述】

（1）患者信息

性别：女；年龄：40 岁

（2）临床诊断

牙周脓肿；哺乳期

（3）处方

| 左氧氟沙星片 | 0.5g×3 片 | 0.5g，qd，po |
| 西吡氯铵含漱液 | 200ml×1 瓶 | 10ml，bid，含漱 |

【处方问题】遴选药品不适宜：左氧氟沙星片不适宜。

【处方分析】左氧氟沙星主要针对革兰阳性需氧菌、革兰阴性需氧菌、肺炎支原体、衣原体等细菌，而对厌氧菌作用弱。牙周脓肿则是以多种革兰阴性厌氧杆菌为主的混合感染，左氧氟沙星不适宜用于牙周脓肿。左氧氟沙星能分泌进入母乳，给药后 5h 母乳中的左氧氟沙星峰浓度接近 8μg/ml，乳汁中的左氧氟沙星峰浓度与血浆中达到的水平相似，因此建议考虑对母亲治疗的重要性，决定是否停止母乳喂养或停止药物治疗。

【干预建议】建议停止左氧氟沙星片，更改为头孢呋辛或者阿莫西林，若青霉素过敏者可选择克林霉素。

 处方 20：哺乳期合并拔牙术后

【处方描述】

（1）患者信息

性别：女；年龄：20 岁

（2）临床诊断

拔牙术后；哺乳期

（3）处方

| 布洛芬片 | 0.1g×3片 | 0.2g, q12h, po |

【处方问题】用药频次不适宜。

【处方分析】布洛芬少量排泄进入乳汁，摄入布洛芬达400mg每6小时1次时，排泄到乳汁中的布洛芬不足1mg，因此对婴儿影响较小，哺乳期镇痛首选布洛芬。布洛芬的半衰期为1.8～2小时，口服后1.2～2.1小时达血药浓度高峰，给药间隔为4～6小时。

【干预建议】布洛芬片用法用量为每次0.2g，每6小时1次。

 处方21：哺乳期合并偏头痛

【处方描述】

（1）患者信息

性别：女；年龄：18岁

（2）临床诊断

偏头痛，哺乳期

（3）处方

| 磷酸可待因片 | 15mg | 15mg, bid, po |

【处方问题】遴选药物不适宜：哺乳期妇女禁用可待因片。

【处方分析】在头痛的根本原因的指导下，非母乳喂养的产后妇女与非怀孕妇女使用相同的药物治疗。在母乳喂养的妇女中，应避免转移到母乳中并被认为可能对婴儿有害的药物。2017年1月4日，国家食品药品监督管理总局发布公告，决定对含可待因药品说明书进行修订，其中禁忌证项增加：哺乳期妇女禁用。哺乳期妇女使用可待因可分泌至乳汁，而在哺乳期用药危险等级为L3级。在可待因代谢正常（CYP2D6活性正常）的母亲中，分泌至乳汁中的可待因量很少并呈剂量依赖性。但如果母亲为可待因超快代谢者，可能出现药物过量的症状，如极度嗜睡、意识混乱或呼吸变浅。母亲乳汁中的吗啡浓度也会升高，并可导致乳儿产生危及生命或致死性不良反应。对于需要可待因进行产后镇痛并且哺乳的妇女，建议进行CYP2D6基因检测。2018年《母乳喂养镇痛和麻醉指南》指出，产后母乳喂养的母亲镇痛建议选择非阿片类药物。LactMed也指出哺乳期母亲最好使用非阿片类药物控制疼痛，并将口服可待因的母体摄入量限制在低剂量并且不超过4天，并密切监视婴儿。

【干预建议】建议使用半衰期短、母乳中含量低的布洛芬片镇痛。

处方 22：哺乳期腹部 CT 检查

【处方描述】

（1）患者信息

性别：女；年龄：28 岁

（2）临床诊断

哺乳期；腹部 CT 检查

（3）处方

　　碘海醇注射液　　　　20ml×5 瓶　　　　100ml，静脉注射，停止哺乳

【处方问题】使用碘海醇可以继续哺乳。

【处方分析】2017 年美国妇产科医师学会发布的《妊娠和哺乳期诊断性影像学检查指南》指出：使用碘造影剂后无需停止哺乳。碘造影剂为水溶性，乳汁中的分泌量少于 1%，且婴儿通过胃肠道吸收的剂量也少于乳汁中的 1%。美国放射学会（American College of Radiology，ACR）针对哺乳期女性应用造影剂的声明中，哺乳婴儿吸收的碘化造影剂剂量小于母体剂量的 0.01%，因此女性在接受造影剂后进行母乳喂养是安全的。

【干预建议】告知患者及家属使用碘造影剂后无需停止哺乳。

 处方 23：哺乳期无痛肠胃镜检查

【处方描述】

（1）患者信息

性别：女；年龄：25 岁

（2）临床诊断

无痛肠胃镜检查，哺乳期妇女

（3）处方

　　咪达唑仑　　　　5ml：5mg　　　　2mg，iv，建议 32h 后哺乳

【处方问题】处方"建议 32h 后哺乳"不恰当。

【处方分析】咪达唑仑代谢半衰期为 1.8~6.4 小时，一般认为 5.5 个半衰期后药物基本代谢掉了，但注射镇静类药物后主要汇集在大脑内，然后一点点再向血浆里分布，所以咪达唑仑血浆浓度始终维持在较低水平，乳汁中的分布浓度也非常低，婴儿相对剂量（RID）只有 0.3%。此外，婴儿对咪达唑仑的吸收是缓慢且低效的，母亲体内的任何麻醉药物实际被哺乳期婴儿吸收至血液的量微不足道。因此，咪达唑仑不需要按常规药物的建议，用药 5.5 个半衰期后才恢复哺乳。美国消化内镜协会（ASGE）推荐胃肠镜检查时对于哺乳期妇女使用小剂量

咪达唑仑，使用后至少 4 小时再进行哺乳，并把之前的乳汁泵出去丢弃。2019年，美国麻醉师协会建议所有的麻醉类药物使用后可以立即哺乳，并且不用弃去乳房内存留的乳汁。国内虽无相关指南，但肠镜中心一般建议术后 24 小时，或者第二天开始授乳，授乳前弃去乳房内存留乳汁。

【干预建议】告知患者及家属无需停止哺乳。

（王铁樵　邓贵华）

参 考 文 献

［1］谢幸，孔北华，段涛．《妇产科学》（第九版）［M］．北京：人民卫生出版社，2018.

［2］陈孝平，汪建平，赵继宗．外科学（第9版）［M］．北京：人民卫生出版社，2018.

［3］中华人民共和国国家卫生计生委．抗菌药物临床应用指导原则［D］．北京：人民卫生出版社，2015.

［4］（美）Thomas W Hale 等著．药物与母乳喂养（第17版）［M］．辛华雯，杨勇译．北京：世界图书出版公司，2019.

［5］中国营养协会．中国居民膳食指南–2016（专业版）［M］．北京：人民卫生出版社，2018.

［6］Sammaritano LR, Bermas BL. Management of pregnancy and lactation［J］. Best Pract Res Clin Rheumatol, 2018, 32（6）：750 – 766.

［7］杨敏，劳海燕，曾英彤．医疗机构超药品说明书用药管理专家共识［J］．中国现代应用药学，2017，34（03）：436 – 438.

［8］Ward RM, Vamer MW. Principles of Pharmacokinetics in the Pregnant Woman and Fetus［J］. Clin Perinatol, 2019, 46（2）：383 – 398.

［9］陈杰，弓晓皎，陈攀等．妊娠期用药处方审核实践［J］．医药导报，2020，39（09）：59 – 63.

［10］中华医学会妇产科学分会妊娠期高血压疾病学组．妊娠期高血压疾病诊治指南（2020）．中华妇产科杂志，2020，55（4）：227 – 238.

［11］中华医学会心血管两分会．妊娠期高血压疾病血压管理专家共识（2019）．中华心血管病杂志，2020，48（3）：195 – 204.

［12］ACOG Practice Bulletin No. 202：Gestational Hypertension and Preeclampsia. Obstet Gynecol, 2019, 133（1）：1 – 25.

［13］ACOG Practice Bulletin No. 212. Pregnancy and heart disease. Obstet Gynecol. 2019, 133（5）：320 – 356.

［14］Flint J, Panchal S, Hurrell A, et al, BSR and BHPR Standards, Guidelines and Audit Working Group. BSR and BHPR guideline on prescribing drugs in pregnancy and breastfeeding – Part I：standard and biologic disease modifying anti – rheumatic drugs and corticosteroids. Rheumatology (Oxford), 2016, 55 (9): 1693 – 1697.

[15] Flint J, Panchal S, Hurrell A, et al, BSR and BHPR Standards, Guidelines and Audit Working Group. BSR and BHPR guideline on prescribing drugs in pregnancy and breastfeeding – Part II: analgesics and other drugs used in rheumatology practice. Rheumatology (Oxford), 2016, 55 (9): 1698 – 1702.

[16] 中国系统性红斑狼疮研究协作组. 中国系统性红斑狼疮患者围产期管理建议. 中华医学杂志, 2015, 95 (14): 1056 – 1060.

[17] 宋元林. 特殊人群普通感冒规范用药的专家共识. 国际呼吸杂志, 2015, 35 (01): 1 – 5.

[18] 王贵强, 王福生, 庄辉. 慢性乙型肝炎防治指南 (2019 年版). 中国病毒病杂志, 2020, 10 (01): 1 – 25.

[19] 贺晶, 杨慧霞, 段涛. 妊娠期肝内胆汁淤积症诊疗指南 (2015). 中华妇产科杂志, 2015, 50 (07): 481 – 485.

[20] 妇产科通便药合理应用专家委员会. 通便药在妇产科合理应用专家共识. 中华医学杂志, 2014, 94 (46): 3619 – 3622.

[21] 中国女医师协会肾脏病与血液净化专委会. 中国女性尿路感染诊疗专家共识 [J]. 中华医学杂志, 2017, 97 (36): 2827 – 2832.

[22] Workowski KA, Bolan GA. Sexually transmitted diseases treatment guidelines, 2015. MMWR Recomm Rep, 2015; 64 (RR – 03): 1 – 137.

[23] 程利南, 狄文, 丁岩等. 女性避孕方法临床应用的中国专家共识 [J]. 中华妇产科杂志, 2018, 53 (7): 433 – 447.

[24] Wood RA, Khan DA, Lang DM, et al. American Academy of Allergy, Asthma and Immunology response to the EAACI/GA2 LEN/EDF/WAO guideline for the definition, classification, diagnosis, and management of Urticaria 2017 revision. Allergy, 2019, 74 (2): 411 – 413.

[25] Singh JA, Guyatt G, Ogdie A, et al. Special Article: 2018 American College of Rheumatology/National Psoriasis Foundation Guideline for the Treatment of Psoriatic Arthritis. Arthritis Rheumatol, 2019, 71 (1): 5 – 32.

[26] 中华医学会皮肤性病学分会银屑病专业委员会. 中国银屑病诊疗指南 (2018 完整版). 中华皮肤科杂志, 2019, 52 (10): 667 – 710.

[27] 孙赟, 刘平, 叶虹等. 黄体支持与孕激素补充共识 [J]. 生殖与避孕, 2015, 35 (1): 1 – 5.

[28] 中华医学会妇产科学分会产科学组. 早产临床诊断与治疗指南 (2014) [J]. 中华妇产科杂志, 2014, 49 (7): 481 – 485.

[29] 中华医学会围产医学分会胎儿医学学组，中华医学会妇产科学分会产科学组. 胎儿生长受限专家共识（2019）[J]. 中国产前诊断杂志（电子版），2019，11（4）：78-97.

[30] 产后抑郁防治指南撰写专家组. 产后抑郁障碍防治指南的专家共识 [J]. 中国妇产科临床杂志，2014，15（6）：572-576.

[31] US Preventive Services Task Force, Curry SJ, Krist AH, et al. Interventions to Prevent Perinatal Depression: US Preventive Services Task Force Recommendation Statement. JAMA, 2019, 321 (6): 580-587.

[32] Hsu C, Tain Y. The Good, the Bad, and the Ugly of Pregnancy Nutrients and Developmental Programming of Adult Disease [J]. Nutrients, 2019, 11 (4): 894.

[33] 中华医学会妇产科学分会产科学组. 妊娠剧吐的诊断及临床处理专家共识（2015）[J]. 中华妇产科杂志，2015，50（11）：801-804.

[34] 中华医学会围产医学会，《中华围产医学杂志》编辑委员会. 孕产妇流感防治专家共识 [J]. 中华围产医学杂志，2019，22（2）：74-78.

[35] 国家免疫规划技术工作组流感疫苗工作组，中国流感疫苗预防接种技术指南（2019—2020）[J]. 中华流行病学杂志2019，40（11）：1333-1339.

[36] 首都医科大学附属北京妇产医院北京妇幼保健院，北京预防医学会妇女保健分会. 哺乳期乳腺炎诊治专家建议 [J]. 中国临床医生杂志，2019，47（11）：1276.

[37] 中国医师协会皮肤科医师分会带状疱疹专家共识工作组. 带状疱疹中国专家共识 [J]. 中华皮肤科杂志，2018，51（6）：403-406.

[38] Lee JM, Shin TJ. Use of local anesthetics for dentaltreatment during pregnancy: safety for parturient [J]. J Dent Anesth Pain Med, 2017, 17 (2): 81-90.

[39] ACOG Committee Opinion No. 775: Nonobstetric Surgery During Pregnancy. [J]. Obstetrics and gynecology, 2019, 133 (4): 285-286.

[40] Foundation CDA. Oral health during pregnancy and earlychildhood: evidence-based guidelines for health professionals [J]. J California Dent Assoc, 2010, 38 (6): 391-403, 405-440.

[41] Montgomery A, Hale TW, Academy Of Breastfeeding Medicine. ABM clinical protocol #28: analgesia and anesthesia for the breastfeeding mother, revised 2012. Breastfeed Med, 2018, 13 (3): 547-553.

[42] Sachs HC, Committee On Drugs. The transfer of drugs and therapeutics into human breast milk: an update on selected topics. Pediatrics, 2013, 132 (3): 796-809.